W0104460

Wenn Körper und Gefühle Achterbahn spielen

Hormone natürlich ins Gleichgewicht

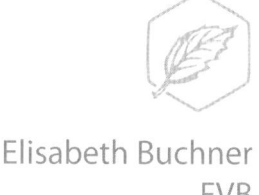

Elisabeth Buchner
FVB

Autorin
Elisabeth Buchner

Copyright by
Familien Verlag Buchner,
91077 Kleinsendelbach
Höhenröthstr. 9

Umschlaggestaltung
Johannes Buchner

Gestaltung / Satz
Eva Dorsch
Denise Burkhardt

Druck
Steinmeier GmbH, Nördlingen

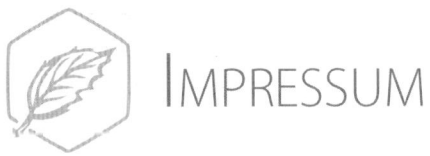

ISBN 978-3-934246-03-4

Erstauflage März 2000
8. Auflage August 2007

INHALT

GRUNDLAGEN

Hormon-Geschichte	1	Seite	8
Definition	2	Seite	13
Symptome von Hormonkrisen	3	Seite	20
Unser Hormon-Team	4	Seite	26
Unser Zyklus	5	Seite	65
Auslöser und Verstärker	6	Seite	75
Diagnosehilfen und Testung	7	Seite	100

PROBLEMBEREICHE

Pubertät und Kinderjahre	8	Seite	111
Bauchkrämpfe	9	Seite	119
Empfängnisregelung	10	Seite	128
Wenn die wiege leer bleibt	11	Seite	139
Schwangerschaft und Stillzeit	12	Seite	147
Sex mit Hormonknick	13	Seite	158
Rund um die Wechseljahre	14	Seite	166
Osteoporose	15	Seite	181
Psychosomatik und Hormone	16	Seite	187
Hormonale Depression	17	Seite	192
Kopfschmerzen	18	Seite	202
Krebs	19	Seite	209

HILFEN

Hilfe durch Aufzeichnungen	20	Seite	221
Hilfe durch Umdenken	21	Seite	228
Hilfe durch Ernährung	22	Seite	233
Hilfe durch Entschlackung	23	Seite	257
Hilfe durch neue Gewohnheiten	24	Seite	262
Hilfe durch Naturheilkunde	25	Seite	271
Hilfe durch Arzt und Medikamente	26	Seite	284
Hilfe durch den Partner	27	Seite	306
Hilfe durch Familie-Freunde-Gruppe	28	Seite	310
Hilfe in anderen Dimensionen	29	Seite	317
Schlusswort	30	Seite	327

ANHANG

Buchempfehlungen, Stichworte, Pillenarten	Seite	328
Tabellen / Index	Seite	334

EINLEITUNG

So oft begegnen mir Frauen und Männer in meinem Beratungsdienst, die trotz unzähliger Arztbesuche hartnäckige seelische oder körperliche Probleme haben. Selbst Heilpraktiker bemühten sich bei etlichen dieser Kunden vergebens mit alternativen Behandlungen und Medikamenten. Den Störungen schien niemand Herr zu werden. Manchmal wurde auf Verdacht behandelt oder operiert, verschiedene Antidepressiva verschrieben oder gar in die Nervenklinik überwiesen.

Oh ja, die Pille wurde auch mir als Kur geraten, wie so vielen. Wäre ich nicht selbst eine Betroffene vom Hormon-Chaos gewesen, wer weiß, ob ich mich jemals so intensiv mit Hormonen beschäftigt hätte. In meinem Fall suchte ich ärztlichen Rat wegen rheumatischer Schmerzen in den Händen, wegen einem unerklärlichen Druck im Schilddrüsenbereich, wegen einem extrem kurzen Zyklus seit unserem vierten Kind und wegen meiner Antriebsschwäche und sexuellen Lustlosigkeit in der zweiten Zyklushälfte. Ebenso stellte ich deutliche Gewichtsschwankungen fest und einen speziellen Heißhunger nach Schokolade.

Normalerweise komme ich ganz gut zurecht mit den kleinen Wehwehchen des Alltags. Doch weil meine Probleme zunehmend unsere Ehe und Familie belasteten, suchte ich (nach langem Hinausschieben) ärztliche Hilfe. Mein Arzt klärte mich auf: *„Ja, liebe Frau Buchner, mit 38 Jahren und einer Großfamilie am Buckel werden die Kräfte weniger... Und im Übrigen kommen die Wechseljahre – da ist so etwas normal!"* Dass ich keine fünfundzwanzig mehr war, wusste ich nur zu gut. Mir war klar, dass ich mir die Nächte nicht mehr in dem Maß um die Ohren schlagen konnte wie damals in den langen Stillzeiten. Aber wenn mir nach dem Frühstück schon die einfachsten Handgriffe zu viel waren – da konnte doch was nicht stimmen!

Während unseres 5-jährigen Aufenthalts in den USA habe ich die dortige medizinische Öffentlichkeitsarbeit sehr schätzen gelernt. Im Sommer 1995 durchstöberte ich deshalb eine Reihe von amerikanischen Buchhandlungen und wurde zum Thema PMS und Hormonschwäche fündig. Seitdem lasse ich nicht locker bei der Suche nach natürlichen Hormonhilfen und investiere meine Kraft in die dazugehörige Aufklärungsarbeit.

Die erste Ausgabe des Buches hatte vor allem das Prämenstruelle Syndrom im Visier. In den letzten Jahren kamen weitere Themen dazu:

Prämenopause und Wechseljahre, Osteoporose, Schwangerschaft und Wochenbett, Kinderwunsch, Schilddrüsenstörungen, Hormonprobleme bei Männern, Stresshormone und Burnout, Hormonstörungen bei Kindern und Jugendlichen, Diabetes und verschiedene Formen von „multiplen Hormonstörungen". Immer wieder wurde ich durch neue Erfahrungen und Berichte von Betroffenen auf weitere Zusammenhänge neugierig gemacht.

Natürlich war mein enger Kontakt zu Dr. John R. Lee aus den USA ein ganz besonderer Segen für die Hormonselbsthilfe-Arbeit in Deutschland. Ich habe ihm viel zu verdanken.

Oft werde ich gefragt, ob ich Ärztin oder Heilpraktikerin bin. Nein, ich bin keines von beiden. Meine ursprüngliche Ausbildung hatte den Schwerpunkt Sozialpädagogik. Aber in zusätzlichen Kursen, Ausbildungen und zwei sozialen Jahren habe ich die medizinische Welt hinter den Kulissen kennen, schätzen und fürchten gelernt – auch in Kliniken.

Dieses, in der 8. Auflage stark überarbeitete Buch, möge auch weiterhin für betroffene Frauen und Fachleute ein Werkzeug zur natürlichen Hilfe bei Hormonstörungen sein.

Ein großer Dank geht an
- » meinen Mann, der mit mir die Arbeit gemeinsam trägt, mich ergänzt in meiner Einseitigkeit und mich nachts oft vom PC weghholt, damit ich genügend Schlaf bekomme.
- » meine fleißigen Mitarbeiterinnen der Hormonselbsthilfe, die Freud' und Leid mit mir teilen, mich immer wieder ermutigen, trösten, korrigieren, mich mit meinen Grenzen erdulden und mir in vielerlei Hinsicht helfen.
- » meine Mitstreiter/innen im Hormonselbsthilfe-Beraternetz, die mir als Kolleg(inn)en und Freunde Korrektur und Anregungen geben.
- » meine Kinder, die in früheren Jahren so manche Folgen meiner Hormon-Achterbahn aushalten mussten. Heute sind sie mir wundervolle Unterstützer und Mitarbeiter.

Und hinter allem weiß ich mich ermutigt und getragen von dem, der mein Leben in der Hand hält. Ohne SEINE Hilfe und Kraft wäre dieses Buch (samt Überarbeitung) niemals fertig geworden.... (dazu mehr im letzten Kapitel).

Elisabeth Buchner, Juli 2007

1 Hormon - Geschichte

In den 70er bis 90er Jahren wurden Östrogen-Medikamente in großzügiger Weise verschrieben und eingenommen. **Eine offizielle Anweisung an praktizierende Ärzte lautete: Wer einer Frau über 40 nicht dringend zur Einnahme von Hormonen rät, handelt fahrlässig!** Unsere Ärzte sind in diesem Punkt sehr gewissenhaft gewesen – und so gingen wir regelmäßig beim Frauenarzt vorbei, um unser Pillenrezept abzuholen.

Es wurde uns glaubhaft versichert, dass uns ohne zusätzliche Hormone alle Übel dieser Welt treffen würden: Haarverlust, runzelige Haut, Depression, Osteoporose, Herzinfarkt, Arbeitsunfähigkeit, Gebärmutterprobleme, Alzheimer, Bewegungsunfähigeit und was nicht noch alles. Wir sollten uns strikt an die Anweisungen der Packungsbeilagen halten und nichts hinterfragen. So bedienten sich junge Frauen zwecks Empfängnisverhütung, Bauchweh und Hautproblemen im „Hormon-Laden" und ältere Frauen sollten – auf dringende Empfehlung des Arztes hin – ja nicht aufhören, „ihre" Hormone einzunehmen.

? *Frage:*
Wer verdient eigentlich daran, wenn wir Frauen ständig Medikamente brauchen?

Die Frauenheilkunde beschränkte sich seit „Urzeiten" größtenteils auf die Themen Fruchtbarkeit, Stillen und organische Beschwerden. Gefühlschaos und Hormonschwankungen wie z.B. bei PMS (Prämenstruelles Syndrom) zählte man eher zur typisch weiblichen Charakterschwäche. Heute sehen das Hormonexperten anders. Wie es dazu kam, ist eine spannende Geschichte!

So fing alles an:

Frühe Zeugen aus der medizinischen Geschichte haben schriftlich festgehalten, was Frauen doch für unberechenbare Wesen seien.

So hat z.B. der weise *Hippokrates* im antiken Griechenland sehr treffend beobachtet, dass Frauen vor den Tagen der Regelblutung unter „Spannungszuständen" leiden, die sich in merkwürdigen Verhaltensweisen bemerkbar machen. Seine eigene Schlussfolgerung lautete: *„Das angestaute Blut der Frau sucht seinen Weg, um aus dem Bauch zu entfliehen."* Die „Hysterie" der Frau wurde schon damals mit den Fortpflanzungsorganen in Verbindung gebracht. Da liegt der Schluss nahe zu glauben, dass mit dem Entfernen der Gebärmutter (Hysterektomie) aus dem hysterischen Weib eine zahme Frau wird. Können Sie sich nun vorstellen, weshalb Ärzte manchmal schnell zum OP-Messer griffen?

Nach Hippokrates war es lange Zeit still um dieses Thema. Einen Lichtblick in der Frauenheilkunde gab es erst wieder mit *Hildegard von Bingen*. Sicherlich wussten auch andere kluge Frauen, wie man sich mit Kräutern, Wurzeln und Körnern helfen konnte. Das Wissen der Heilkunde wurde über Jahrhunderte hauptsächlich in Klöstern gesammelt, weiterentwickelt, aufgeschrieben und in der diakonischen Krankenpflege angewandt.

Lange bekam die Frau mit ihren speziellen Problemen wenig Aufmerksamkeit in wissenschaftlichen Abhandlungen. Die Bevölkerung war „beschäftigt" mit schrecklichen Seuchen und Kriegen. Einseitige Mystik, Verdrängung oder Verteufelung von allem, was mit dem Körper einer Frau zu tun hatte, waren im Mittelalter üblich. Die Wissenschaftselite hatte wichtigere Dinge zu erforschen als die „Verrücktheiten" der Frauen... Wissensdrang, Engagement in Heilkunde und Forschung konnte Frauen im Mittelalter in Lebensgefahr bringen. Kluge, mutige Frauen starben auf dem Scheiterhaufen – wenn sie das Wochenbett überlebt haben.

Aus dem Jahr 1842 gibt es erste schriftliche Hinweise zu prämenstruellen (Hormon-) Problemen. Knapp 100 Jahre später hat *Dr. Robert T. Frank* aus New York die ersten soliden Untersuchungen über eine Reihe von PMS-Symptomen veröffentlicht. Es war gleichzeitig eine Art Zusammenfassung der bis dahin ca. 20 existierenden Veröffentlichungen (weltweit!) zu diesem Thema. Hormonkrisen wurden damals nach Symptomen begutachtet und behandelt. Von der allgemeinen Medizinwelt weitgehend ignoriert, gab es immer wieder in Fachliteratur veröffentlichte Beiträge und Studien über Hormonschwankungen und Symptome des Prämenstruellen Syndroms. Aber es gab wenig klare Hinweise auf Behandlung oder Hilfsmöglichkeiten für Betroffene.

Herausragend waren die ausführlichen Behandlungsberichte und Erfahrungen eines französischen Frauenarztes (sein Name ist mir nicht bekannt). Er verordnete vielen seiner Patientinnen ein Medikament das **„natürliches Progesteron"** in geringer Dosierung enthielt – und hatte damit außergewöhnliche Erfolge. Trotzdem erhielt er keine Anerkennung für seine neuen Erkenntnisse. Damals gab es noch keine ausreichenden Testmöglichkeiten, um die Auswirkung solch behutsamer Behandlung mit natürlichen Hormonen zu beweisen. Seine Arzt-Kollegen hatten eine eigene Erklärung für seine überraschenden Erfolge: Sie bescheinigten ihm eine herausragende psychotherapeutische Begabung im Umgang mit komplizierten Frauen… und sie empfahlen ihm, seine Arbeit im Fachbereich der Psychotherapie fortzusetzen. Die Frau produziere ihre Probleme selbst – durch eine angebliche hysterische Anlage oder Minderwertigkeitsgefühle – so die damalige Überzeugung von so manchem „Frauen-Fachmann".

Im Jahr 1953 veröffentlichte Frau *Dr. Katharina Dalton* (Gynäkologin aus London) einen möglichen Zusammenhang von Progesteronmangel und dem Auftreten von PMS. Sie griff die Erfahrungen und Thesen des französischen Arztes auf. Allerdings arbeitete sie mit extrem hohen Dosierungen, sodass auch im Blutserum Progesteron-Spuren messbar wurden. Damit wurde der erste wissenschaftliche Beweis geliefert, dass Progesteron bei komplizierten Frauenproblemen tatsächlich helfen kann. Ihre Studien und Praxis-Erfahrungen wurden zum Fundament der weltweiten PMS-Therapie. Da sie gleichzeitig Mutter von 4 Kindern wurde, kannte sie vermutlich Hormonstörungen aus dem eigenen Leben.

Trotzdem hatten die englischen Pharmakologen kein Interesse angemeldet. Natürliche Hormone sind nicht patentierbar. Die Folge: Was von der Pharma-Industrie beiseite gelegt wurde, erreichte keine Fortbildungskongresse und Fachjournale – denn die wurden und werden von genau diesen Firmen finanziert. Auch Universitätsstudien werden von solchen Firmen in Auftrag gegeben und bezahlt. Unsere Wissenschaft liegt fest in der Hand der Wirtschaft und ihren Interessen. *„Ich glaube nur an die Statistik, die ich selbst gefälscht habe"* ist ein geflügeltes Wort in Unikreisen…

Mit der **Pille** öffnete sich eine gigantische Goldader für Ärzte und Pharmazeuten. In den 60er Jahren begann sie ihren Siegeszug und überrollte bald alle reichen Länder. Die Begeisterung der damaligen Jugend war groß: „baby-safe sex!" Die Dosierung und Zusammensetzung der Pille wurde in den folgenden Jahrzehnten mehrfach verändert. Die rapide Zunahme von Krebsfällen blieb trotzdem. Aber Warnungen vor möglichen Langzeitfolgen wollte man damals genauso wenig wie heute hören.

Inzwischen sind diese Folgen nicht mehr zu übersehen. Mit zwei berühmt gewordenen Studien einer öffentlichen (von den USA und von UK finanzierten) Gesundheitsorganisation (mit jeweils mehr als 1 000 000 Teilnehmerinnen) aus den Jahren 2003 und 2004, wurde die medizinische Welt erschüttert. Die Zielsetzung der Studien war: Gegenüberstellung von **Nutzen und Nebenwirkungen einer mehrjährigen Hormonersatztherapie bei Frauen mit synthetisch veränderten Hormonen.** Das erschreckende Ergebnis war bereits vor dem Ende der ursprünglich festgelegten Zeitspanne so offensichtlich, dass die Ethik-Kommission ein vorzeitiges Ende der Studie anordnete. Die möglichen Nebenwirkungen der Pille waren den teilnehmenden Frauen nicht mehr zuzumuten.

Seit den frühen 80er Jahren hat die von England übernommene Therapie mit „natürlichen Hormonen" auch in den USA Fuß gefasst. Mehrere PMS-Beratungszentren wurden gegründet. Die natürlichen Hormon-Hilfestellungen wurden zunächst hauptsächlich für diesen Schwerpunkt eingesetzt - ganz besonders durch den gezielten Einsatz des sogenannten „natürlichen Progesterons", einem Wirkstoff der dem Progesteron im Körper exakt nachgebaut wurde. Die überraschend guten Erfahrungen wurden hauptsächlich von Mund zu Mund weiter verbreitet. Später hat auch die Presse wesentlich dazu beigetragen, die natürlichen Hilfsmöglichkeiten bei Hormonstörungen an die Frau zu bringen.

Eine interessante Rolle spielte dabei die Frauenbewegung in den USA. Anfangs sträubte sie sich mit Händen und Füßen gegen alles, was mit der Progesteron- und PMS-Forschung zusammenhing. Es wurde befürchtet, dass sich alte Vorurteile über eine beschränkte Leistungsfähigkeit von Frauen wieder breit machen könnten und damit wären die schwer erkämpften Freiheiten in den Bereichen Sexualität und Arbeitswelt erneut gefährdet gewesen. Das Misstrauen wich erst mit der Beobachtung, **dass durch gezielte PMS-Arbeit und natürliche Hormonhilfen die alte Leistungsfähigkeit zurück kommt.** Seitdem sucht auch manche erschöpfte Power-Frau bei solchen Beratungsstellen um Rat!

Unsere gegenwärtige, schulmedizinische Hormontherapie wird stark beeinflusst vom Wandel unseres Gesundheitssystems und den damit zusammenhängenden ethischen und wirtschaftlichen Tendenzen. Unsere ehemalige Gesundheitsministerin *Andrea Fischer* meinte in einem Interview mit einem Redakteur der Zeitschrift *Fokus*: **„Krankenkassen, Arztverbände und Pharma-Firmen bilden ein undurchdringliches Geflecht mit mafiösen Zügen".**

Als betroffener, leidender Patient fühlen wir uns manchmal zwischen den Stühlen. Der Körper schreit nach Hilfe, aber der Arzt gratuliert uns zu unserer angeblich beneidenswerten Gesundheit. Auf der einen Seite begegnen wir verantwortungsbewussten Ärzten, die uns nach ihrem Wissen und Gewissen standardmäßig behandeln und auf der anderen Seite werden wir umworben mit vielversprechenden, alternativen Heilmethoden. Aber an wen soll man sich wenden, wenn die Krankheitssymptome trotz Behandlung von beiden Seiten nicht besser werden? Was kann ich tun, wenn mehrere Ärzte zu gegensätzlichen Diagnosen kommen?

Die **alternative oder natürliche Hormontherapie** wurde wesentlich geprägt von **Dr. med. John R. Lee.** Seine Bestseller-Bücher sind weltweit für viele Betroffene und Fachleute zur Richtschnur geworden. Unsere Fachtagungen mit ihm in München und Nürnberg (Sept. 2003) waren ein unvergessener Höhepunkt unserer Zusammenarbeit. Er hat uns mit seinen letzten Vorträgen in Deutschland, der Schweiz und Frankreich den „Staffelstab" überreicht. Nun ist es unsere Aufgabe die Arbeit fortzuführen und weiter zu entwickeln.

Durch Literatur, Vorträge, Seminare und individuelle Beratung versuchen wir zur Aufklärungsarbeit und persönlichen Hilfestellung beizutragen. Es ist für mich ein großes Geschenk, dass sich in diesen Lernprozess immer mehr Ärzte, Therapeuten, Apotheker, Hebammen und Labor-Experten einklinken. Zusammen mit ihnen und einigen Beratern ist ein Netzwerk entstanden, das sich auf das Thema „natürliche Hormonhilfe" konzentriert. Die Zusammenarbeit mit anderen Selbsthilfe-Gruppen wächst. Sie ergänzen unsere Arbeit sinnvoll: der Verein „Schatten und Licht", die Psoriasis-Gesellschaft in Bayern, Selbsthilfegruppen zum Thema Hashimoto und umweltbedingten Gesundheitsstörungen... um wenigstens einige zu nennen. Im Anhang und auf unserer Internetseite www.Hormonselbsthilfe.de finden Sie noch mehr Hinweise zu diesen Initiativen.

2 DEFINITIONEN

Hormonschwankungen haben viele Variationen, Kombinationen, Symptome und Leidensgeschichten. Durch die ganze Fachliteratur hindurch zieht sich ein unsichtbarer Faden der Unsicherheit. Bitte zweifeln Sie nicht vorschnell an der Kompetenz Ihres Arztes! Selbst die berühmten Hormonforscher sind sich in einem Punkt sehr einig: Wir wissen noch viel zu wenig. Was wir wissen, ist mühsam in Wortformeln und Definitionen gepackt. Leider stoßen wir auch immer wieder auf Fragezeichen, Unsicherheit, fragwürdige Thesen und Rätsel. Inzwischen habe ich eine ganze Sammlung von völlig verschieden aussehenden Hormongrafiken von Frauenzyklen. So greife ich nur vorsichtig einige Begriffe und Definitionen heraus, die in internationaler Literatur und durch unsere eigene Erfahrung mehrfach bestätigt sind. Fangen wir an mit einer typisch weiblichen Hormonstörung, dem PMS.

Was ist PMS ?

International einheitlich versteht man unter PMS

Prämenstruelles Syndrom

Prä -   = vor
menstruelles = Regelblutung (Menstruation)
Syndrom   = Krankheitsbild (Erscheinungsbild)
                mit mehreren Symptomen

Damit wird deutlich, dass es sich um Symptome und Auffälligkeiten *vor der Regelblutung* handelt. Ab wann von Krankheit zu sprechen ist, wäre wohl für jede Frau individuell zu beantworten – ich meine spätestens dann, wenn Symptome die tägliche Leistungsfähigkeit massiv beeinträchtigen. Die offizielle Definition für PMS lautet:

> *PMS ist eine hormonelle Störung, die sich bemerkbar macht durch psychische und physische Symptome während der*

zweiten Zyklushälfte und die mit Beginn der Menstruation abklingen.

Dr. Katharina Dalton formulierte:

Prämenstruelles Syndrom ist das Auftreten von wiederkehrenden Symptomen vor der Menstruation, mit dem völligen Fehlen der Symptome nach der Menstruation

Das Ganze in anderen Worten:

Wir haben gute Tage und schlechte Tage. Wenn die schlechten Tage mehrere Monate hintereinander hauptsächlich in der zweiten Zyklushälfte liegen (besonders unmittelbar vor der Regelblutung), dann gehören Sie wahrscheinlich zum Club der PMS-Betroffenen. Mitglieder dieses speziellen „Vereins" können nach dieser Definition also nur Frauen sein, die einen mehr oder weniger regelmäßigen Zyklus an sich beobachten und die dazugehörige Regelblutung. Ich möchte diese Art von Hormon-Turbulenz als **„klassisches PMS"** bezeichnen.

Sollten Sie z.Z. (oder permanent) keine Regelblutung (mehr) an sich beobachten können, dann dürfen Sie die nächsten Zeilen überspringen und weiterlesen bei „PMS-Variationen".

Wann können Frauen von PMS betroffen sein?

Der Beginn von PMS ist an kein spezielles Alter gebunden, sofern es zwischen dem ersten und letzten Eisprung (Menarche / Menopause) liegt. In manchen Fällen auch wenige Jahre vor der Menarche oder nach der Menopause. Betroffen sein können demnach alle Frauen im gebärfähigen Alter. Beginnen kann PMS bereits in den Teenager-Jahren, im Alter von 20 - 30 Jahren und manchmal erst im Laufe der vorgerückten Prämenopause. In den USA und Großbritannien ergab eine Studie, dass die meisten Frauen, die erstmals einen Arzt um PMS-Hilfe gebeten haben, um die 35 Jahre waren! Das erklärt vielleicht die immer wieder vertretene Meinung von Ärzten, dass PMS eigentlich zu den Vorboten der Wechseljahre gehört. Dass bereits Teenager unter massiven PMS-Attacken leiden können, ist in unserem Land vielen Fachleuten noch unbekannt. In der Pubertät werden bei Teenagern mögliche PMS-Symptome einfach als eine „typische" Erscheinung erklärt, die angeblich keine weitere

DEFINITIONEN

Beachtung braucht. Junge, erwachsene Frauen sind wiederum besser in der Lage, bestimmte Launen oder körperliche Berg- und Talfahrten zu überspielen. Erst wenn sich Erschöpfung oder Stress anhäufen, läßt diese Kraft zunehmend nach. Wir werden einerseits sensibler, aber andererseits auch verwundbarer!

Es ist ebenso keineswegs selten, dass Frauen im bunten Alltagsleben recht gut mit leichten Beeinträchtigungen in der zweiten Zyklushälfte zurecht kommen – aber in Zeiten von außergewöhnlichen Ereignissen im Privat- oder Berufsleben während der prämenstruellen Phase regelrecht zusammenrutschen können.

Welche Frauen sind betroffen?

PMS kennt keine sozialen, geographischen, wirtschaftlichen oder Volksgrenzen.

Wir sitzen sozusagen alle im selben Boot. Es sind schätzungsweise 40% aller Frauen (zwischen 13 - 50 Jahren) auf der ganzen Welt davon betroffen. Mindestens 10% davon leiden unter so starken Symptomen, dass sie in ihrem persönlichen und beruflichen Leben stark beeinträchtigt sind. Wenn wir die Bootfahrerinnen etwas genauer unter die Lupe nehmen, gibt es auffällige Mehrheiten:

Mütter mit 3 oder gar mehr Kindern (wie in meinem Fall) **sind fast alle betroffen. Frauen, die sich in die „Sicherheit der Pille" begeben** (oder zeitweise begaben), **sind ebenso reichlich im PMS-Clan zu finden.**

Geographisch gesehen gibt es interessante Unterschiede, die mit der Nahrungszusammensetzung und dem Grad der Zivilisation und Hektik zusammenhängen. Es gibt Länder in denen klassisches PMS und Wechseljahrsbeschwerden kaum zu beobachten sind. Diese Völker ernähren sich hauptsächlich von Pflanzen, die hormonähnliche Substanzen enthalten. Je „fortschrittlicher" ein Land ist, um so mehr ist auch seine PMS-Häufigkeit fortgeschritten. Japanerinnen und Chinesinnen, die in ihrem Heimatland keine Beschwerden hatten, sind in den USA bei angepasster Kost ganz genauso betroffen wie die Amerikanerinnen.

Definitionen

Besonders interessant sind die genauen Aufzeichnungen über Königinnen, die durch immer wiederkehrende Launen und Gefühlsausbrüche ihr Gefolge drangsaliert haben. Die britische Königin Viktoria war solch eine Frau – obgleich sie zwischendurch wieder sehr ausgeglichen reagierte. War sie eine PMS-Kandidatin?

Wir müssen also unter die Lupe nehmen, wer oder was Schuld hat an unserem (zeitweisen) Elend und wie unsere „Zivilisation" anscheinend das Ganze auch noch schlimmer macht.

Bevor wir dies tun, müssen wir erst noch diejenigen begrüßen, die nicht zur Familie der „klassischen" PMS-ler gehören, sondern von den verwandten PMS-Variationen betroffen sind.

PMS-Variationen

Was ist z.B. mit denjenigen Frauen, die vorübergehend (durch Schwangerschaft, Stillzeit, Krankheit, Magersucht oder Diät) keinen Zyklus und keine Regelblutung beobachten, aber die gleichen oder ähnliche Symptome und Merkmale von klassischem PMS an sich feststellen? Und zu welcher Gruppe gehören diejenigen, die nicht nur vorübergehend sondern permanent keine Menstruation und keinen Eisprung mehr haben (nach operativer oder natürlicher Menopause) und deshalb ihre Tage auch keinem offensichtlichen Zyklus zuordnen können?

? *Und da wäre noch eine Frage:*
Gibt es so etwas ähnliches auch bei Männern?

Spätestens bei der letzten Gruppe wird klar, dass bei oben genannten Gruppen der Name „Prämenstruelles Syndrom" nicht passend sein kann, selbst wenn die Ähnlichkeit der Symptome noch so offensichtlich ist! Deswegen spreche ich lieber vom Progesteron-Mangel (PM) und plädiere für eine breitere PM-Definition.

Angehörige der weiteren PM - Verwandtschaft:
» Teenager ohne Menstruation
» Frauen in der Prämenopause
» Frauen in der Peri- u. Postmenopause, Seniorinnen
» Frauen in Schwangerschaft und Stillzeit
» Frauen nach einer Hysterektomie
» Männer mit Progesteronmangel

Eine erweiterte Definitionsmöglichkeit könnte dann heißen:

> *Relativer oder genereller Progesteron-Mangel kann sich bei Frauen und Männern durch physische und psychische Krankheitssymptome äußern, die durch das so entstandene hormonelle Ungleichgewicht verursacht oder verstärkt werden.*

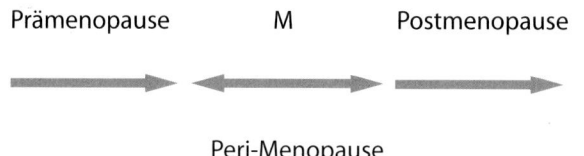

Progesteron-Mangel (PM) wäre demnach eher ein Dachbegriff und PMS eine spezielle Untergruppe davon. Genauso sind andere Hormonmangel-Folgen zumindest auf einen PM-Hintergrund zu prüfen. Dies könnte möglicherweise viele Hormon-Abteilungen betreffen.

Eine besonders große Gruppe von PM- Varianten sind Frauen in der **Prämenopause, Perimenopause** und in der **Postmenopause**

Prämenopause   M   Postmenopause

Peri-Menopause

Die Prämenopause kann bereits lange vor der eigentlichen Phase der Wechseljahre ihre Schatten vorauswerfen. Je „zivilisierter" (verwöhnter) ein Land ist, um so früher setzt die durchschnittliche Prämenopause ein. Das kann bereits ab dem 25 - 30 Lebensjahr beginnen.

Perimenopause umschreibt die klassischen Wechseljahre, die etwa 2 - 5 Jahre vor und ca. 2 Jahre nach der letzten Blutung ihre Kernzeit hat. In der Mitte liegt die eigentliche Menopause = letzte Blutung.

Die Zeit danach wird **Postmenopause** genannt und dauert bei der Frau bis ans Lebensende.

Frauen, die Gebärmutter und Eierstöcke operativ entfernt bekamen **(Hysterektomie/Ovarektomie)**, sind durch die Operation sozusagen schlagartig in der Postmenopause gelandet (ganz gleich wie alt sie sind) und mögen sich im praktischen Teil dieses Buches auch nach deren Hilfsvorschlägen richten. Eine weitere Gruppe bilden Frauen mit **Beschwerden in der Schwangerschaft und Stillzeit** – ihnen ist ein eigenes Kapitel gewidmet!

Definitionen

Um all die verschiedenen Begriffe nicht zu sehr durcheinander zu werfen, werde ich in folgenden Kapiteln das **Prämenstruelle Syndrom weiter mit PMS** abkürzen und **Progesteron-Mangel mit PM**. Sehr häufig **sind beide Gruppen betroffen, was ich dann mit PM(S)** ausdrücke.

Eine weitere wichtige Festlegung zur Östrogenbezeichnung ist an dieser Stelle nötig:

In der medizinischen Fachliteratur und im deutschen Sprachgebrauch finden wir zwei Schreibweisen: **Estrogene bzw. Östrogene.** Beides ist richtig. Ich möchte im Buch die deutsche Schreibweise beibehalten – auch wenn in der Fachliteratur und auf Gebrauchsanweisungen von Medikamenten oft die lateinische Bezeichnung mit „E" geschrieben wird.

Infolgedessen bleiben wir auch beim oft genannten **Östrogen-Mangel.** Er wird sehr oft als vermutete Ursache für weibliche Beschwerden genannt. Interessanterweise wird dabei selten zwischen den einzelnen Östrogenarten differenziert. **Östrogen-Mangel scheint eine westliche Volksseuche zu sein.** Zu diesem Schluss muss man eigentlich automatisch kommen, wenn man sich bewusst macht, wieviele Frauen und Männer verschiedene Östrogene verabreicht bekommen. Frauen in den Wechseljahren leiden angeblich automatisch am Östrogen-Mangel. Da muss man anscheinend gar nichts mehr testen oder diagnostizieren.

Es kommt sogar noch dicker: Wir erleben in unserer Beratungsarbeit beängstigend oft, dass Ärzte die einzelnen Östrogenarten verwechseln. Bei nachgewiesenem Östriol-Mangel wurde mehreren Frauen ein Östra**d**iol-Medikament verschrieben. Die Wirkung ist aber sehr verschieden! Deswegen differenziere ich im Buch, indem ich vom Östriol-Mangel oder Östradiol-Mangel spreche. Das gleiche gilt auch beim Gegenteil:

Östradiol- und Östriol-Dominanz – zu viele Östrogene?

Gibt es das überhaupt? Oh ja! Bereits im nächsten Kapitel werden wir uns damit ausführlich beschäftigen. Eine sehr wichtige Unterscheidung müssen Sie sich merken:

» *Östradiol-Mangel heißt nicht automatisch auch Östriol-Mangel*

> *Zuviel Östradiol heißt nicht automatisch zuviel Östriol*

Also sollte man sehr vorsichtig sein mit dem verallgemeinernden Begriff „Östrogen-Mangel" und „Östrogen-Dominanz"! Es ist durchaus möglich, dass man im Östradiol-Bereich viel zu hohe Werte hat aber der Östriol-Wert im Keller ist. Deswegen ist es sinnvoll immer die exakte Hormonart zu nennen, die zuviel oder zuwenig vorhanden ist. So müssen wir richtiger Weise folgendermaßen definieren:

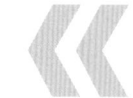

Östradiol-Mangel oder Östradiol-Dominanz macht sich bemerkbar durch psychische und physische Störungen, die verursacht werden durch relativen Mangel oder relatives Übergewicht im Hormongleichgewicht.

Anstelle von „Östradiol" könnte man jetzt all die anderen Steroid-Hormone einsetzen. Ich erspare Ihnen das. Wir müssen aber verstehen, dass nicht nur die einzelnen Hormonarten einigermaßen ausreichend im Körper zur Verfügung stehen sollten, sondern dass es auch um ein Gleichgewicht der Hormone zueinander geht. Besonders relevant sind dabei die Hormon-Verhältnisse vom Östradiol zum Progesteron und vom Östradiol zum Testosteron. Je nach Geschlecht, Zyklus- oder Lebensphase sieht das unterschiedlich aus. Sie werden im Kapitel über Diagnosehilfen noch mehr dazu erfahren.

Zusammenfassend

> Hormonkrisen können sowohl seelische als auch körperliche Symptome auslösen oder verstärken.

> So verschieden wir geprägt und veranlagt sind, so verschieden sieht das Symptommuster aus – immer wieder anders und daher schwer zu definieren.

> Obendrein können die Symptome von Monat zu Monat variieren und unterschiedlich stark auftreten.

Da muss man schon Verständnis aufbringen für unsere medizinischen Experten, wenn ihnen so eine „Seuche" den Schweiß der Ratlosigkeit auf die Stirn treibt...

3 Symptome von Hormonkrisen

Damit Sie eine Vorstellung bekommen, wie schrecklich das „Hormon-Schicksal" zuschlagen kann, möchte ich Sie bekannt machen mit einer Elite-Auswahl aus ca. 150 *möglichen* Symptomen. (Kennen sie sonst noch eine „Krankheit" mit ähnlichem Horror?) Es können dabei mehrere Hormon-Arten aus dem Lot geraten sein. Selten ist nur ein einziges Hormon zu viel oder zu wenig vorhanden. Das macht die Diagnose umso schwieriger.

Bevor wir ins Detail einsteigen, kann man den Horror sortieren in zwei große Bereiche: die körperliche und die seelische Folterkammer. Nicht dass Sie aussuchen könnten, welche Ihnen lieber wäre – wir werden meistens von einer in die andere geschickt. Nicht wenige Frauen ereilt das „Vergnügen" in beiden gleichzeitig malträtiert zu werden...

Mögliche körperliche Symptome
- » Kopfweh und Migräne in allen Variationen
- » Verstärkung von epileptischen Anfällen
- » Schwindelgefühle, Höhenunverträglichkeit, Balanceprobleme
- » Augenflimmern, unterschiedliche Sehstörungen, Druckgefühl
- » Bindehautentzündung, Schwellungen rund um die Augen
- » Lichtempfindlichkeit
- » auffallend dunkle Ringe um die Augen
- » tropfende Nase oder Augen
- » Probleme mit den Nebenhöhlen
- » Hörprobleme, Ohrensausen
- » Haarausfall oder starke Körper- und Gesichtsbehaarung

- Zahnfleischbluten, - entzündungen, Fisteln, Aphten, Herpes
- Halskratzen, - entzündungen, Schluckbeschwerden
- Verstärkung von bereits vorhandenen Schilddrüsenproblemen
- Allergien jeder Sorte
- Akne, einzelne Pickel, Furunkel
- Atemnot, Asthma, Kurzatmigkeit, Husten
- Herzrasen, Herzstechen, Herzrhythmusstörungen
- Brustschmerzen, überempfindliche Brustwarzen
- Verspannungen im Schulterbereich und in der Wirbelsäule
- Übelkeit, Brechreiz (besonders nachts oder am Morgen)
- Kreislaufbeschwerden aller Art
- Schweißausbrüche und Hitzewallungen
- Verdauungsbeschwerden, Verstopfung, Blähungen
- Überreaktion auf bestimmte Lebensmittel u. Getränke
- Unverträglichkeit der Pille und anderer Hormonmedikamente
- verminderte Alkohol- und Fructoseverträglichkeit
- Heißhunger nach Salzigem, Süßem (bes. Schokohunger)
- Appetitveränderungen bis hin zu „Fressattacken"
- Blasenschwäche
- Überempfindlichkeit im genitalen Bereich
- Schmerzen beim Geschlechtsverkehr
- undefinierbare Gliederschmerzen
- Gelenkschmerzen in den Fingern, Armen, Knien, Hüften, Füßen
- Krämpfe und Muskelzucken (überall im Körper möglich)
- Schwellungen, Wassereinlagerungen
- deutliche, rasche Gewichtszunahme / -schwankungen
- Bitzeln, Kribbeln und Taubheitsgefühl in allen Gliedmaßen
- Neigung zu blauen Flecken
- Zittern der Hände
- Myome und Zysten
- zu starke oder gar keine Regelblutungen
- Krebs, Tumore
- Autoimmun-Erkrankungen werden verstärkt

...und vieles mehr

Dieses war der erste Streich und der zweite folgt sogleich....

Mögliche psychische Symptome

» Depressionen
» Konzentrationsstörungen, uneffektive Arbeitsweise
» Zerstreutheit, Tollpatschigkeit, Koordinationsschwierigkeiten
» Mattscheibe, „lange Leitung", „Brett vorm Kopf"
» Vergesslichkeit, Gedächtnisschwäche, Verdacht auf Demenz
» Unentschlossenheit
» mangelnde Entscheidungs- und Beurteilungsfähigkeit
» Verwirrung, Orientierungsprobleme
» Neigung zu Tränenausbrüchen u. Weinkrämpfen (ohne Grund)
» extreme Launen
» Wutausbrüche, unerwartetes Schreien, verbale Gewalt
» Aggressionen (bis hin zu extremer Gewaltbereitschaft!)
» Eifersucht, Misstrauen
» Schlaflosigkeit
» Nervosität, Unruhe
» Phobien, spezifische Ängste vor Tieren, Umgebung, Enge u.s.w.
» Angstzustände, Angstattacken, Lebensängste, Todesängste
» Abneigung gegen Gemeinschaft und soziale Anlässe
» vermindertes Lustempfinden im sexuellen Bereich
» Null-Bock-Gefühl
» verminderte Begeisterungsfähigkeit
» Müdigkeit, Erschöpfungszustände schon am Morgen
» Das Gefühl, mindestens 40 Jahre älter zu sein

.....aber bitte mit Sahne !?

(Beim klassischen PMS trifft die Liste nur auf die 2. Zyklushälfte zu!)

Der Variationsvielfalt sind kaum Grenzen gesetzt. Das kann innerhalb eines Tages schwanken. Bei manchen Betroffenen melden sich die Alarmsymptome nur zu bestimmten Uhrzeiten, Wochen- oder Zyklustagen oder Jahreszeiten.

Nun, das hört sich alles recht schrecklich an. Wenn wir in den Seminaren diese Liste durchgehen, dann ist höchstens eine Frau dabei, die aus dieser

Auswahl mehr als ca. 35 Symptome regelmäßig an sich beobachtet hat. Oft sind es sogar nur 2-3 Punkte, die uns ernstlich zu schaffen machen, andere stellen wir vielleicht nur selten fest.

Wer über 3-4 Monate eine Beobachtungstabelle führt, wird bald einen Überblick haben, zu welcher Zeit die schwerwiegendsten Symptome auftreten. Die meisten Menschen haben in ihrem Körper oder in der Psyche gewisse Schwachstellen, die sie mehr oder weniger überspielen, verdrängen oder ausgleichen. Erst wenn sich im persönlichen Umfeld oder in der eigenen Abwehrfähigkeit (Immunstärke) eine starke Veränderung bemerkbar macht, bricht die Katastrophe wahrscheinlich an dieser Schwachstelle zuerst ein. Da sind sich Männlein und Weiblein recht ähnlich.

Bei Frauen ist der Hormonhaushalt leider um einiges komplizierter als beim Mann. Deshalb kann da auch sehr viel schneller einiges aus dem Lot geraten! Das hat längerfristig unangenehme Folgen – zuallererst bei unseren Schwachstellen. Habe ich z. B. eine angeborene oder infektionsbedingte Lungenschwäche, muß ich als PM(S)-Kandidatin zumindest gewarnt sein vor Kurzatmigkeit, Husten- oder gar Asthma-Anfällen in der 2. Zyklushälfte. Ist eine körperliche Grundschwäche vorhanden, wird sie besonders in Stress-Situationen zum Tragen kommen. Ich denke dabei auch an Migräne, Gelenkschmerzen, Krämpfe u. a..

Ebenso ist es möglich, dass bei permanenten chronischen Leiden eine deutliche Verschlechterung in bestimmten Zyklusintervallen spürbar ist. Eine Asthma- oder Epilepsie-Patientin wird vermutlich mehr Anfälle in der 2. Zyklushälfte beobachten, wenn sie von PM(S) betroffen ist. In der Lebensmitte kann sich die Grundschwäche dagegen hauptsächlich in der Zyklusmitte bemerkbar machen. Hat jemand immer unter Rheuma zu leiden, kann es sein, dass in der prämenstruellen Phase die Schmerzen nur mit sehr viel stärkeren Medikamenten zu ertragen sind.

Es geht bei Hormonstörungen also nicht nur um die Häufigkeit oder das zeitspezifische Auftreten, sondern auch um die unterschiedliche Stärke der Symptome.

Alle Beobachtungen sollten schriftlich möglichst genau festgehalten werden um effektiv dagegensteuern zu lernen. Wie das aussehen kann wird im Kapitel 22 „Aufzeichnungen" erklärt.

Unerfüllter Kinderwunsch und Hormonstörung

Kennen Sie Frauen, die seit langem verzweifelt versuchen ein Kind auszutragen und es nicht können? *Unerfüllter Kinderwunsch und Neigung zu Früh- und Fehlgeburten* gehören zu den vielen möglichen Begleiterscheinungen von drastischem Progesteron- oder Schilddrüsenhormon-Mangel. Natürlich gibt es auch noch jede Menge andere Gründe, die eine erwünschte Schwangerschaft verhindern. Deswegen in einem späteren Kapitel mehr zu diesem Thema

Gemeinsamkeiten speziell bei PM(S) Symptomen:

» Deutliche Nebenwirkungen bei empfängnisverhütenden Medikamenten wie z.B. Kopfschmerzen, Migräne, Depressionen und Überempfindlichkeit der Brust.
» Keine oder kaum PM-Symptome während der letzten 5 Monate in der Schwangerschaft.
» Verstärkung der Symptome bei langen Zeitspannen zwischen den Mahlzeiten.
» Symptome nehmen mit fortschreitendem Alter zu (Vererbungstendenz in der Familie).
» Weniger Freude an Sexualität in der zweiten Zyklushälfte.
» Typisch an PM(S) ist, dass es eben keinen typischen Verlauf in Dauer und Intensität der Symptome während der zweiten Zyklushälfte gibt. Die beobachteten Probleme können von Frau zu Frau und von Zyklus zu Zyklus variieren.
» In der Prämenopause und erst recht in den Wechseljahren verlagern sich manche bekannte Symptome in die erste Zyklushälfte. Aber auch da gibt es Tage dazwischen mit deutlich weniger Beschwerden.

Wenn schlimme Tage und gute Tage mehr oder weniger regelmäßig abwechseln, dann sollte immer auch an eine mögliche Hormonstörung gedacht werden. Jedesmal, wenn man fast so weit ist um zum Arzt zu gehen, ist das Problem (z. B. mit Beginn der Regelblutung) auf einmal wie weggeblasen. So wird der Arztbesuch wieder verschoben. Wenn man keine ernsthaften Probleme vorzeigen kann, erübrigt sich ja alle Behandlung. So ging das bei mir zwei Jahre lang!

Kennen Sie jemand, der unter diesem Wechselbad der Symptome leidet? Wenn ja, dann geben Sie ihr am besten eine kopierte Zyklus-Tabelle aus der Beobachtungsmappe und einen Fragebogen der Hormonselbsthilfe weiter. Ermutigen Sie die Person, alle Beobachtungen aufzuschreiben um einen Überblick über Häufigkeit und Muster der Symptome herauszufinden!

....und bei Männern?

Die Symptomliste gilt in vielen Punkten auch für den Mann. Sogar außerordentliche „Schweißbäche" können bei ihm ein Thema sein. Leider werden bei Männern noch seltener diese Symptome mit Hormonstörungen in Verbindung gebracht.

Mann und Frau sind zwar sehr verschieden gebaut, aber es gibt doch auch ein paar kleine Gemeinsamkeiten was natürliche Hormonhilfen betrifft. Die Gemeinsamkeiten reichen aus, um zumindest die praktischen Hilfen durch Nahrung und Lebensgestaltung auszuprobieren. Inzwischen ist unser Männerbuch von Dr. Lee und mir auf dem Markt. Dort werden Sie viele weitere sehr interessante Zusammenhänge zum Thema „Männerhormone" finden. Es heißt *„Wie Männer stark bleiben".*

Symptome von Hormonkrisen

4 Unser Hormon-team

Um die riesige Symptomsammlung verstehen zu können, müssen wir uns ausführlicher mit unseren Hormonen befassen. Jedes Hormon in unserem Körper hat sehr vielfältige Aufgaben. Um erst einmal ein Beispiel herauszugreifen: Durch die Stresshormone (wie das Adrenalin) können wir z.B. in Gefahr besonders stark oder schnell reagieren. Außerdem kann es unseren Blutzuckerspiegel nach oben befördern oder im Streit unsere „Sicherung durchbrennen" lassen (indem wir im schlimmsten Fall zu unkontrollierten Wüstlingen werden).

Solch sekundenschnelle Reaktionen geschehen in engster Team-Arbeit mit mindestens zwei Geschlechtshormonen und den Schilddrüsenhormonen. Die vielschichtigen Steuerfunktionen in unserem Hormonhaushalt sind so kompliziert, dass sich noch viele Gelehrte darüber den Kopf zerbrechen werden. Auch wir stoßen in der Beratung bei dieser Komplexität manchmal an unsere Grenzen.

Ein Hormon beeinflusst (oder verwandelt sich in) andere Hormonarten nach einem bestimmten Fahrplan – unvorstellbar vielschichtig, komplex und genau. Das geht über unsere dreidimensionale Vorstellungskraft hinaus. Deswegen brauchen wir Bilder und Vergleiche um uns das Wunderwerk der Hormone wenigstens in groben Zügen vorstellen zu können.

So ein Bild für unser Hormonsystem wäre ein Uhrwerk mit programmierter Steuerung. Was passiert wohl, wenn ich mit so einem komplizierten Räderwerk zum Uhrmacher gehe und ihn bitte, er möge doch einfach ein Rädchen auswechseln. Die Uhr soll anders ticken! Das tun wir grob gesagt, wenn wir mit körperfremden Hormonpräparaten unsere Familienplanung oder Schönheitsideale verwirklichen wollen. Unser Körper soll anders funktionieren als er es von Natur aus tun würde.

Liegt es dann am Erfinder der Uhr, wenn danach einiges klappert und durcheinander kommt?

Um unser „Hormon-Uhrwerk" besser verstehen zu können, müssen wir uns zuerst mit den einzelnen „Hormonart-Rädchen" befassen.

Was sind Hormone ?

Hormone sind sogenannte „Boten(stoffe)" mit ganz speziellen Geheimbotschaften für ebenso ganz spezielle „Empfänger(zellen)" irgendwo im Körperlabyrinth. Wenn man diesen Boten genau zuhört, dann gibt es zwei große Unterschiede:

» Die eine Gruppe sind **Vorstufen-Hormone** die sich von der Gehirn-Kommandozentrale (Hypophyse) zu den regionalen „Hormonfabriken" (Hormondrüsen) bewegen. Sie geben Befehle an die Hormondrüsen weiter, z.B. eine ganz bestimmte Hormon-Menge zu einer ganz bestimmten Zeit zu produzieren:

TSH für die Schilddrüsen-Hormonproduktion,
FSH und **LH** für die Hormone in den Eierstöcken oder Hoden,
ACTH für die Nebennieren-Hormone.

» Die andere Hormon-Abteilung besteht aus einer großen Zahl von Hormon-Arten, die von den regionalen Hormon-Drüsen zu den eigentlichen Empfängerzellen eilen.

Gibt es von einer Hormonart viel zu viele Hormonboten, dann bekommt die Gehirnzentrale die Rückmeldung „Hilfe, stopp! Nicht noch mehr liefern!" Darauf reagiert die Hypophyse, indem sie das entsprechende Vorstufen-Hormon drosselt und in Folge dessen bekommt die dazugehörige Hormondrüse weniger Produktionsimpulse.

Umgekehrt funktioniert es ähnlich. Bei einer Mangelsituation von z.B. Geschlechtshormonen (und entsprechend wenig Eisprüngen) in der Prämenopause wird mehr LH und FSH angefordert. Das kann man sehr schön über hohe Messwerte im Blut sichtbar machen. Eine ähnliche Vorstufen-Hormon-Funktion haben wohl auch die Cholesterine. Bei zuwenig DHEA oder Progesteron steigt der Cholesterinwert – ungeachtet wieviel oder wie wenig Fett Sie konsumieren! Dieses faszinierende Aussteuern geschieht in unserem Körper rund um die Uhr, Tag und Nacht!

Wie bewegen sich Hormone im Körper?

Wenn die Vorstufen-Hormone von der Kommandozentrale im Gehirnzentrum (Hypophyse) zu ganz bestimmten Zeiten mit ihrem Auftrag losgeschickt werden, dann benutzen sie den Blutkreislauf als Transportstraße zu den Hormon-Drüsen (Eierstöcke, Hoden, Nebenniere, Schilddrüse, Thymusdrüse, Bauchspeicheldrüse). Dort werden je nach Gehirnkommando die eigentlichen Hormon-Kuriere zu den vielen Empfängerzellen in allen Körperteilen losgeschickt. Eine Progesteron-Empfängerzelle wartet auf ein Progesteron-Molekül und eine Fettzelle freut sich über möglichst viel Östradiol. So hat jede Zelle einen extra Geheimcode. Nur ganz bestimmte Hormone können diesen „entschlüsseln" um in die Zelle zu eintreten zu dürfen. Anders ausgedrückt: Jedes Hormon hat einen eigenen Sicherheitsschlüssel, der nur zu bestimmten Zell-Schlössern passt. Das Hormon bringt der Zelle einen individuellen Aktionsbefehl, der normalerweise auch ganz brav ausgeführt wird. Beispiel: Eine Zelle, die sich dem Östradiol (E2) öffnet, wird Wasser und Fett speichern. Eine Empfängerzelle im Knochen, die sich dem Progesteron öffnet, bekommt den Auftrag bei der Ausbesserung des Knochens zu dienen.

Wie sehen Hormone aus?

Blut oder Knochen, Organe, Muskeln oder Sehnen kann man anschauen – aber wie sehen Hormone aus? So wie man eine Botschaft oder Sprache nur in Form von Symbolen, Schriftzeichen, Buchstaben, Rauchzeichen oder Gestik sichtbar machen kann, müssen wir uns für die Hormondarstellungen auf nüchterne Symbole und Buchstaben einlassen. Wie stellt man ein vielschichtiges, fast mystisches Geheimnis mit eckigen Symbolen dar?

Die Messtechnik ist bei Hormonen auf komplizierte radiologische Verfahren angewiesen. Man kann Hormone nicht einfach unter das Mikroskop legen. Sie sind immer eingeschleust und versteckt in Zellen und leisten ein unglaubliches Arbeitspensum – ohne selbst sichtbar zu sein. Man könnte sie auch die „Heinzelmännchen des Körpers" bezeichnen. Was für ein fantastisches Wunder!

So wird das **Grundmuster unserer Geschlechtshormone** dargestellt:

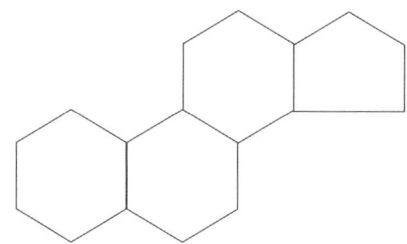

Die Moleküle der unterschiedlichen Hormon-Arten sind sich sehr ähnlich.
Geringste Abweichungen in der Zusammensetzung des Moleküls bedeuten eine spürbar unterschiedliche Wirkung!

Wozu braucht unser Körper Hormone?

Unsere Hormone...

- » regeln den Stoffwechsel.
- » regeln die Muskelkraft (dass wir nicht schon nach zwei Schritten schlapp machen).
- » helfen dem Körper mit den Schrecklichkeiten des Lebens fertig zu werden wie Hunger, Gefahr, extreme Temperaturschwankungen, Krankheiten u.s.w..
- » fördern Wachstum, Entwicklung und Erneuerung von allen Zellen im Körper (z.B. Knochen, Organen, Nerven, Haarwurzeln u.s.w.).
- » steuern Fortpflanzungsvorgänge.
- » sind geheime Helfer für alles, was mit Liebe und Gefühlen zu tun hat.
- » regulieren den Wasser- und Fetthaushalt unseres Körpers.
- » sind sich gegenseitig bei ihren Aufgaben nützlich, sie ergänzen und helfen aus, wenn „Not am Mann" ist.
- » sind ein perfektes Service-Team für den gesamten Körper, mit all seinen Funktionen. Die Team-Mitarbeiter sind dabei z.T. von sehr gegensätzlichem Charakter. Das Gleichgewicht scheint besonders wichtig für einen reibungslosen Dienst zu sein!

Faule und fleißige Hormone

Wir haben bereits erfahren, dass die Blutbahn als Hormonstraße gebraucht wird. Die meisten Hormone lernen sehr schnell vom Leben im Alltag – dass es sich z.b. besser und bequemer lebt, wenn andere die Arbeit tun. Anstatt sich selbst auf den Weg zu machen, lässt man sich „fahren". Überall im Blut schwimmen unzählige Protein-Autos, in die man ganz einfach einsteigen kann – das Fahren geht immer im Strom und vollkommen automatisch. Das macht soviel Spaß, dass diese Hormone ihre eigentliche Aufgabe schlicht und ergreifend vergessen. Im Auto ist man schließlich angegurtet oder angebunden. Deswegen haben **die „gebundenen Hormone"** immer eine dumme Ausrede, weshalb sie nicht arbeiten wollen. Ungefähr 95 % (oder noch mehr) unserer Hormone sind solche „faulen" Hormone!

Nur ein kümmerlicher Rest von ca. 3-5 % aller Hormon-Boten (oder weniger) sind Fußgänger. Man nennt sie auch **„freie Hormone"**. Sie sehen sehr schnell, wer am Wegrand auf sie wartet. Aktiv und jederzeit einsatzbereit sind sie sofort zur Stelle, wo immer sich die Zelltüren öffnen. Es gibt übrigens eine VIP-Loge im Körper, wo nur die fleißigen und aktiven Hormone hinein dürfen und die finden wir im Speichel! Die Protein-Autos kommen nicht durch die Einfahrt und müssen deshalb draußen bleiben. Wenn viele Hormon-Funktionen im Körper liegen bleiben, dann macht es Sinn einen Blick in die „Speichel-Loge" zu werfen. Nur dort können wir zählen, wieviele aktive Hormon-Arbeiter z.Z. zur Verfügung stehen. Diese freien Hormone können wir mit dem Speichel-Hormontest messen. Dazu lesen Sie mehr im Kapitel 7 „Diagnosehilfen".

Das Hormondorf

Dr. John R. Lee erklärt an einem Bild, wie man sich die Hormonwelt vorstellen kann:

Denken Sie sich ein Dorf, das Sie mit einem Heißluftballon überfliegen. Mit einer Zoom-Kamera sehen Sie von oben, wie fleißige Arbeiter ihre Aufgaben erfüllen: Bäcker, Metzger, Schornsteinfeger, Lieferanten, Lehrer und Köche. Gibt es zum Beispiel am Samstag Morgen Engpässe beim Bäcker, kann es sein, dass sich plötzlich die Lehrer in Bäcker verwandeln und neues Mehl anschleppen und ehemalige Metzger die Teigmaschine bedienen. Ein Arbeiter hilft dem anderen willig und gern. Wie das im Einzelnen funktioniert, ist noch weitgehend ein Geheimnis. Man weiß aber, dass dabei sowohl die Enzyme und die Gehirnsteuerung beteiligt sind.

Die Zusammensetzung der unterschiedlichen Hormon-Bausteine (Moleküle) ist sehr ähnlich. Sie sind sozusagen aus dem gleichen Holz geschnitzt. Es scheint dem Körper-Chemielabor deshalb keine Probleme zu bereiten, ein Hormon in das andere zu verwandeln. Obendrein gibt es bei den körpereigenen Hormonen eine faszinierende Steuerung und Rangfolge, die wie von einer unsichtbaren, ordnenden Hand dirigiert wird. Aber es gibt auch Hormone, die ganz am Ende der Verwandlungskette agieren. Diese verwandeln sich nicht weiter oder zurück und können nur wenig anderen Zwecken dienen. Salopp gesagt, sind das die „Fachoberspezialexperten", die nur für ganz spezielle Aufgaben gut sind. Auch diese werden gebraucht und sind wichtig. Doch bei ihnen ist darauf zu achten, dass ihre Menge oder Anzahl begrenzt bleibt. Sie werden sonst zu herumlungernden „Tu-nicht-Guten", die ziemlich unberechenbar sein können.

Wenn nun mit Hormon-Medikamenten z.B. der Östradiol-Spiegel erhöht wird, dann ist in unserem Hormon-Dorf auf einmal ein Überangebot an Mörtel vorhanden. Die Baustellen sind längst eingedeckt und die Maurer mehr als beschäftigt. Trotzdem kommt eine Lieferung nach der anderen angefahren. So bleibt der viele Mörtel auf den Straßen und behindert bald den ganzen Dorfverkehr. Es ist durchaus verständlich, dass sämtliche Bewohner anfangen in Panik zu geraten, hin und her eilen, sich umorganisieren oder durch das Aufbieten aller Kräfte versuchen, der Situation Herr zu werden. Jeder weiß, dass Mörtel sehr schnell hart wird und dann unbrauchbar ist. Also muss er schnell zwischengelagert werden, um zu verhindern, dass wesentliche Straßenverbindungen blockiert werden. Und was soll dann damit geschehen? Diese Fragen hat der Körper zu klären, wenn er mit speziellen Hormon-Überschüssen vollgestopft wird, die sich nicht weiter oder zurückentwickeln können. Die Ausscheidung ist nur begrenzt möglich. Erst wenn das Verhältnis von den unterschiedlichen Arbeitern, Lieferanten und Materialien wieder stimmt, läuft der Großbetrieb wieder wie am Schnürchen.

Und wie sieht das bei „ihm" aus?

Kurz gesagt: Im Prinzip genauso, im Detail einfacher. Das Hormonsystem funktioniert genauso vom Kopf in Richtung Fuß und zurück. Auch

Unser Hormon-Team

der Mann hat sein Hormonzentrum normalerweise in der Gehirnzentrale – nicht kurz unter der Gürtellinie. Wenn er sich aber so benimmt, als wäre seine Steuerung woanders, dann ist mit Sicherheit einiges aus dem Gleichgewicht geraten – nicht nur seine Hormone.

Sind beim Mann z.B. die geschlechtsprägenden Hormone Testosteron und Östradiol (E2) aus dem Lot, dann reagieren die Zellen der Prostata ganz ähnlich wie die der Gebärmutter. Die männlichen Hodenzellen wiederum entsprechen eher den Eierstock-Zellen bei der Frau.

Generell finden wir auch beim Mann alle Hormon-Arten die bei der Frau vorkommen – selbst Wehenhormone, Milchbildungshormone, Gelbkörperhormon, alle Östrogenarten u.s.w.! **Was ihn wesentlich von der Frau unterscheidet sind Rhythmus und Dosierung der Hormonausschüttung.**

Zusammenspiel der Hormongruppen

Das Hormon-Orchester:

Wenn man das Hormonsystem von Mann und Frau vergleicht, können wir uns z.B. zwei verschiedene Orchester vorstellen. In beiden Fällen ist die Hypophyse der Dirigent. Dieser Maestro dirigiert speziell bei der Frau eine Hormon-Sinfonie, die kaum zu überbieten ist an Vielfalt: laut und leise, schnell und langsam, temperamentvoll und sanft. Beim Mann ist es vielleicht mehr eine Ballade mit ziemlich gleichbleibendem Tempo und Klangbild.

Im Orchester findet man sehr verschiedene Solisten und Melodie-Führer. Mehrere Instrumentarten können zusammen die gleiche Melodie spielen und kurz darauf in einen vielstimmigen Akkord übergehen. Bei der Frau wäre das **Progesteron** so ein herausragendes Instrument. Beim Mann hat das **DHEA** diese Rolle zu spielen.

So wie bei einem Konzert die Instrumente nicht selbst entscheiden können, wie sie im jeweiligen Augenblick spielen sollen, so ist auch für die Hormone im Körper genau festgelegt, nach welchem Takt und Notenblatt gespielt wird. Das Tempo bestimmt die Hypophyse und die Melodie hat sich unser Schöpfer ausgedacht. Solange Störungseinflüsse von außen oder innen keine Misstöne verursachen, klingt die Melodie bei

Frau und Mann wunderschön. Werden dem Orchester aber z.B. zu viele Pauken hinzugefügt, wird einem die Freude am Hören bald vergehen... Stellt sich gar ein zweiter Dirigent ungebeten dazu und fuchtelt wild in der Gegend herum, wird kaum ein Spieler wissen, wann er einsetzen soll. Sobald wir mit Medikamenten oder Umwelteinflüssen einseitig die Hormon-Impulse verstärken oder dem Körper einen anderen Rhythmus aufzwingen, dann dürfen wir uns nicht wundern, wenn aus der Sinfonie eine Feuerwehrsirene wird, die berechtigt Alarm schlägt...

Das Hormon-Mobile:

Haben Sie schon einmal ein Mobile gebastelt? Die einzelnen Teile herzustellen, ist mehr oder weniger leicht. Aber so ein Gebilde aufzuhängen erfordert oft stundenlange Geduldsarbeit. Winzigste Verschiebungen lassen ganze Mobile-Teile in sich zusammenklappen. Genauso reagiert unser Hormon-System auf Verschiebungen im Hormongleichgewicht. Werden zusätzliche „Hormon-Gewichte" in winzigsten Größenordnungen „dazugehängt", spürt das der Körper oft gleich in mehreren Hormon-Abteilungen. **Deswegen müssen wir sehr wachsam immer das ganze Hormon-Mobile im Auge behalten, wenn an irgend einer Stelle Ausgleich geschaffen werden soll.**

Beispiel: Das Cortisol und die Östrogene brauchen ein fein abgestimmtes Gegengewicht im Bereich der männlichen Hormone (Androgene) und dem Progesteron (Gelbkörperhormon).

```
                    Cholesterine
                   /            \
              DHEA              Progesteron
               |                    |
        männliche Hormone     weibliche Hormone
```

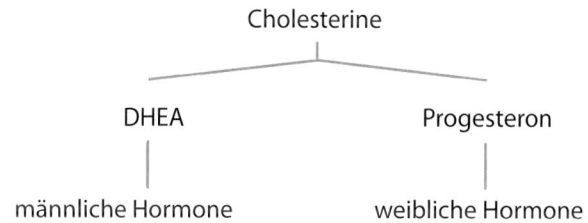

(...nur ein kleiner und vereinfachter Ausschnitt aus dem Hormon-Mobile)

Das Hormon-Zahnradwerk:

Die Geschlechtshormone sind nur ein Teilbereich im weiblichen oder männlichen Hormon-Uhrwerk. Wenn sich ein Zahnrädchen langsamer dreht, dann hat das Auswirkungen auf das ganze Uhrwerk. Kommen unsere Geschlechtshormone mit unserem Lebenstempo in der Lebensmitte nicht mehr mit, dann wird auch in anderen Hormonbereichen die Alarmglocke zu hören sein.

Eng arbeiten die Wachstumshormone, Schilddrüsenhormone und Stresshormone zusammen. Es ist nicht immer eindeutig, wo die Aufgabe des einen Hormons aufhört und die des anderen anfängt. Sie brauchen sich gegenseitig, fördern und unterstützen einander. Beispiele:

» Das Stresshormon Cortisol schiebt die Schilddrüse an.

» Das *Wachstumshormon (Somatotropin)* dient den weiblichen Geschlechtshormonen, dem Knochenaufbau und hilft bei der Abwehr von bösartigen Zellen.

» Das Serotonin arbeitet beim Thema Haarwuchs genauso mit wie die Östrogene und die Schilddrüsen-Hormone.

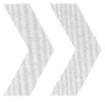

Jeder Hormon-Mangel kann generell auch in anderen Hormon-Gruppen den Notstand verursachen.

Voraussetzungen für die Hormon-Produktion:

Damit unser Körper die Bausteine für die Hormon-Produktion zur Verfügung hat, ist er angewiesen auf eine ...

» ausgewogene Ernährung
» bestimmte Körpertemperatur
» ausreichende Bewegung
» Mindestdosis von Tageslicht
» ausreichend Schlaf

U<small>NSER</small> H<small>ORMON</small>-T<small>EAM</small>

So wie ein Fabrikant auf die zuverlässige Lieferung von Material wartet, braucht der menschliche Körper „Baustoff-Zufuhr" von außen. Wenn die Lieferungen nicht stimmen, kommt der ganze Betrieb ins Stocken. Das erklärt, warum bei magersüchtigen Frauen verhältnismäßig bald die Menstruation aussetzt. Die Lieferanten für das Hormonlabor haben nichts mehr zu liefern! Oder wenn durch inneren und äußeren Dauerstress unsere Adrenalin-Arbeiter im Körper Überstunden und Höchstleistung bringen müssen, werden die meisten vorhandenen Kräfte in dieser Abteilung aufgebraucht. Wenn im bereits erwähnten Hormondorf die Feuerwehr-Sirene losheult, lässt jeder Bewohner seine Werkzeuge und Aufgaben liegen und rennt zum Feuer um es schnellstmöglich zu löschen. Das Feuer hat erste Priorität! Was aber, wenn die Sirene an mehreren (vielen) Tagen hintereinander Alarm schlägt?? Für die Bewohner bleibt dann nicht mehr viel Kraft übrig für ihre eigentlichen Arbeiten. Es ist eine Frage der Zeit, wann das ganze System durch Erschöpfung ins Schleudern kommt. So wie die Hormone in vielfältiger Weise dem Körper und seinen Funktionen dienen, so sind auch wir gefordert unseren aktiven Teil beizutragen und durch sinnvolle Ernährung und Lebensweise für den nötigen Nachschub und Ausgleich zu sorgen.

Beispiel:

Prof. Huber (Wien) schreibt:

„Die Ausschüttung des Wachstumshormons aus der Hirnanhangdrüse scheint schlafabhängig zu sein... es wird bevorzugt dann erzeugt, wenn wir uns Tiefschlafphasen nähern. Es überflutet unseren Körper in den Stunden vor Mitternacht ...." (Hormone für die Schönheit, Seite 171).

Das ist ein Grund mehr, früher ins Bett zu gehen und auf einen angemessenen Schlaf-Wachrhythmus zu achten!

Dr. Bieger aus München betonte die Bedeutung der Schlafstunden zwischen Mitternacht und 4.00 Uhr morgens für das *Melatonin*.

Auch sportliche Betätigung fördert eine Ausschüttung stimmungsaufhellender, schmerzlindernder Hormone (*Endorphine*) und lässt das *Testosteron* steigen.

Umwandlung und Weiterentwicklung von Hormonen

Um einen Überblick zu bekommen über die Zusammenhänge und Verwandlungsstufen in unserem Hormonsystem wird in der Fachliteratur gerne eine Grafik verwendet. Diese Grafik muss mit neuen Erkenntnissen mitwachsen und immer mehr ergänzt werden. Dies macht deutlich, dass die Hormon-Wissenschaft auf dem Weg und noch lange nicht am Ziel ist.

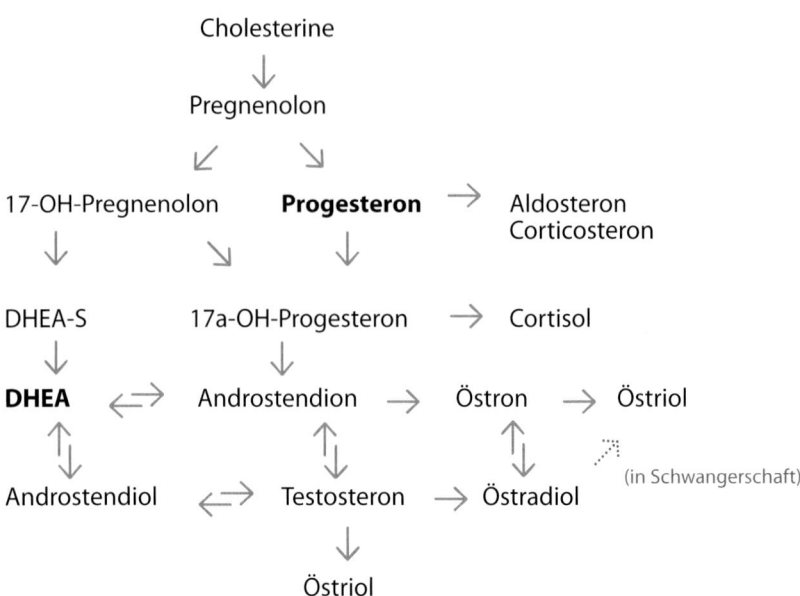

Überall dort, wo Pfeile zu sehen sind, sind Verwandlungskünstler am Werk. Die Enzyme vollbringen diese chemische Zauberei, die hübschen Assistentinnen sind dabei Aminosäuren. So wie sich dies in der Zauberzunft gehört, sind die magischen Zaubertricks strengstes Geheimnis.

So wie sich eine Hauptstraße von Nebenstraßen durch stärkeren Verkehr und mehr Aktivitäten unterscheidet, so gibt es auch bei Mann und Frau unterschiedliche Hauptstraßen bei der Hormonumwandlung. Die Hormon-Hauptstraße bei der Frau führt von den Cholesterin-Arten zum Pregnenolon, von dort zum Progesteron. Danach verzweigt sich die Hauptstraße zu Verbindungen in Richtung Stresshormone, Stoffwechselhormone oder zu den geschlechtsprägenden Hormonen der Androgen- und Östrogen-Gruppe. Die männliche Hauptstraße führt nach dem Pregnenolon schnurstracks zum DHEA und von dort zu den geschlechtsprägenden Hormonarten oder zu den Stresshormonen. So haben Frauen eine höhere Progesteron- und Östradiol-Ausschüttung als Männer. Aber bei den Männern finden wir dafür mehr DHEA und Testosteron als bei uns Frauen.

? *...und wie unterscheiden sich die einzelnen Hormonarten?*

Die Cholesterine

Mit dieser Hormongruppe befassen wir uns wahrscheinlich erst dann, wenn der Arzt beim Studieren unserer Blutwerte die Stirn runzelt. Haben auch Sie einen viel zu hohen Blutfett-Wert (Cholesterinspiegel)? Bei Frauen und Männern ab 40 ist dies ein häufiges Testergebnis, vor allem wenn im Hormonsystem auch noch einiges andere schief hängt. Über lange Jahre hinweg wurden sogenannte Cholesterin-Senker (Betablocker genannt) eingesetzt, um das Symptom zu bekämpfen. Meistens mit wenig Erfolg. Viele meiner Beratungskunden sind überzeugte Vegetarier. Selbst sie wurden teilweise beschuldigt (in der Ernährungsweise) zu viele tierische Fette zu konsumieren.

Wenn man sich ein Symptom nicht erklären kann, ist im Zweifelsfall ja immer der Patient schuld... Also, solange Sie nicht früh, mittags und abends Schweinshaxen und Buttercremetorten verspeisen, liegt das Problem vermutlich woanders!

Bei den Funktionen der Vorstufen-Hormone und beim Hormon-Mobile wurde das Cholesterin schon einmal erwähnt. Könnte es nicht sein, dass z.B. bei deutlichem Progesteron- oder DHEA-Mangel die Gehirnzentrale (Hypophyse) einen dringenden Hilferuf bekommt? Normalerweise wird sie mit einer Erhöhung der Vorstufenhormone reagieren. Dazu gehören auch die Cholesterine!

Es gibt verschiedene Cholesterin-Geschwister mit sehr unterschiedlichem Charakter: sanfte und wilde! Beide sind wichtig, aber die wilde Sorte sollte doch in Grenzen gehalten werden, sonst signalisiert das Testgerät Alarm! Sollten Sie betroffen sein, dann empfehle ich Ihnen einen Speicheltest von Progesteron, Östradiol, Östriol, DHEA und Testosteron.

Es gibt noch eine mögliche Erklärung für hohe Cholesterinwerte: Progesteron und wohl auch noch andere Hormonarten spielen eine wichtige Rolle bei der Fettverarbeitung. Ist das Gleichgewicht dieser Hormone gestört, dürfte sich das auch im Cholesterin-Haushalt bemerkbar machen.

Das Pregnenolon

Das Pregnenolon ist auf unserer Grafik auf der vorhergehenden Seite gleich nach den Cholesterinen das zweite Hormon. Seine Arbeit ist ähnlich geheimnisvoll wie die der Enzyme. Sicher ist, dass es die Entwicklungsvorstufe von Progesteron und DHEA darstellt und dass es mit fortschreitendem Alter genauso abnimmt wie andere Hormone. Die enge Verwandtschaft zum Progesteron wird auch an dem gemeinsamen starken Einfluss auf Nervenzellen deutlich. In amerikanischer Literatur werden beide Hormone als „Mutter-Hormon" bezeichnet. In den USA wird Pregnenolon gerne bei Störungen im Gehirn erwähnt und eingesetzt. In Deutschland ist es als Medikament nur über spezielle Apotheken oder über die *Internationale Apotheke* zu beziehen. Es wird in Deutschland nur selten verordnet und deswegen gibt es bei uns noch wenig Erfahrungen mit einer Pregnenolon-Therapie.

DHEA (Dehydroepiandrosteron)

DHEA wird in sehr hohem Maß bei beiden Geschlechtern ausgeschüttet. Männer und Frauen haben unterschiedliche Schwerpunkte in der Produktionsmenge dieser Hormonart. Die geschlechtsprägenden Hormone Testosteron und Östradiol werden im Körper sowohl aus DHEA als auch aus Progesteron synthetisiert. Beim Mann geschieht das in erster Linie über das DHEA und bei der Frau über das Progesteron. Die Erfahrung zeigt, **dass durch starken Progesteronmangel bei Frauen, die DHEA-Testosteron-Straße als Umleitung ausgebaut wird.** Dies wird u.a. durch verstärkte männliche Merkmale sichtbar (Bartwuchs, zusätzliche Körperbehaarung, tiefere Stimme).

Für unser Immunsystem hat DHEA einen bisher meist unterschätzten Wert. Haben wir z.B. mit einer Autoimmunstörung oder akuten Entzündung zu kämpfen, dann sollte der gemessene Wert einer Speicheltestung deutlich über der Norm sein. Ist dies nicht der Fall wird es dem Körper sehr schwer fallen die Erkrankung zu überwinden.

Ich habe die Vermutung, dass auch in der Bekämpfung von Krebs, Gehirnstörungen, Allergien und chronischen Krankheiten das DHEA eine zunehmende Aufmerksamkeit erfahren wird.

Progesteron, das vergessene Hormon

Im Gegensatz zu verschiedenen Östrogen-Arten, **gibt es im Körper nur ein Progesteron**. Es ist das einzige, für den Menschen natürliche *Gestagen*. Der deutsche Begriff heißt *Gelbkörperhormon*.

Progesteron-Quellen im Körper

Die deutsche Bezeichnung weist auf eine der wichtigsten Progesteron-Quellen hin. Dort, wo ein reifes, weibliches Ei (Follikel) aus dem Eierstock (Ovar) schlüpft, entsteht eine Tasche oder ein Brunnen, der sogenannte Gelbkörper. In dieser leeren Follikeltasche wird das Gelbkörperhormon gebildet und ausgeschüttet. Es wandert schnurstracks durch den Eileiter in die Gebärmutter-Höhle und sucht dort in der Innenwand nach offenen Progesteron-Empfängerzellen.

Aber auch in den Nebennierenrinden, in den männlichen Hoden, in der Plazenta und im Gehirn wird Progesteron freigesetzt oder gebildet und über die Blutbahn zu den vielen Empfängerzellen geschickt. Absoluter Weltmeister ist dabei die Plazenta. Im Vergleich zur Ausschüttungsmenge in der zweiten Zyklushälfte der Frau, produziert die Plazenta zum Ende einer normalen Schwangerschaft eine vielfache Progesteronmenge – über 35 Wochen hinweg! Wenn nicht, haben Mama und Baby größere Probleme...

Bedeutung für den Körper

Von den ersten Tagen im Mutterleib an, bis zu unserem Lebensende hängt unser Leben u. a. von einer ausreichenden Progesteron-Menge ab. Für das werdende Leben im Mutterleib gilt das ganz besonders.

Progesteron hat im Hormonhaushalt eine herausragende Bedeutung. Es ist ein **wichtiges Vorstufenhormon** für eine Fülle von Hormonarten und -gruppen, die der Körper aus dem Progesteron synthetisiert. Schauen Sie sich die Grafik drei Seiten zurück noch einmal an. Das Progesteron ist sehr weit oben angesiedelt. Wenn es zu wenig vorhanden ist, weil wir z.B. den Eisprung verhindern oder die Empfängerzellen mit Progestin-Konkurrenz besetzen, dann verursachen wir damit nicht nur Progesteron-Mangel sondern gleichzeitig auch SOS in anderen (folgenden) Hormon-Abteilungen: Östrogene, Schilddrüsen- und Stress-Hormone. Das erklärt die vielen Symptome bei einer Progesteron-Schwäche.

Eine weitere Eigenschaft scheint die Regulierungsfähigkeit von Progesteron zu sein. Erinnern Sie sich an den Hormon-Dirigenten im Gehirn? Unser Progesteron assistiert ihm ganz besonders gut. **Ist Stress ein Thema in unserem Leben, dann helfen Progesteron, Schilddrüsen- und Stresshormone zusammen, um mit den Herausforderungen oder Nöten fertig zu werden.** Das kann natürlich bedeuten, dass in der Abteilung für Zyklusregelung zu wenig übrig bleibt. Deswegen werden wir uns im dritten Teil des Buches mit der Stressbewältigung eingehender befassen müssen.

Eine weitere wichtige Rolle spielt das **Progesteron als Gegenpol zum Östradiol.** Das Verhältnis von beiden Hormonen muss je nach Zyklus-Intervall und Tageszeit stimmen! Je weniger Progesteron vorhanden ist, umso leichter rutschen wir in die Östradiol-Dominanz mit ihren vielen unerwünschten Folgen. Wird dem Körper von außen zuviel (oder zum falschen Zeitpunkt) Progesteron zugeführt, kann damit das Gleichgewicht genauso durcheinander gebracht werden.

Progesteron ist wichtig für:

» Stressbewältigung
» Psyche
» Gehirntätigkeit, -leistung, Konzentration
» Regulierung von Blutgerinnung
» Mineralverarbeitung
» Immunsystem
» Fettverarbeitung
» Zuckerverarbeitung
» Gebärmutterschleimhaut
» Schwangerschaft
» Schlaf
» Brustgesundheit
» Herz
» Stoffwechsel
» Knochen
» Cholesterinregulierung
» Krebszellenbekämpfung

UNSER HORMON-TEAM

» Regelmäßigkeit der Zyklen (Frau)
» Prostata beim Mann
» Energie
» Schilddrüsengesundheit

Diese Liste soll deutlich machen, welche umfassende Bedeutung einzelne Hormone haben können.

Ausschüttungsmenge und Rhythmus

Frauen brauchen mehr Progesteron als Männer. Die durchschnittliche Ausschüttungsmenge hängt bei Frauen vom jeweiligen Zyklustag ab. Abgesehen von der Schwangerschaft erfolgt die höchste Ausschüttung in der Mitte der zweiten Zyklushälfte bei Frauen, die einen monatlichen Eisprung haben. Man schätzt eine Ausschüttungsmenge (nach Dr. J. Lee) um die 20 mg innerhalb von 24 Std. in der Hochphase. Das deckt sich mit meiner Vermutung. Dies heißt nicht, dass man bei Beschwerden täglich 20 mg ergänzen sollte, denn der Körper erarbeitet sich immer wenigstens ein Minimum an Progesteron. Ergänzt werden muss nur das, was der Körper nicht (mehr) schafft. Es wäre interessant, in diesem Bereich wissenschaftlich abgedeckte Zahlen zu bekommen. Diese Frage wäre von großer Bedeutung für die Dosierung von Progesteron bei Mangelzuständen. Es gibt extrem unterschiedliche Vorstellungen und Hypothesen, in welchen Dosierungen eine Hormonergänzung bei PM gestaltet werden kann. Das gilt auch für den Anwendungsrhythmus. Mehr dazu im Kapitel **Hilfe über Arzt und Medikamente**.

Anwendungsformen

Im deutschsprachigen Raum gibt es bereits offiziell zugelassene Medikamente mit natürlichem Progesteron in verschiedenen Anwendungsformen und Dosierungen. Bisher kenne ich zwei deutsche pharmazeutische Firmen und einige Apotheken, die mikronisierte Progesteron-Produkte herstellen oder vertreiben. „Mikronisiert" meint, dass eine Wirksubstanz extrem verkleinert ist. So ist es noch leichter möglich, dass ein Hormon von den winzigen Blutkapillaren in der Haut aufgenommen werden kann und mit jedem Herzschlag bis in die hintersten Winkel unseres Körpers transportiert wird. Das funktioniert innerhalb von wenigen Minuten!

Unser Hormon-Team

Jeder Apotheker könnte eine individuell dosierte **Creme oder ein Gel** mit Progesteron (oder anderen Hormonarten) herstellen. Leider wird das nicht jede Apotheke für Sie anbieten, denn Hormon-Medikamente erfordern ein sehr genaues Arbeiten im Picogramm-Bereich. Winzigste Ungenauigkeiten können große Auswirkungen haben. Auch wirtschaftliche Überlegungen sind manchmal ein Hindernis.

Nur noch selten findet man die Behandlung mit **Hormon-Zäpfchen**, mit denen früher sehr viel gearbeitet wurde.

In den USA habe ich die **sublinguale Anwendung** entdeckt, die durchaus eine Alternative sein kann. Es handelt sich dabei um Tropfen, die man unter die Zunge träufelt. Dort lässt man sie möglichst lange ruhen, damit der Wirkstoff über die Mundschleimhaut aufgenommen wird.

Einige Heilpraktiker machen bereits Erfahrungen mit Tinkturen oder Globuli von **Progesteron in D3 oder D4** Potenzen (Verdünnungen). Bei speziellen Fällen kann das ein überlegenswerter Start sein. Es handelt sich dabei nicht um eine klassisch-homöopathische Anwendung, sondern um eine vorsichtige Progesteron-Stimulierung für extrem sensible Patienten.

Progesteron und Yamswurzel-Creme

Manche Anbieter verkaufen Yamswurzelcreme als natürliche Progesteroncreme. Wussten Sie, dass in der Yamswurzel kein „Finzelchen" Progesteron drin ist, sondern das Pflanzenhormon Diosgenin? Diesen Wirkstoff muss der Körper oder der Chemiker erst in einigen Enzymschritten zu Progesteron oder Östrogenen umwandeln. In manchen Fällen bekommen Sie demnach eine Diosgenin-Creme. Ist tatsächlich Progesteron enthalten, dann handelt es sich um eine rezeptpflichtige Creme. Die Bestellung aus dem Internet (ohne Rezept) kann Ihnen Probleme mit dem Zoll bescheren. Darüber hinaus müssen Sie genau nachfragen wieviel Wirkstoff in welcher Salbenmenge vorhanden ist, damit Sie individuell und angemessen dosieren können. Leider fehlen bei ausländischen Produkten oftmals solche Angaben oder die sehr wichtige Deklaration von Inhaltsstoffen. Die amerikanischen Progesteroncremes haben in den meisten Fällen 3% Progesteron-Wirkstoff enthalten. **Für Amerikaner ist eine höhere Progesteron-Anwendung oft angemessener als für Deutsche, da die Östradiol-Einflüsse in den**

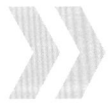

USA um ein Vielfaches höher sind als bei uns! Deswegen ist es ratsam die empfohlenen Anwendungsdosierungen aus dem Ausland auf unsere Verhältnisse hin zu hinterfragen.

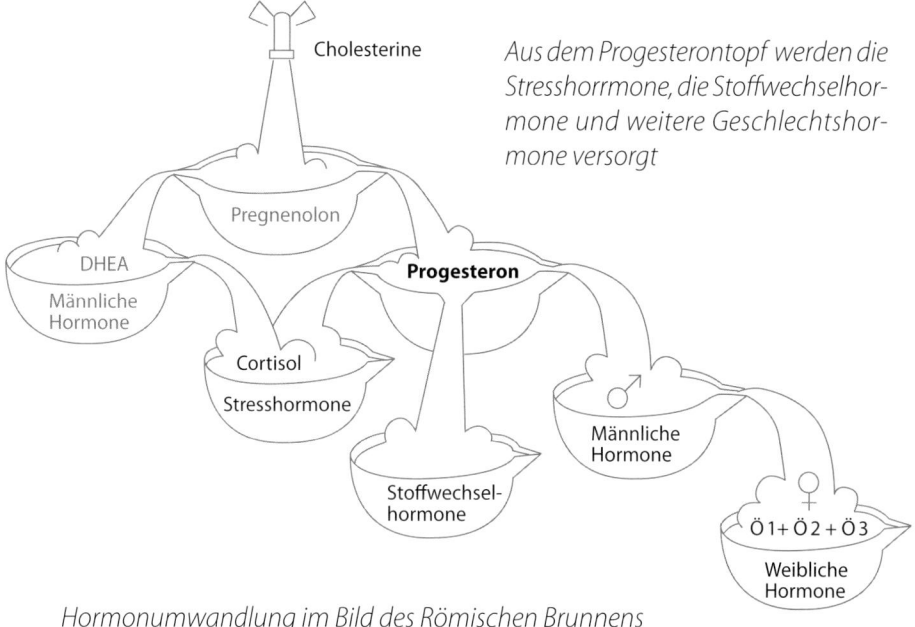

Aus dem Progesterontopf werden die Stresshorrmone, die Stoffwechselhormone und weitere Geschlechtshormone versorgt

Hormonumwandlung im Bild des Römischen Brunnens

Vielseitigkeit in der Progesteronanwendung:

Progesteron wird oft als „Eier-legende Woll-Milch-Sau" angesehen oder dargestellt. Ja, die Anwendungsmöglichkeiten sind sehr beeindruckend. Das ist die Folge der Hormon-Vorstufenrolle, die das Progesteron inne hat. Wenn ich an dieser Stelle dem Körper „unter die Arme greife", hat das automatisch auch in den folgenden Hormon-Arten seine Auswirkungen. Man kann sich das so ähnlich vorstellen wie einen **Römischen Brunnen**, bei dem die obere Schale mit Progesteron gefüllt ist. Wenn sie überläuft, dann füllen sich auch die unteren Schalen und die entsprechenden Alarmsymptome verschwinden.

Im Laufe der letzten Jahre musste ich leider immer öfter feststellen, dass **unerfreuliche Nebenwirkungen auftreten, wenn Progesteron zu viel oder im falschen Rhythmus angewendet wird. Man kann mit Progesteron viel falsch machen!!**

Unser Hormon-Team

Die Begeisterung über die vielseitige Wirkung vom Progesteron verursacht so manche euphorische Aussage. Ich schicke diese Beobachtung bewusst voraus. Wenn Ihnen bei der folgenden Aufzählung Zweifel kommen, dann will ich diese nicht unter den Tisch kehren. Es ist in den seltensten Fällen nur das mangelnde Progesteron die alleinige Ursache.

Internationale Veröffentlichungen berichten von erfolgreicher

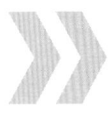

Anwendung mit Progesteron bei:

- Kopfweh und Migräne
- Haarausfall und Gesichtsbehaarung
- Seh- und Hörproblemen
- Ohnmachtsanfällen, Kreislaufschwäche
- Krämpfen (Bein, Arm, Unterbauch)
- Epilepsie
- Unfruchtbarkeit und Abgangsgefahr
- Schwangerschaftsbeschwerden
- Überempfindlichkeit oder Schmerzen in der Brust
- Asthma und Allergien
- Rückenschmerzen, Gelenkschmerzen oder - steifheit
- Neigung zu kalten Händen und Füßen
- Zysten, Myomen
- Blähungen, Verdauungsbeschwerden
- Stirnhöhlenprobleme und Halsentzündungen
- Zahnfleischentzündungen oder -bluten
- trockene Haut, Hautentzündungen, Akne
- Wasseransammlungen, Schwellungen
- Gallenproblemen
- Infektionsanfälligkeit (nicht nur in Grippezeiten)
- körperlicher Erschöpfung
- Neigung zu blauen Flecken
- Herpes (Nr.1)
- dunklen Ringen um die Augen
- in der Krebsvorsorge oder - bekämpfung.
- Endometriose (es kann deutliche Verbesserung bewirken)

Positive Progesteron-Wirkungen im psychischen Bereich bei:

» Depression (... sofern sie eine hormonelle Ursache hat)
» besonders bei der Wochenbett-Depression und -Psychose
» Ängsten, Panikattacken, unerklärlichen Tränenausbrüchen
» ungewohnt aggressiven Verhalten, Wutanfällen
» Launen, Überreaktionen, Überempfindlichkeit
» Gedächtnis- und Konzentrationsschwäche
» Koordinationsschwierigkeiten, Orientierungsproblemen
» Nervosität, Unruhe
» Schlafstörungen oder unerklärlicher Müdigkeit
» sexueller Lustlosigkeit
» Antriebsschwäche und Entscheidungsunfähigkeit

Wenn Sie spätestens jetzt an eines der vielen Wundermittelchen denken, die für alles und jeden gut sein sollen, dann kann ich das bestens verstehen. Dabei wäre noch einmal darauf hinzuweisen, dass diese Fülle von Symptomen und deren Besserung durch Progesteron deutlich machen, **welchen gigantischen Einfluss Hormone mit ihren Steuerfähigkeiten auf unseren Körper haben** – inklusive all seiner komplizierten Kreisläufe, Mechanismen, Prozesse und Erneuerungsabläufe. Viele dieser Wirkungen kann ich aus eigener, subjektiver Erfahrung bestätigen. Von Erfahrungsberichten anderer Frauen im In- und Ausland weiß ich, dass sie durch den natürlichen Hormonausgleich wieder ein normales Leben führen können – oft nach langen Horrorjahren. Aber ich weiß auch um die Gefährlichkeit einer einseitigen Glorifizierung und die dazugehörigen Placebo - Mechanismen. Es lässt uns den Blick dafür verlieren, dass es nicht allein damit getan ist, fleißig Pillen zu schlucken und alles ist gut und schön. So einfach ist das nicht! An mir selbst habe ich sehr deutlich eine schwächere Wirkung beobachtet, wenn ich eine natürliche Hormon-Hilfestellung anwende aber gleichzeitig mit Nahrung, Bewegung, Schlaf, Zeit- u. Krafteinteilung schlampe. Das ist für meinen Körper auf Dauer eine Überforderung.

Unsere Anfälligkeit auf jedes ZUVIEL an Psycho- als auch Hektik-Stress ist nicht zu leugnen. **Ich glaube nicht daran, dass wir unsere Probleme allein durch Medikamente lösen können** - bestenfalls verschieben und verdrängen. Unser Leben ist ein geheimnisvolles Zusammenspiel von verschiedenen Bereichen. Medizin oder Nahrungsempfehlungen verstehe ich als Hilfsmittel oder Werkzeug, aber nicht als Allheilmittel oder alleinige Problemlösung. Dies gilt definitiv auch für das Progesteron!

Wer meint, die längst fällige (psycho-) therapeutische Hilfe mit einem weiteren Mittelchen verdrängen zu können, irrt. Progesteron ist genauso wie Schlaf und Blut ein wichtiger Baustein unseres Lebens – wenn zuwenig oder zuviel davon vorhanden ist, geht's uns nicht gut!

Progestine oder Progestogene: Synthetisch veränderte Gestagene

Wenn man in der deutschen Fachliteratur nachliest, findet man einen interessanten und verwirrenden „Begriffe-Salat". Dort werden Progesteron und Progestine (die synthetisch veränderten Variationen) in einen gemeinsamen Topf geschmissen. Dabei werden alle Progestin-Arten zu Gelbkörper-Hormonen ernannt, als wären sie dasselbe wie Progesteron. So hat mich ein Gynäkologe und Oberarzt ganz verwundert gefragt, wo denn da der Unterschied sei.... Unser Körper kennt den Unterschied und lässt sich nicht belügen. Er liest die Botschaften von den Molekülbausteinen ab. Sowohl im Männlein als auch im Weiblein kommt nur ein einziges „Gelbkörperhormon" oder Gestagen vor, das Progesteron. Aber in keinem einzigen Lebewesen auf unserer Erde findet man ein Progestin-Molekül. Alle Progestine entsprangen der Phantasie und dem Wunschzettel von Pharmazeuten. Es handelt sich dann um Gestagen-Arten, die dem Körper fremd sind und die er nicht in andere Hormone umsynthetisieren kann. Zweifel kommen uns vielleicht erst dann, wenn der Körper sich mit einer Symptom-Sprache gegen diese fremden Substanzen wehrt. **Unser Körper kann sehr wohl signalisieren, was ihm gut tut und was nicht.**

? *Frage: Warum wurden / werden nicht die natürlichen Substanzen in der Medizin angewendet?*

Um dies zu verstehen muss man eine Besonderheit im Pillenka-leidoskop kennen. Alle in der Natur vorkommenden Stoffe können nicht als Patent eingereicht werden. Sie wurden schon vor unserer Existenz vom Schöpfer des Universums erfunden. Progesteron ist eine natürliche Substanz und damit nicht patentierbar. Erst wenn ich an den Hormonen ein wenig herumbastle, indem ich ihre Molekül-Bausteinchen verändere, darf ich zum Patentamt. Von da an wird das Ganze für den Geldbeutel interessant! Traurige Realität ist, dass in Deutschland fast ausschließlich mit patentierbaren Progestinen gearbeitet wird: in der Empfängnisverhütung, bei Akne, Menstruationsproblemen, Osteoporose und rund um die Wechseljahre.

Die Progestine sind Hormone, die z. T. gegensätzliche Wirkungen haben wie das Original-Hormon Progesteron. Aber durch ihre ähnliche Molekül-Struktur können sie die Empfängerzellen vom Progesteron überlisten und besetzen – und verhindern damit die eigentliche Progesteronwirkung.

Die bekanntesten Progestin-Arten sind:

» Medroxyprogesteronacetat und Norethisteronacetat (in klassischer Hormonersatz-Therapie und Pille).

» Cyproteronacetat und Chlormadinonacetat werden hauptsächlich bei Haut- und Haarproblemen eingesetzt.

Progestine / Progestogene

...am Beispiel vom Medroxyprogesteronacetat

Schauen wir uns doch einfach mal an, was zu diesem Wirkstoff in unserer sogenannten „Roten Liste" steht. Dort schlägt jeder Arzt oder Apotheker nach, wenn er etwas über einzelne Wirkstoffe in Medikamenten wissen will. Damit Sie die Angaben verstehen, habe ich an mancher Stelle die unbekannten Begriffe übersetzt.

Gegenanzeigen:

Nicht anwenden bei bekannter Neigung zu Thrombosen und Embolien, schweren Lebererkrankungen, ungeklärten vaginalen Blutungen, Schlaganfall, Leber-Dysfunktionen und -Erkrankungen, bekannter oder vermuteter Krebserkrankung von Brust- oder Genital-Organen, nicht diagnostizierten vaginalen Blutungen, fehlgeschlagener Abtreibungen oder bekannter Übersensibilität.

Anwendungsbeschränkung:

Bei akuten Thrombosen, ungewohnten, auffälligen Kopfschmerzen und akuten Sehstörungen sofort absetzen, ebenso bei neu auftretenden Leberfunktionsstörungen und Schwangerschafskomplikationen.

Schwangerschaft

Nicht anwenden! (Kontraindiziert) Es besteht das Risiko unerwünschter hormonspezifischer Wirkungen auf das Baby. Bei höherer Dosis kann es zu Missbildungen der weiblichen Geschlechtsteile des neuen Lebens kommen.

Stillzeit

Strenge Überwachung! Substanz geht in die Muttermilch über. Eine Schädigung des Säuglings ist bisher (*noch*) nicht bekannt geworden.

(Wieviele Frauen greifen in der Stillzeit bereits wieder zur Pille?)

Nebenwirkungen:

Akne, unangemessener Haarwuchs im Gesicht und am Körper, Gewichtszunahme, depressive Verstimmungen, Libidoveränderungen, verzögerte Zyklen und ausbleibende Monatsblutungen, Allergien, Müdigkeit, Kopfschmerzen, Nervosität, Magen- u. Darmprobleme, Zuckerverarbeitungsstörung, PMS, Venenerkrankungen, Thrombosenbildung, Hautquaddeln, starkes Hautjucken, Hautausschlag, Haarausfall, Schwindelgefühl, Schlaflosigkeit, Schläfrigkeit, psychische Veränderungen, Beeinflussung gewisser Hormonspiegel und Leberfunktionstests.

Wechselwirkung:

Psychopharmaka (Barbiturate) und Antiepileptika beschleunigen den Abbau von Gestagenen. Alle Breitband-Antibiotika mindern die Gestagenwirkung!

. . . .

Im Handbuch für Ärzte in den USA steht noch:

Warnung!

Unser Hormon-Team

- » Es kann zu Wasser-Ansammlung, Epilepsie, Migräne, Asthma, Störungen von Herz und Nieren kommen.
- » Blutstürze und Menstruationsunregelmäßigkeiten können auftreten.
- » Die Wirkung von langzeitiger Anwendung dieses Medikamentes auf Hypophyse (Gehirnzentrum), Eierstöcke, auf Hormon- , Leber- oder Gebärmutterfunktionen ist unbekannt!!
- » Diabetiker müssen sorgsam überwacht werden.
- » Bei Tierversuchen an Hunden, denen dieses Medikament gegeben wurde, entwickelten sich bösartige Brustknoten.

Wenn es zusammen mit Östradiol eingenommen wurde, sind folgende Reaktionen zusätzlich beobachtet worden:

Bluthochdruck, Erschöpfung, Senkung des T3-Spiegels (Schilddrüsenhormon!), Appetitveränderungen, Zysten, Hämorriden.

Noch etwas fiel mir auf: Nirgendwo wird in der „Roten Liste" erwähnt, dass es einen gravierenden Unterschied bei den Wirkungen von Progesteron (*körperidentisches Gestagen*) und Progestinen (*konjungierte Gestagene*) gibt. In dem Verzeichnis für Gegenanzeigen, Anwendungsbeschränkungen und Nebenwirkungen ist zusammenfassend immer nur von **„den Gestagenen"** die Rede. Wenn also ein Arzt über die Wirkungsweise der Gestagene nachschlägt, dann wird er selbstverständlich von den Progestinen auf das Progesteron schließen. Vielleicht verstehen Sie jetzt manche Reaktion Ihres Arztes?

Es gibt auch Vorteile von Progestinen:
- » Sie sind einfach zu verabreichen (...durch Tabletten, Hormon-Spirale, -Pflaster oder -Ring).
- » Die gleichmäßige Wirksamkeit garantiert die Verhütung.
- » Eine länger anhaltende Wirkung ist garantiert, weil der Körper sie nicht in andere Hormon-Arten umwandeln kann.
- » Ein patentierbares Produkt, das gewinnbringend vermarktet werden kann.

Wenn Sie Ihrem Arzt beweisen möchten, dass Progesteron und Progestine nicht das Gleiche sind, dann machen Sie ihn auf folgende Unterschiede aufmerksam:

Unser Hormon-Team

Am deutlichsten wird der Gegensatz in der Wirkungsweise beim Einfluss auf das werdende Leben in der Schwangerschaft, wo gigantische Mengen von Progesteron in der Gebärmutter produziert werden.

Progesteron **fördert und schützt das neue Leben.**
Progestine **verhindern oder unterbrechen eine Schwangerschaft.**

Ähnlich unterschiedlich ist die Wirkungsweise im Blick auf die Brust (... wenn es angemessen angewendet wird):

Progesteron **schützt vor Brustkrebs und lässt Brustverhärtungen wieder weich werden.**
Progestine **gehören zu den möglichen Verursachern von (speziell) Brustkrebs und -verhärtungen.**

Selten werden wir gründlich über die möglichen Nebenwirkungen der verschriebenen Medikamente aufgeklärt. Das führt oft dazu, dass die fragwürdigen Wirkstoffe über viele Jahre hinweg eingenommen werden – selbst wenn gravierende Alarmsymptome auftreten.

Fragen:
Ist das nicht auch eine Form von Missbrauch?

Warum investiert man gigantische Geldsummen um den hilfreichen, natürlichen Wirkstoff Progesteron zu blockieren und zu verfälschen? Warum werden (gefährlichere?) Varianten hergestellt, obgleich der einfache Naturstoff leicht nachzubauen ist?

Warum wird in Zeitschriften, Gesundheitszentren, Volkshochschulen und Schulklassen eine Hormon-Therapie und Empfängnisregelung propagiert, die höchst bedenklich ist?

Warum wird jungen Mädchen die Pille empfohlen, wenn damit langfristig im Körper die ausgewogene Hormonproduktion behindert und gestört wird?

Welcher Arzt sagt den Frauen, dass ein Eingreifen in das Hormon-Gleichgewicht einen hohen Preis haben kann?

Die Östrogene

Eigentlich muss ich hier von einer Großfamilie sprechen. Es gibt eine ganze Sammlung von Östrogen-Familienmitgliedern, die im weiblichen und männlichen Körper produziert werden. Korrekt müsste man immer von Östrogen**en**, also in der Mehrzahl sprechen. Die drei wichtigsten Mitglieder (von geschätzten 20 Arten) sind **Östron (Ö1)**, **Östradiol (Ö2) und Östriol (Ö3)**. Sie finden die gleichen Hormone auch in lateinischer Schreibweise als **Estron (E1)**, **Estradiol (E2)** oder **Estriol (E3)** auf Beipackzetteln aufgeführt. Östrogene (oder Estrogene) wäre sozusagen der Familienname. Allein diese drei Arten haben sehr unterschiedliche Eigenschaften und kommen in verschiedenen Ausschüttungsmengen zur Geltung. Wenn Sie in Artikeln oder Fachliteratur wiederholt von **dem** Östrogen (oder Estrogen) lesen, dann müssten bei Ihnen die Alarmglocken klingeln! Deswegen stelle ich Ihnen die einzelnen Östrogenarten etwas näher vor:

Östron oder Estron (E1)

Dies ist eine noch wenig beachtete Östrogen-Art, die durch direkte Umwandlung (Aromatase) aus Androstendion entsteht. Östron ist eine Art Östrogen-Vorratskammer im Unterhaut-Fettgewebe aus der je nach Bedarf Östradiol umgewandelt wird. Diese Speicher-Eigenschaft macht man sich in konjugierten Hormon-Medikamenten zunutze. Aus dem Harn trächtiger Stuten holt man sich unter anderem diese Östron-Eigenschaft und verknüpft sie mit weiteren sieben Verbindungen, von denen es vier beim Menschen nicht gibt. *Premarin* und *Presomen* sind die dafür am bekanntesten Pillensorten. Konjugiert ist ein Hormon dann, wenn seine ursprüngliche Molekül-Struktur verändert wurde. Mehr dazu etwas später. Produziert wird Östron hauptsächlich in den Zellen der Eierstöcke und Hoden.

Östradiol oder Estradiol (E2)

Dieses Hormon ist mit Abstand das stärkste Östrogenmitglied. Je wirksamer eine Hormonart ist, umso leichter können wir in diesem Bereich das Hormongleichgewicht verlieren. Die Konsequenz davon müsste eigentlich ein besonders vorsichtiger Umgang mit speziell diesem Wirkstoff sein – erst recht, wenn wir seine Eigenschaften kennen.

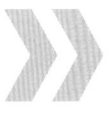

Wirkungen vom Östradiol im gesunden Menschen:

- » Es hilft bei der Zellteilung (deshalb ist es ein Wachstumshormon!)
- » Es fördert den Aufbau der Gebärmutterschleimhaut.
- » Es stimuliert das Brustwachstum.
- » Es speichert Fett und Wasser und sorgt damit für eine glatte, feuchte Haut.
- » Es unterstützt die Zusammenarbeit mit der Schilddrüse.
- » Es bremst den Knochenabbau.
- » Es sorgt für eine höhere Blutgerinnung.
- » Es hilft etwas bei der Regelung der Körpertemperatur.
- » Es hilft bei der Reifung der Eizelle.
- » Es ist das weiblich prägende Geschlechtshormon schlechthin!
- » Es spielt bei der sexuellen Stimulation eine gewisse Rolle.
- » Es hilft beim Durchschlafen in der Nacht.
- » Es sorgt für weibliche Körperformen und Haarpracht.
- » Auch beim angemessenen Haarwuchs mischt es mit.

ZUVIEL Östradiol im Körper heißt möglicherweise :

- » Thrombosegefahr, Bildung von Blutgerinsel
- » sexuelle Müdigkeit
- » Blutzuckerschwankungen
- » zu schneller Abbau von Zink
- » Kupferspeicherung
- » Verringerung vom Sauerstoffgehalt in den Zellen
- » Gewichtszunahme durch Fett- und Wasserspeicherung
- » Schwellungen
- » Brustschmerzen, zu großer Brustumfang
- » zu langsamer Abbau von weicher Knochensubstanz
- » Kopfweh und Migräne in allen Variationen
- » zu starke Blutungen (führt häufig zur Gebärmutterentfernung)
- » Depression
- » Launen
- » Bildung von Myomen
- » Prostatavergrößerung

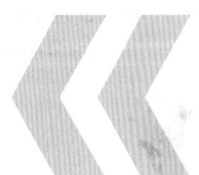

- » gestörte Geschlechtsentwicklung bei Kindern
- » Eine Verweiblichung des Mannes, inklusive Muskelabbau, Zeugungsunfähigkeit und hoher Stimmlage.

In diesem Fall sprechen wir von Symptomen einer **Östrogen-Dominanz**. Das heißt:

Das Verhältnis (Gleichgewicht) vom Östradiol zum Progesteron ist zu klein. Auch das Verhältnis von Testosteron zum Östradiol sollte ausgewogen sein. Die Östrogen-Dominanz ist ein wichtiger Faktor bei der Entstehung von Krebs und Allergien.

Symptome bei ZUWENIG Östradiol:
- » schlechter Nachtschlaf
- » Hitzewallung (mit und ohne Schweiß)
- » faltige, trockene Haut
- » männliche, kastige Körperform
- » auffallend tiefe Stimmlage bei Frauen
- » Stimmungsnöte
- » Haarausfall

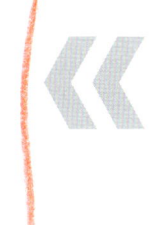

Östriol oder Estriol (E3)

Östriol ist das aktivste Schleimhaut-Hormon. Es ist nicht nur für die Scheide und Schamlippen wichtig, sondern auch für Blase, Muttermund, Magen, Darm, Nasennebenhöhlen u.s.w.. Wenn in den Wechseljahren eine Überempfindlichkeit im Blasen- und Scheidenbereich auftritt, dann empfehlen Hormonspezialisten eine natürliche Östriol-Zugabe als wirksamstes und sicherstes Mittel (sofern nach einer drei-monatigen Progesteron-Ergänzung noch keine Besserung eingetreten ist). Leider denken Ärzte kaum an das Östriol, wenn z.B. die Augen gereizt und trocken sind, oder die Mundtrockenheit ständig husten und räuspern lässt. Weitere Eigenschaften:

- » Östriol ist oft nötig bei Schilddrüsen-Unterfunktion, denn dann leiden die Schleimhäute doppelt.

- » Östriol gehört zu den wichtigsten Geschlechtshormonen während der Schwangerschaft. Es wird dem Fötus keine unpassenden Geschlechtsmerkmale aufprägen.

» Östriol hat am wenigsten Zellteilungseigenschaften von allen Östrogenarten. Das ist wichtig bei der Krebs-Thematik! Im Gegensatz zum Östradiol schützt das Östriol unsere Brust und Gebärmutter.
» Östriol versorgt auch die Knochenschleimhaut der Gelenke.
» Östriol sorgt manchmal bei häufigen Kopfschmerzen für Hilfe.

Aber auch hier gilt:

ZUVIEL ist genauso verkehrt wie zuwenig!

Wenn Sie zuviel Östriol im Körper haben, dann...

... schleimen Sie vielleicht unnatürlich viel – überall dort wo Schleim eine Rolle spielt: Scheide, Nase, Lunge, Mund, Ohren, Darm, Gebärmutter u.s.w.. Vielleicht erinnert Sie das an eine Nacktschnecke. Vielleicht fällt beim Ultraschallbild der Gebärmutter eine verstärkte Schleimhaut auf.

In der Natur sehe ich deshalb sehr genau hin, was Schnecken besonders gerne mögen. In meinem Garten haben es Schnecken auf ein Kraut ganz besonders abgesehen: **den Beinwell oder Comfrey!** Hier könnte eine pflanzliche Hilfe sein. Der Beinwell hat ja auch seinen Namen bekommen, weil er eine außergewöhnliche Wirkung auf Knochen und Knochenschleimhaut hat. Inwieweit er direkten Einfluss auf die Östriol-Bildung hat, weiß ich noch nicht sicher.

Grundsätzliches zu Östrogenen

Östradiol und Östron brauchen ein Gegengewicht im Körper, so wie eine Kuckucksuhr zwei Gewichte hat oder wie bei einem Schachspiel zwei Gegenspieler nötig sind. Progesteron und Testosteron wirken als Gegengewichte für die Östrogene und Stress-Hormone. Die Geschlechtshormone sind ein eingespieltes Team, mit genauester Arbeitsteilung. Wenn alle im richtigen Maß und zum richtigen Zeitpunkt im Körper vorhanden sind, läuft die Hormon-Uhr „wie am Schnürchen". Kommt durch hinzugefügte Östrogene oder Progestine dieses kunstvoll eingerichtete Hormon-Mobile aus dem Gleichgewicht, hat der Körper nur für kurze Zeit Hilfsmaßnahmen zum Ausgleich parat. Je schwächer unser Abwehrsystem ist, umso heftiger werden wir auf solche Katastrophen reagieren.

Unser Hormon-Team

Selbst wenn die Eierstöcke in den **Wechseljahren** ihren Dienst reduzieren, kann der Körper aus den meist reichlich vorhandenen Fettpolstern Östrogene „abzapfen". Bei dünnen Menschen ist das problematischer! **Magersüchtige** Patientinnen verlieren früher oder später deswegen ihre Regelblutung. Dem Körper stehen bei ihnen viel zu wenig Östrogene zur Verfügung um einen Eisprung zu ermöglichen oder die Gebärmutter-Schleimhaut aufzubauen. Dünne Senioren haben meistens deutlich mehr Falten als Frauen und Männer mit dickem Bauch und Po.

Auch die **Nebennierenrinde** ist eine wichtige Östrogen-Quelle. Solange sie nicht völlig verausgabt ist, kann sie mit zunehmendem Alter (oder nach Entfernung der Eierstöcke) mehr und mehr die Aufgabe der Eierstöcke und Hoden ergänzen.

Die Östrogen-Produktion verringert sich erst in den Wechseljahren um ca. 30 - 40 %. Dies gilt in weit höherem Maß (und viel früher!) auch für das Progesteron. Der Progesteron-Spiegel bei Frauen kann in den Wechseljahren sogar noch unter den Mittelwert von gleichaltrigen Männern rutschen! Dies macht deutlich, dass die meisten Frauen eher an den Folgen von einer zu hohen Östradiol-Wirkung leiden, weil der wichtige Gegenpart vom Progesteron im Verhältnis zu gering vorhanden ist – natürlich erst recht bei zusätzlicher Östrogen-Gabe. Aus diesem Grund prägte Dr. Lee (USA) den Begriff der **Östrogen-Dominanz**. Ich würde diesen Begriff lieber in **Östradiol-Dominanz** ändern – aus folgendem Grund:

Früher bin ich davon ausgegangen, dass ein hoher Östradiol-Wert automatisch auch einen ausreichenden Östriol-Spiegel gewährleistet. Inzwischen haben mich die Speicheltests gelehrt: **Es gibt (extrem) hohe Östradiol-Messungen bei gleichzeitigem Östriol-Mangel!** In krasser Weise habe ich das gesehen bei Seniorinnen, die mit 65 Jahren noch die Pille „Diane" genommen haben. Das bedeutet, wir müssen in Zukunft öfter den Östriol-Wert überprüfen lassen – besonders dann, wenn offensichtliche Östradiol-Dominanz-Symptome vorhanden und trotzdem die Schleimhäute trocken sind!

Solange der Körper ausreichend Progesteron bilden kann, halten sich die unerwünschten Nebenwirkungen in Grenzen. Wenn aber durch eingenommene Progestine die natürliche Progesteron-Wirkung zusätzlich

Unser Hormon-Team

unterdrückt wird, dann können Krankheitssymptome das Leben einer Frau sehr durcheinander bringen.

Östrogen-Medikamente

Bei Östrogen-Medikamenten handelt es sich meistens um Östrogen-Varianten, die für den Körper genauso schwierig zu verkraften sind wie die Progestine. In manchen Produkten sind sogar körperidentische Östrogen-Arten enthalten. Aber entweder ist die Dosierung viel zu hoch, oder der Einnahme-Rhythmus lässt die Hormon-Uhr im Körper unnatürlich ticken.

Besonders verbreitet ist das synthetische **Äthinyl-Östradiol** (Ethinyl-Estradiol). Es findet sich in Verhütungsmitteln oder wird als Östrogen-Ergänzung in den Wechseljahren verabreicht. Weil es sehr gut über Tabletten aufgenommen aber nur langsam im Körper verarbeitet und ausgeschieden wird (wie die meisten konjugierten Östrogene), belasten sie den Körper in einem noch höheren Maß. Auch hier gilt:

Verändertes Östradiol kann der Körper nicht in Östriol umbilden

Östrogene werden in Blut und Speichel im Picogrammbereich (pro ml) gemessen. 1 g entspricht 1 000 000 000 000 Picogramm. In dieser Größenordnung haben Sie keine Probleme um alle normalen und wichtigen Östrogen-Funktionen im Körper zu erfüllen. Was passiert wohl, wenn ich eine mehrere billionenfache Menge von den gemessenen Normalwerten dieses kraftvollen Stoffes auf einmal pro Tag hinzufüge?? Selbst wenn man die Gesamtmenge von mehreren Litern Blut in Betracht zieht, sind da immer noch große Unterschiede in der Mengenverteilung. Und was kann geschehen, wenn diese „Lastwagen-Ladungen" ein Material liefern, das für den Körper auch noch untypisch und fremd ist? Kein Wunder, wenn der Körper dadurch ins Schleudern kommt!!

Fragen:

Was geschieht mit den überflüssigen Hormonen, die nicht ausgeschieden werden, sondern in der Leber und im Fettgewebe gelagert werden?

Wie lange kann sich der Körper gegen die wachstumsfördernde Kraft von Östradiol im Gewebe wehren?

Kann oben genannte Situation vielleicht ein wichtiger Faktor für die Entstehung von Krebs sein?

Auf die letzte Frage gibt es eine klare Antwort:

JAWOHL! Aber die Abwehrkraft gegenüber Krebs ist abhängig von vielen Faktoren und ist kaum berechenbar oder vorhersehbar.

Wichtige Faktoren für eine Östrogen-Ergänzung

Amerikanische Ärzte haben herausgefunden, dass bei einseitiger Progesteron-Ergänzung ein zuvor zu niedriger Östrogen-Spiegel ansteigt. Dies ist einfach zu erklären: Progesteron ist eine Vorstufe in dem Herstellungsprozess der Östrogen-Gruppe. Wenn wenig Progesteron vorhanden ist, dann ist bald auch entsprechend weniger von den Östrogenen (und anderen, folgenden Hormonarten!) vorhanden.

Man weiß, dass Progesteron auch die Östrogen-Empfängerzellen im ganzen Körper sensibilisiert. **Wenn ich also Östrogene einnehme und etwas natürliches Progesteron dazu gebe, dann werden die Östrogene noch zusätzlich verstärkt. Deswegen ist es für die medikamentöse Nachhilfe wichtig, dass wir während einer Progesterongabe die gleichzeitig eingenommene Östrogen-Dosis reduzieren.**

Das ist wie beim Zusammenspiel von Zucker (Progesteron) und Hefe (Östrogen). Der Vergleich hinkt zwar, aber vielleicht können Sie sich besser klar machen, dass bei einem Hefeteig nicht unbedingt eine drastische Erhöhung der angegebenen Hefemenge Sinn macht, wenn der Teig nicht gehen mag. Ein paar Gramm zusätzlicher Zucker und etwas mehr Wasser bewirkt viel mehr. Sehr oft genügt in diesem Sinn die Beigabe von wenig natürlichem Progesteron um die eigentlich ausreichende, vom Körper produzierte Östrogen-Menge zur Entfaltung zu bringen. In vielen Fällen ist es ratsam, die Östradiol-Dosis schrittweise mit Traubensilberkerze-Produkten zu ersetzen. Bei extrem niedrigen Östradiol-Werten und gleichzeitig sehr dünnen Frauen kann eine zunächst erforderliche Östradiol-Gabe erfolgen – aber immer in Kombination mit dem Progesteron in der zweiten Zyklushälfte! Dies trifft auch zu, wenn Frauen von Östrogen-Pillen und -Pflaster-Anwendungen umsteigen wollen auf natürliche Hormon-Hilfestellung. Wer Östrogene absetzen möchte, sollte dies möglichst schrittweise tun und am Ende vom Zyklus die letzte kleine Dosis verwenden. Bei diesem Prozess sind Ihnen unsere Berater der Hormonselbsthilfe gerne behilflich. Je nachdem welche Hormon-Medikamente genommen wurden, sieht der Umsteigeprozess unterschiedlich aus.

Östrogene als Wunderdroge der Neuzeit

Wenn wir die Literatur und Verschreibungspraxis von heute unter die Lupe nehmen, dann stellen wir fest, dass alle Übel dieser Welt anscheinend mit Östrogenen zu beseitigen sind. Sie scheinen uns ewige Schönheit, Gesundheit und Fitness zu gewährleisten und außerdem werden sie als „sicherstes" Verhütungsmittel in Form der Pille verkauft. Selbst bei jungen Mädchen, die noch mitten in ihrer Geschlechtsentwicklung sind, werden Hormon-Pillen selbstverständlich verordnet! Und das, obgleich auf internationaler Ebene Langzeitstudien vorhanden sind, die belegen, dass zu viel Östradiol oder konjugierte Östrogene das Krebsrisiko drastisch erhöhen.

In etlichen deutschen Zoos hat man die Hormon-Pille bei Tieren generell abgesetzt, weil viele der kostbaren Tiere frühzeitig durch Krebs starben. Und unseren Frauen und Mädchen wird sie bedenkenlos ausgehändigt. Ich selbst habe Frauenschicksale unmittelbar mitbekommen, wo Mütter bald nach der Geburt ihres Kindes wieder zur Pille griffen und nach kurzer Zeit Krebs entwickelten (und daran starben). Inzwischen sind wir schon soweit, dass dieser Trend auf die Männerwelt überschwappt. Sie bekommen gesagt, dass durch Östrogene noch ein bisschen mehr gute Laune, mehr Leistung und eine funkionierende Prostata zu erhalten seien... Ein Speicheltest würde deutlich machen, wie viel Wirkstoff den Körper tatsächlich überschwemmt. Wer mit Östradiol oder Östriol ergänzt, sollte unbedingt alle Halbjahre überprüfen ob der Messwert nicht ins Uferlose gestiegen ist. Diese Verantwortung würde ich nicht dem Arzt alleine überlassen. In erster Linie bin ich verantwortlich für das, was ich meinem Körper hinzufüge.

Östrogene in Pflanzen (Phytoöstrogene)

Die menschlichen Östrogen-Arten unterscheiden sich deutlich von den pflanzlichen Östrogenen. Auch in der Pflanzenwelt scheint es mehrere Variationen zu geben. Diese nennt man **Phytoöstrogene oder Isoflavone**. Sie sind enthalten in:

Unser Hormon-Team

Traubensilberkerze, Soja, Fenchel, Anis, Mistel, Rotklee, Kichererbsen, Hülsenfrüchten, Leinsamen u. a.. Vermutlich hat jede Pflanze einen gewissen Anteil davon. In Medikamenten werden hauptsächlich Phytoöstrogene aus Traubensilberkerze, Soja und Rotklee verarbeitet. Vegetarier, die ihre Proteinversorgung hauptsächlich über Soja-Nahrung abdecken, wundern sich vielleicht über ihre Östrogen-Dominanz-Symptome. Jawohl, man kann sehr wohl auch mit pflanzlichen Östrogen-Impulsen in die unnatürliche Östrogen-Dominanz hinein geraten.

Speziell **Soja-Konzentrate** können auf die Schilddrüse genauso negativen Einfluss haben wie Östrogen-Pillen. Deswegen betone ich immer wieder: **Auch mit pflanzlichen Medikamenten kann man dem Körper schaden** – immer dann, wenn sie den Körper aus seinem gesunden Gleichgewicht bringen.

Pflanzliche Medikamente sind generell nicht verschreibungspflichtig. Sie gehören in den wenigsten Fällen zu den allgemeinen Kassenleistungen. Das gilt auch für alle pflanzlichen Östrogen-Produkte. Sehr selten erlebe ich es, dass meine Kundinnen vom Arzt ein solches Präparat empfohlen bekommen. Nach wie vor müssen pflanzliche Präparate mit dem Nimbus von „harmlos, wirkungslos, nutzlos" kämpfen. Daraus folgt die Meinung vieler Fachkräfte und Patientinnen: Deshalb kann man wohl auch nichts falsch machen damit... Dass dem nicht so ist, habe ich bereits gesagt.

Die besten Erfahrungen habe ich mit gering dosierten Traubensilberkerze-Produkten gemacht. Der lateinische Name heißt **Cimicifuga.** Es gibt inzwischen eine gute Auswahl von Tabletten-, Tropfen- und Tee-Angeboten. Darüber hinaus gibt es Medikamente mit mehreren pflanzlichen Hormon-Wirkstoffen. Doch wie die Dosierung und der Anwendungsrhythmus aussieht, ist von Frau zu Frau und von Zyklustag zu Zyklustag verschieden. In den Beipackzetteln findet man in den seltensten Fällen einen Hinweis darauf, dass Östrogen-Hilfen in Bezug zum weiblichen Zyklus anzuwenden sind. Deswegen heißt es dort: „Man nehme täglich..." Ein Arzt oder Apotheker sollte bei der individuellen Wahl und Anwendung behilflich sein können – sollte ... Wenn Sie keine solche Fachkraft kennen, dann finden Sie auf unserer Internetseite **www.Hormonselbsthilfe.de** unter dem Link **Berater** eine Liste von möglichen Ansprechpartnern.

Veränderte Östrogene (Xenoöstrogene/Phtalate)

Xenoöstrogene nennen wir alle vom Menschen erfundene (veränderte) Substanzen mit östrogenartiger Wirkung. Dies ist wichtig um die Beipackzettel besser interpretieren zu können. Aus den pflanzlichen Phytoöstrogen-Molekülen hat der Mensch hochwirksame, künstliche Hormone kreiert. Diese finden Verwendung um Rinder, Schweine und Geflügel schneller zur Schlachtreife zu züchten (in Deutschland offiziell verboten). Auch mit Pestiziden, wie das DDT und Kepon, werden solche Östrogen-Verbindungen eingesetzt. Man macht sich dabei die „Wachstumseigenschaft" und die besondere Fett- und Wasser-Speicherfähigkeit der Östrogene zu nutze. **Pflanzen und Tiere reagieren darauf mit deutlich mehr Gewicht und das heißt: mehr Geld!** Diese Wirkstoffspuren landen früher oder später im Fleisch, Obst oder Gemüse auf unserem Esstisch.

Und wie sehen die Folgen aus? Es häufen sich Vermutungen, dass ein Zusammenhang bestehen kann mit der auffälligen Zunahme von Krebs, Gewichtsproblemen und Prostatabeschwerden. Die auffällige Abnahme von der durchschnittlichen Spermienproduktion bei Mann und Tier in denjenigen Ländern, wo diese Futter-Zusatzmittel und Pestizide zugelassen sind, kann darin ebenso eine Ursache haben. In vielen Bereichen unseres Alltags kommen wir mit solchen Wirkstoffen in Berührung: **Duschgel, Parfum, Raumdüfte, Kleiderstoffe, Haarfarben, Kosmetika, Reinigungs- und Desinfektionsmittel, Fettlöser, Nagellack und -Entferner, Lösungsmittel, Lacke, Drucker-Tinten, Abgase, Spritzmittel, alle weichen Plastikgefäße und Folien...**

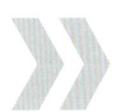

Wenn wir uns daran erinnern, dass Östradiol in Picogramm-Mengen im Körper wirksam sind, dann sollten wir sehr behutsam und bewusst mit diesen Stoffen umgehen.

Die Xeno-Östrogene können unsere Empfängerzellen genauso an der Nase herum führen, wie es die Progestine bei unseren Progesteron-Zellen praktizieren. Das heißt, die natürlichen Östrogene haben das Nachsehen, weil zu viele veränderte Östrogene die Empfängerzellen besetzen. Erinnern Sie sich an das Bild vom Hormon-Dorf? Wenn große Lieferungen von Xeno-Östrogenen Tag für Tag ins Dorf geliefert werden, dann bringen sie die Bewohner in eine schwierige Situation. Die Häuser und Straßen (= Empfängerzellen) laufen längst über und wissen nicht wohin mit den Östrogen-Mengen. Da bleibt nur noch das Fettgewebe als Speicher oder Reservoir.

Östrogenhaltige Körperpflege

Seit wir mit dem Speicheltest sehr genaue Östradiol- und Östriol-Werte ermitteln können, kommen Zusammenhänge ans Licht, an die bisher anscheinend niemand gedacht hatte. Selbst Öko-Test hat bestimmte Hautcremes für harmlos erklärt, denen wir eindeutige Östriol- oder Östradiol-Wirkung bestätigen können. Das gilt für teure Exklusivmarken und auch einige Cremes aus dem Drogeriemarkt. Wenn wir eine bestimmte Gesichtscreme, ein parfümiertes Deo, Duschgel oder Kosmetik anwenden, dann ist beim unmittelbaren Hautkontakt eine Aufnahme der Hormon-Komponenten in den Produkten garantiert. Wir werden diese Auswirkungen nicht in Blutproben sehen, sondern nur im Speicheltest! Wenn die bisherige Forschung hauptsächlich Hormon-Wirkungen von Pflegemitteln über Serumtests überprüft hat, dann ist es relativ einfach eine reine Weste zu zeigen.

Die männlichen Hormone (Androgene)

Die männliche Hormon-Abteilung wird unter dem Dach-Begriff **Androgene** zusammengefasst. Dabei spielt das Testosteron eine spezielle, ähnlich geschlechtsprägende Rolle wie das Östradiol.

Ob Sie es glauben oder nicht – Mann und Frau haben haargenau die gleichen Hormone! Den Unterschied machen Ausschüttungsmenge und Ausschüttungsrhythmus. Die Androgene sind demnach auch bei der Frau ein wichtiger Bestandteil vom Hormon-Gleichgewicht.

Ist dieses Gleichgewicht gestört und sind deshalb die männlichen Hormon-Werte erhöht oder erniedrigt, dann kann man das im Speichel oder Urin sichtbar machen. Aber auch bestimmte Symptome können zuviele oder zuwenige männliche Hormone zeigen.

Mögliche Symptome bei ZUVIEL Testosteron:
- » Bartwuchs oder unangemessener Haarwuchs bei der Frau
- » auffallend tiefe Stimme
- » kastiger, eckiger Körperbau

» aggressiveres Verhalten
» unnatürliche Gefühllosigkeit oder Härte
» Ausbleiben der Regelblutung

Oftmals wird der Haarausfall dazugezählt. Deswegen werden beim weiblichen Haarverlust gerne Anti-Androgene verschrieben, die das Testosteron reduzieren sollen. Leider beschuldigt man in diesem Fall das falsche Hormon! Dort, wo im Körperlabor das Testosteron in Östradiol umgewandelt wird, sitzt das DHT, ein „Zwischenhormon" das durch Enzymarbeit entsteht. Es ist ganz besonder aktiv und reichlich vorhanden, wenn die Östrogen-Hormongruppe vermehrt über DHEA und Testosteron versorgt werden. Ist das Progesteron nicht ausreichend vorhanden, dann hilft sich der Körper durch den Umweg über die Androgene um ausreichend Östrogene bilden zu können. Aber Notprogramme haben meistens einen Preis...

Sobald im Progesteron- und Östrogen-Bereich für Ausgleich gesorgt wird, hört der Haarausfall wieder auf – sofern das die Hauptursache des Problems war.

Testosteron-Mangel bei Frauen sind sichtbar an:

» auffallend starke Blutungen (Östrogendominanz!)
» körperliche Schwäche
» seelische Zartheit, Empfindlichkeit
» mangelnde Freude an sportlicher Betätigung und Sex
» auffallend zarte Haut

Das Testosteron sollte man grundsätzlich im Speichel messen. **Sportliche Betätigung fördert den Testosteron-Spiegel**. Deswegen spielt tägliche Bewegung eine so große Rolle bei natürlicher Hormonhilfe.

Milchbildungshormon Prolaktin

Das Prolaktin wird nicht in den Eierstöcken sondern in der Hirnanhangsdrüse (Hypophyse) gebildet. Es mischt gerne mit, wenn irgendwo im Hormon-Gleichgewicht Schieflage herrscht. Auffallend ist, dass ein niedriger Progesteron-Spiegel häufig mit einem hohen Prolaktin-Wert im Blut einher geht. Umgekehrt ist eine gesunde Progesteron-Versorgung die beste „Prolaktin-Bremse". Prof. Huber (Wien) schreibt dazu einen interessanten Satz: *„Eine kleine Fehlprogrammierung im komplizierten Netzwerk der Hormone bewirkt, dass bei einer nicht schwangeren, stillenden Frau die Prolaktin-Ausschüttung im Gehirn zunimmt... Die Größe der Hirnanhangsdrüse nimmt... zu, was in dem begrenzten Raum des Schädels Probleme hervorruft. Wird die Hirnanhangsdrüse zu voluminös, drückt sie auf die benachbarten Areale, vor allem auf die Sehnerven..."*

Funktion:

Nicht nur in der **Stillzeit** spielt das Prolaktin eine Rolle. Nachdem unsere Männer ebenso Prolaktin bilden, muss es weitere Aufgaben haben. Es spielt eine Rolle beim **Brustwachstum** und hat leichte schwangerschaftsverhütende Wirkung.

Darüber hinaus scheint es die **Schmerzempfindlichkeit der Gebärmutter zu verstärken**. Wir spüren das am deutlichsten während der ersten Stilltage, wo besonders beim Milcheinschuss zusammen mit dem Saugimpuls des Kindes Wehenschmerzen für die Uterus-Rückbildung auslöst. Deswegen wäre es interessant für alle Frauen die unter Bauchkrämpfen leiden, den Prolaktinspiegel (Bluttest) an Beschwerdetagen testen zu lassen.

Einen **erhöhten Prolaktinwert** im Blut (höher als 16 ng/ml) findet man häufig bei:

- Schilddrüsen-Unterfunktion
- Einnahme von Psychopharmaka
- Endometriose
- hohem Bierkonsum
- akutem/chronischem Stress (physisch, psychisch)
- nach einem Orgasmus
- eiweißreicher Nahrung

(Erkennen Sie bei der Aufzählung die Verwandtschaft mit Geschlechtshormon-Problemen?)

Um zu hohe Prolaktin-Werte zu bremsen kann man mit Mönchspfeffer, Salbei, Mutterkraut, Frauenmantel und Wacholderbeeren versuchen gegenzusteuern. Zusätzlich sollte mit Hilfe von Tests überprüft werden ob sich auffällige Werte im Geschlechtshormon-Verhältnis zeigen. Bei einem extrem hohen Wert (über 150 ng/ml) sollte eine gründliche Untersuchung der Hypophyse erfolgen um eine eventuelle Vergrößerung rechtzeitig zu erkennen.

Unser Hormon-Team

Unser Zyklus und seine Hormone

(Dieses Kapitel ist auch für diejenigen Frauen wichtig, die keine Blutung mehr haben!)

Der normale Menstruationszyklus

Ungefähr 35 Jahre lang sorgt der Körper einer Frau monatlich einmal für die Möglichkeit der Fortpflanzung – wie es so schön heißt. Dabei spielt sich eine immer wiederkehrende Hormonfolge ab. Am ersten Tag der eindeutigen Blutung wird angefangen zu zählen und der letzte Tag vor der folgenden Regelblutung ist dann der letzte Zyklustag. So ergibt sich ein Zyklus von ca. 26 bis 35 Tagen. Wenn Sie nach der Länge von Ihrem Zyklus gefragt werden, dann ist nicht die Dauer der Monatsblutung gemeint! Dass wir meistens von einem 28-Tage Zyklus hören oder sprechen, haben wir dem Erfinder der Pille zu verdanken. Dieser brauchte für seine Hormon-Tabletten einen festen Zyklusintervall und da bot sich der 4-Wochen-Rhythmus als praktische Lösung an. Also bitte nicht erschrecken, wenn Ihr Körper wenig Verständnis für unsere Kalenderwochen und Mondzyklen hat und sich schlicht und ergreifend seinen eigenen Zyklus-Rhythmus sucht. Vielleicht sind es bei Ihnen 26 oder 32 Tage – das ist normal!

Im Leben einer Frau gibt es sehr unterschiedliche Lebensphasen mit jeweils typischen Gegebenheiten im Hormon-Haushalt. Im Überblick sehen die Phasen etwa so aus:

Vorpubertät	9.- 12. Lebensjahr
Pubertät	12.- 18. Lebensjahr
Fortpflanzungsphase	18.- 35. Lebensjahr
Prämenopause	35.- 48. Lebensjahr
Wechseljahre	48.- 53. Lebensjahr
Postmenopause	53.-120. Lebensjahr

Schon vor der ersten Blutung (Menarche) kann sich ein auffälliges, monatliches Wiederholen von „schwierigen Tagen" der Töchter bemerkbar machen. Die **Vorpubertät** lässt so manche Eltern am Erfolg ihrer Erziehung zweifeln. War die Tochter doch bisher willig und verständnisvoll – warum nur jetzt diese tagelange „Zickigkeit"? Die Hormone beginnen ihren monatlichen Reigen und Wechsel. Noch sind die Ausschüttungsmengen nicht ausreichend um einen Eisprung zu ermöglichen. Aber die Eierstöcke üben bereits fleißig!

Ist es dann endlich soweit, dass der erste Eisprung und kurz darauf die erste Blutung in Gang kommt, wird im Orient ein Fest gefeiert. Bei uns heißt das einfach und sachlich Menarche. In den Jahren der Pubertät ist der Körper weiterhin fleißig am Üben, um die Bedingungen für das Entstehen von neuem Leben zu optimieren. Die Zyklen sind noch relativ unregelmäßig.

Bei den meisten Frauen pendelt sich ab dem 18. Lebensjahr eine gewisse Zyklusdauer ein, die vielleicht um 1-3 Tage variiert. Allerdings kann z.B. ein extremes Hungern oder außergewöhnlicher Stress dem ganzen Zyklusablauf gehörig zu schaffen machen – bis dahin, dass die Regelblutung ganz aussetzt. **Dies ist eine Art SOS-Maßnahme des Körpers, wenn er sagen will: „Hilfe, ich kann nicht mehr!"**

„Die Lebensspanne vom **18. - 35. Lebensjahr, die Fortpflanzungsphase** ist die beste Zeit für Nachwuchs..." meint der Körper. Ich habe das wörtlich genommen und innerhalb kürzester Zeit vier Kinder geboren. Nicht jeder Frau ist das möglich – vielleicht weil der richtige Partner fehlt, die Lebensumstände nicht passend erscheinen oder weil es aus gesundheitlichen Gründen nicht ratsam oder möglich ist. So wird das Thema „Nachwuchs" in eine Zeit verschoben, in der nicht mehr jeden Monat eine Ei-Reifung abgeschlossen wird. Uns ist das selten bewusst, solange wir nicht die natürliche Empfängnisregelung mit Temperatur-Messung praktizieren.

Etwa ab dem 35. - 40. Lebensjahr fängt es an, dass nicht jeden Monat die Temperaturkurve in der Zyklusmitte ansteigt. Die Blutung bleibt deswegen nicht gleich aus, aber die Zyklen werden kürzer. Das ist eines der Anzeichen für die **Prämenopause.** Es können zwischendrin auch mal ungewohnt heftige oder schwache Blutungen zu beobachten sein.

Ein bis zwei Jahre vor der eigentlichen **Menopause** (letzte Blutung) setzt die monatliche Blutung immer öfter aus. Es hängen sich mehrere kurze Zyklen aneinander (ohne eine Regelblutung dazwischen). So kann die nächste Blutung erst nach 3-4 Monaten folgen. Außergewöhnlicher Stress kann solche Phasen verlängern!

```
B--------I----------I---------BB-------I---------B----
Zyklus 1   Zyklus     Zyklus 3   Zyklus 1  Zyklus 2
```

(B = Blutung, BB = heftige Blutung)

Heftige Blutungen oder monatelange Dauerblutungen können in dieser Phase Angst und Schrecken einjagen. Je mehr Schwangerschaften ein Körper durchstanden hat, desto schneller können die Wechseljahre überwunden sein. Jede Frau ist ein einmaliges Original – auch im Wandel ihrer Zyklusphasen. Fragen Sie Ihren Arzt, wenn Sie durch Beobachtungen verunsichert sind. Sollten aufgrund der heftigen Blutungen oder Myome eine Gebärmutter-Operation drohen, dann fragen Sie erst einmal nach den Ursachen und nach alternativen Behandlungsmethoden.

Die Zyklusphasen und ihre spezifischen Hormonfunktionen

Wenn wir von einem 28 - Tage - Zyklus ausgehen, dann ist es hilfreich, wenn wir uns diesen in zwei Zyklushälften (ZH) vorstellen. Jede ZH hat einen eigenen Hormonmix und Funktionsmechanismus.

Erste Zyklushälfte (Follikelphase)

1. - ca. 6. Tag = Menstruation / Regelblutung

ca. 6. - ca. 14. Tag = Proliferationsphase / Aufbauphase

Zweite Zyklushälfte (Lutealphase)

ca. 14. - ca. 28. Tag = Sekretionsphase / Prämenstruelle Phase

Mit dem Eisprung (Ovulation) beginnt die zweite Zyklushälfte.

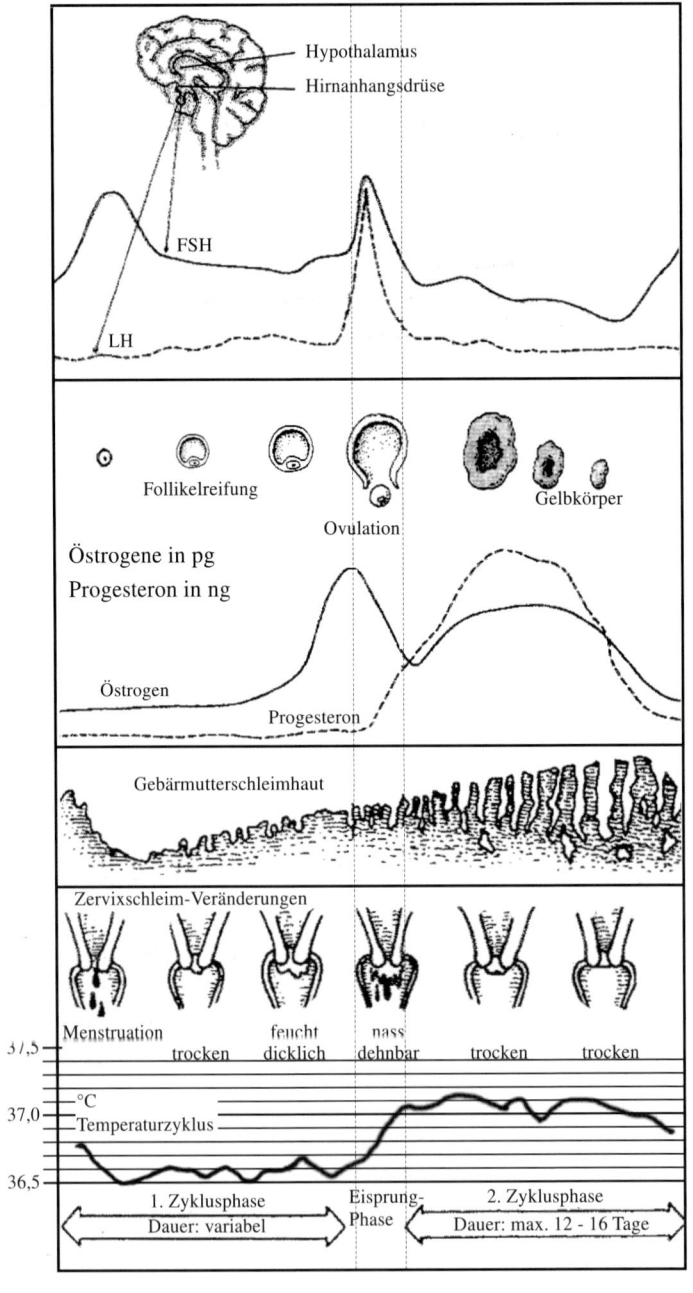

Erste Zyklushälfte

Phase 1: Regelblutung (Menstruation)

Es können 3 - 8 Tage sein, mit mehr oder weniger starker Blutung. Ein längerer Zyklus hat meistens auch eine etwas längere Blutung. Ausgelöst wird die Menstruation durch einen abrupten Abfall von Progesteron und dem Östradiol. Dadurch zerfällt die vor wenigen Tagen aufgebaute oberste Zellschicht oder Schleimhaut in der Gebärmutter und wird, mit Blut vermischt, unter leichter Hilfe des Wehenhormons (Oxytocin) ausgeschieden. **Übrigens erhöht das Östradiol die Empfindlichkeit der Gebärmutter für das Wehenhormon – das Progesteron senkt die Empfindlichkeit der Gebärmutter**!

Die Dauer und Intensität der Blutung kann sehr variieren: von Frau zu Frau und von Zyklus zu Zyklus. Heftige Regelschmerzen, die bei manchen Frauen bis in die Innenseiten der Oberschenkel ausstrahlen, werden vermutlich von erhöhten Gewebs- und Wehenhormonen verursacht. Sie regen die Gebärmutter zu krampfartigen Bewegungen an um die Blutung in Gang zu bringen. (Die gleichen Hormone sind übrigens auch am Ende einer Schwangerschaft spürbar um die Geburt einzuleiten.)

Der Arzt nennt diese Regelschmerzen **Dysmenorrhoe**. Aus eigener Erfahrung kann ich sagen, dass diese Schmerzen schnell besser werden oder verschwinden, wenn in der letzten Zykluswoche ausreichend Progesteron vorhanden ist. Vielleicht ist es sinnvoll, während der Tage mit schlimmen Regelschmerzen speziell das Östradiol per Speichel zu messen!

Eine weitere Ursache für Regelschmerzen kann eine **Endometriose** sein. Diese wird mit Hilfe einer Bauchspiegelung (Laparoskopie) diagnostiziert. Ihr Arzt ist hoffentlich in der Lage, das eine vom anderen zu unterscheiden und in angemessener Weise Ihre Beschwerden zu lindern. Nebenbei bemerkt: **Auch eine überaktive Schilddrüse oder Verwachsungen im Bauchraum können höllische Bauchkrämpfe verursachen!**

(Siehe Kapitel 10 über Menstruationskrämpfe)

Phase 2: Aufbauphase (Proliferationsphase)

Sobald die Blutung nachlässt, treten die Östrogene auf den Plan. Ihre Aufgabe ist es, die Geschlechtsorgane samt den dazugehörigen

Unser Zyklus und seine Hormone

Gefühle zu kitzeln, sodass eine Frau hübsch, nett und attraktiv aussieht und möglichst viele Männer durch sichtbare und unsichtbare Signale angelockt werden.

Die Gebärmutter wird nach der gründlichen Ausräumaktion (während der Menstruation) in eine „Gute Stube" verwandelt. Alles kommt wieder an seinen Platz und wird vorbereitet für erwarteten Besuch. Das gipfelt in der monatlichen Hoch-Zeit der Hormone LH, FSH und den Östrogenen. Das Ganze könnte man vergleichen mit dem Trommelwirbel im Zirkus vor dem Höhepunkt der Darbietung. Der flüssig gewordene Schleimpfropfen (Zervixschleim), der den Muttermund verschlossen hatte, dient als „Roter Teppich" für Ehrengäste. Das Hormonfeuerwerk sorgt für einen einladenden und offenen Eingang am Muttermund. Die Sensation der Hormon-Vorstellung ist das aus dem Eierstock freigelassene Ei. Es macht sich schnurstracks auf den Weg, um so schnell wie möglich in die bestens vorbereitete „Gute Stube" zu kommen. In diesem Moment ist die zweite Runde von unserem Zyklus eingeläutet.

Zweite Zyklushälfte

Phase 3: Gelbkörperphase (Sekretionsphase)

Die drei ersten Zykluskünstler verbeugen sich und treten in den Hintergrund um der „Mutter der Nation", namens **Progesteron**, Platz zu machen. Sie tut wirklich alles in ihrer Macht stehende, um dem Ei-Besuch ein sorgenfreies Leben zu ermöglichen. Sollte das Ei auch noch Gesellschaft bekommen von einem männlichen Begleiter, überschlägt sich Frau Progesteron geradezu zu einer Höchstleistung! **Sobald sich das Ei aus dem Eierstock löst, verwandelt sich die leer gewordene Ei-Tasche in einen Progesteron-Brunnen.** Wenn keine Befruchtung stattgefunden hat, dann versiegt dieses Brünnlein mehr und mehr zum Ende der zweiten Zyklushälfte. Das Absinken des Progesteron-Spiegels und der Östrogene am Ende vom Zyklus ist das Kommando an die Gehirnzentrale: Nächste Hormon-Truppe bereit halten um ein neues Programm zu beginnen!!

In der zweiten ZH sind auch die Östrogene noch aktiv, lassen aber dem Progesteron eindeutig den Vortritt. **Man hat herausgefunden, dass dabei das Verhältnis von Östradiol zum Progesteron eine wichtige Rolle spielt für Sein oder Nichtsein von PMS oder die Entstehung neuen Lebens.** Also kann sowohl ein grundsätzlicher Progesteron-Mangel als auch verhältnismäßig zu viel Östradiol (Östradiol-Dominanz) Schuld sein an unserer Misere.

Zwischenblutungen in der Zyklusmitte entstehen dort, wo der Östradiol-Abtritt nach dem Eisprung zu schnell und heftig vonstatten geht. Das Progesteron hat vielleicht zusätzlich Mühe hinterher zu kommen – wenn überhaupt... Die Zyklus-Show kommt dadurch ins Stocken und es wird eine Blutung (Hormon-Pause) eingeläutet.

> *Frage:*
> *Wenn die leere Ei-Tasche zum Progesteron-Brunnen wird,*
> *wie gelangt das freigesetzte Hormon in die Gebärmutter?*
>
> *Antwort:*
> *Der jeweilige Eileiter dient als „Flussbett".*

Ist dem so, dann könnte das bei einer Sterilisation Folgen haben (wenn diese Leitung unterbunden wird). Wenn die Gebärmutter-Empfängerzellen „auf dem Trockenen sitzen", werden sie dem Gehirn SOS-Rückmeldung geben. Die Kommando-Zentrale muss sich daraufhin etwas einfallen lassen, um auf diese Botschaft zu reagieren. Sie wird stimulierende Hormone für die Eierstöcke in noch höherem Maß veranlassen und bald sind Körper und Seele auf „180".

> *Frage:*
> *Was geschieht mit dem Gelbkörper-Hormon*
> *im abgebundenen Eileiter?*
>
> *Antwort:*
> *Vermutlich wird es vom Bauchraum aufgenommen,*
> *und verarbeitet. Jedenfalls kommt es nicht so schnell in*
> *der Gebärmutter an, wo besonders viele Empfängerzellen*
> *ungeduldig auf seinen Besuch warten.*

Zyklus Variationen

Die Länge der zwei Zyklushälften ist keineswegs immer gleich! Verhältnismäßig konstant scheint die zweite ZH zu sein, von ca. 14 Tagen (mit 1-3 Tagen Differenz). Die erste ZH kann dagegen zwischen 1-3 Wochen variieren! Die stabilsten Zyklusjahre sind von Natur aus zwischen dem

18. und 35. Lebensjahr zu finden. Aber bereits mit 30 Jahren (oder etwas früher) kann es durchaus sein, dass nicht in jedem Zyklus ein Eisprung (Ovulation)stattfindet. Dies gilt auch bei jüngeren Frauen nach einer Pillenphase oder in extremen Stresszeiten. Deutlich wird dies durch die ausbleibende Temperaturhochlage in der zweiten ZH. Wenn kein Eisprung stattgefunden hat, fehlt die Hauptquelle für eine ausreichende Progesteron-Ausschüttung. Dies kann viele PM(S)-Folgen haben. Damit fehlt der deutliche Progesteronabfall am Zyklus-Ende und deshalb kommt die Blutung vielleicht nur zögernd in Gang. Manche beobachten einen über Tage verteilten braunen Schleim, (bei dem man nicht weiß, ob man ihn schon als Regelblutung bewerten soll) bis dann endlich doch eine deutliche Blutung sichtbar wird. Manche beobachten sogar eine komplette Zwei-Wochen-Spanne (oder gar mehrere Monate lang) mit Schmierblutung.

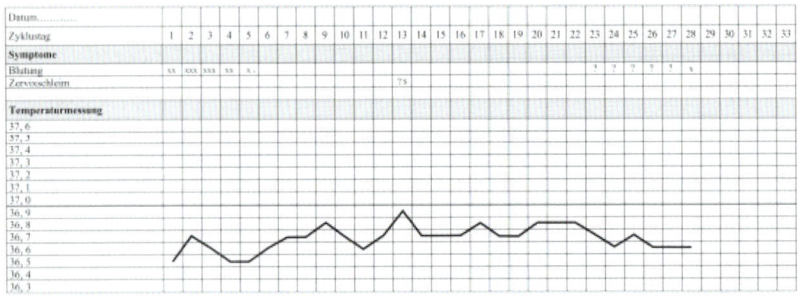

Zyklus ohne Eisprung

Es gibt eine weitere Zyklus-Variante, in der ein Eisprung gerade noch geklappt hat – aber der Körper hat Schwierigkeiten eine ausreichende Progesteron-Hochlage aufrecht zu erhalten. Viel zu früh versiegt der Brunnen. Im Falle einer Schwangerschaft würde dies einen Abgang im Frühstadium bedeuten. Besonders oft beobachten wir das bei Überlastung, Mangelernährung, unausgewogenem Lebensstil oder nach einer längeren Pillenphase. Die Temperatur geht dabei zwar für einige Tage hoch, aber sinkt anstatt am Zyklusende bereits nach 4-6 Hochlagen-Tagen deutlich ab.

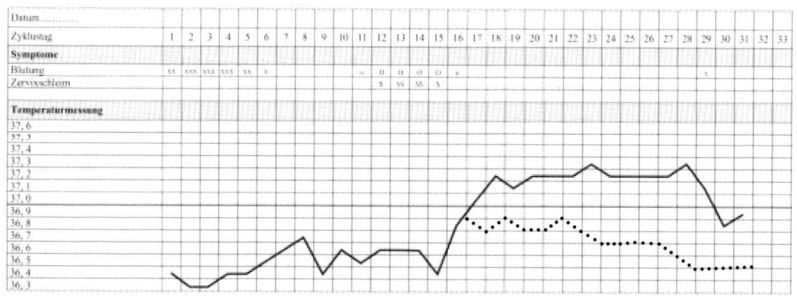

――――― *Zyklus mit Eisprung*

············ *Zyklus bei Eierstock-Schwäche (Ovarinsuffizienz)*

Östrogenüberschuss bei Zyklen ohne Eisprung

Wenn bei einem Zyklus der Eisprung fehlt oder unterdrückt wird, dann fehlt eine beachtliche „Portion" Progesteron für knapp zwei Wochen! Dies bedeutet:

1. Das fein abgestimmte Verhältnis von Östrogenen und dem Progesteron ist völlig aus dem Lot.

2. Die Östrogene (vor allem das starke Östradiol) werden aber weiterhin auch in der zweiten ZH ausgeschüttet. So kommt ein totales Übergewicht von Östrogenen zustande, das der Körper nur schwer ausgleichen kann. Die Gebärmutter-Schleimhaut baut sich ohne natürliche Bremse weiter auf.

3. Kommen zusätzlich noch andere erschwerende Faktoren hinzu, wie Stress, Streit, Sorgen, schlechte Ernährung, wenig Schlaf und Bewegungsmangel, dann hat der Körper keine Chance, die zusätzliche Last auszugleichen und reagiert mit Mangel- oder Dominanz-Symptomen.

4. Wer zusätzlich Östrogene über Medikamente dem Körper hinzufügt, gießt Öl ins Feuer.

5. Wer Progestine (anstatt Progesteron) einnimmt, blockiert im Körper die natürliche Progesteron-Wirkung.

Abschließend sei noch einmal darauf hingewiesen, dass bei klassischen **PMS**-Klienten die lästigen Symptome wegen dem relativ niedrigen Verhältnis von Östradiol und Progesteron auftreten. **Im Gegensatz zu den Wechseljahren, findet in der Prämenopause aber immer noch eine regelmäßige Blutung statt.**

Frage:
...und wenn ich keine Blutungen mehr habe?

Antwort:
Selbst wenn wir keine Blutung oder Gebärmutter mehr haben, ist unser Zyklus deutlich abgeschwächt vorhanden.

Das Hormon-Programm ist ja in erster Linie vom Gehirn gesteuert und nicht von der Gebärmutter. Die Reihenfolge der Hormon-Ausschüttung und -Produktion im Körper ist nur in der Schwangerschaft und Stillzeit deutlich anders. Mit der Prämenopause und den Wechseljahren reduzieren sich zwar viele Hormonarten – aber das Muster bleibt in etwa gleich. Die Hormonboten mit ihrer Aktions-Botschaft werden in jedem Fall auf den Weg geschickt. Aber was sollen sie tun, wenn der Empfänger (in Gebärmutter- oder Eierstockzelle) nicht vorhanden ist? Oder wenn gar der gesamte „Wohnblock" verschwunden ist und nicht einmal auf Nachbarn zurück gegriffen werden kann?? Eine lange Suche nach möglichst ähnlichen Empfängern geht los, denn die Botschaft MUSS ankommen! Werden sie nicht fündig, dann wird der übrige Progesteron-Anteil in die folgenden Hormonarten (Androgene, Cortisol, Östrogene) umsynthetisiert. Schließlich gibt es da diverse Östron-Großhändler, die immer „HIER" schreien, weil sie „Lagerräume" zur Verfügung haben (Fettzellen).

Wer keine Blutungen hat, kann genauso von gewaltigen Hormonproblemen gebeutelt werden. Schreiben Sie auf Beobachtungstabellen Ihre Symptome auf! So kann oft an Symptom-Mustern der Hormonwechsel (Zyklus) sichtbar werden.

Die Kopiervorlagen für die Selbstbeobachtung können Sie bei der Hormonselbsthilfe anfordern. Sie sind Teil der Beobachtungsmappe. Diese ist eigens für eine erleichterte Zuordnung der eigenen Zyklusbeobachtungen und Symptome entworfen.

6

AUSLÖSER UND VERSTÄRKER VON HORMONSTÖRUNGEN

Je länger ich an diesem Thema arbeite, um so umfangreicher wird auch die Liste der Auslöser und Verstärker. Manchmal ist es nicht mehr zu definieren, wo die Grenze zwischen beiden Gruppen liegt.

Unser Hormonsystem ist ein wichtiger Teil der geheimnisvollen Zusammenarbeit zwischen Körper, Gefühlen und innerstem Wesen. Der Mensch erscheint mir wie ein gigantisches, mehrdimensionales Puzzle. Etliche Teilchen sind bekannt, manche Puzzlegruppen zeichnen sich ab, aber das ganze Zusammenspiel ist bestenfalls zu ahnen. Um wenigstens Ansätze einer *sinnvollen* Therapie zu finden, müssen wir uns an das halten, was die bisherige Wissenschaft be- und erkannt hat. Auf internationaler Ebene waren einige Forscher in den letzten 100 Jahren fleißig am beobachten, messen und entdecken. Die Anti-Aging-Freunde der Medizin haben im Bereich von Hormonstörungen viel Land erobert. **Die wichtigste Frage im Kampf gegen Hormonstörungen und ihre Folgen ist die Frage nach Ursachen und Verstärkern.**

Hormonstörungen werden verursacht oder verstärkt durch:

1. Medikamente
   a) *Die Pille* als empfängnisverhütendes Hormonpräparat
   b) Hormonersatz-Therapie (HET) in der Lebensmitte
   c) Antibiotika

- d) Psychopharmaka
- e) Körperfremde Hormonarten in Medikamenten
- f) Hormongaben ohne Anpassung an den Körperzyklus
- g) Zu viel Jod-Zufuhr
- h) Unangemessene Nährstoff-Ergänzung
2. Empfängnisverhütende Maßnahmen mit Hormon-Wirkstoffen, die über die Haut aufgenommen werden: Hormonspirale, Hormonring, Hormonstäbchen als Implantate.
3. Schwangerschaft und Stillzeit unter „erschwerten Bedingungen"
4. Erschöpfungsphasen, Burn-out, körperlicher/seelischer Stress
5. Abtreibungen können ein (vorübergehendes) Durcheinander in der Hormonwelt des Körpers sowie in der Psyche hinterlassen
6. Sterilisation kann (aber muss nicht) zu Störungen führen
7. Entfernung der Eierstöcke oder/und Gebärmutter
8. Unser zunehmendes Alter
9. Genetische Ursachen
10. Auswirkungen vom Hormonmangel der Mutter in der Schwangerschaft auf die Entwicklung des werdenden Lebens
11. Ernährung:
    - a) zu wenig oder zu viel Nahrung
    - b) mangelnde Nährstoffe (Vitamine, Enzyme, Spurenelemente, Proteine, ungesättigte Fettsäuren, Pflanzenhormone)
    - c) zu wenig Flüssigkeit
    - d) Diäten oder einseitige Ernährung
12. Stress und Dauerkonflikte
13. Übersäuerung
14. Chronische oder vorübergehende Krankheiten
15. Zu viel oder zu wenig Bewegung
16. Amalgam, Fluorbehandlung
17. Umweltfaktoren (z.B. Phtalate, Desinfektionsmittel, Chemikalien, Lösungsmittel, Funkmasten(?), radiologische Strahlen)
18. Schlafmangel
19. Drogensucht, Konsumgifte (Nikotin, Alkohol)
20. Schichtarbeit und Flugdienst

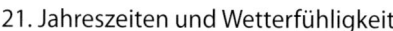

21. Jahreszeiten und Wetterfühligkeit
22. Extreme Kälte oder Hitze
23. Ein unausgeglichener Lebensstil oder „Workaholic-Lebensstil"
24. Zusammenhang mit Schilddrüsenbeschwerden

…vermutlich kommen im Laufe der Jahre noch mehr dazu! Schauen wir uns nun die einzelnen Punkte etwas näher an!

Zu 1: Medikamente

Alle Medikamente, die für den Körper unangemessen sind, können schaden! Bei der Brille verstehen wir das sehr gut. Wir probieren so lange mit dem Optiker bis die Brillenstärke exakt an unsere Augen angepasst ist. Es gibt Tage, wo wir besser oder schlechter sehen. Warum fällt es uns so schwer, ein ähnlich sorgsames Umgehen mit Medikamenten zu praktizieren? Auf den Packungsbeilagen heißt es meistens „Man nehme täglich…" ohne zu hinterfragen, **wann, wieviel und in welchem Rhythmus unser Körper die Hilfestellung braucht**. Wir gehen unbewusst davon aus, dass die Firma, der Arzt oder Apotheker hellseherische Fähigkeiten hat und dass wir obendrein Menschen „von der Stange" sind. Die angegebene Dosierung gilt anscheinend immer – ganz gleich, ob wir extrem dünn oder stark übergewichtig sind. Aber dem ist nicht so! Sogar das **Alter und Geschlecht** spielen eine wichtige Rolle bei der Wirksamkeit von Medikamenten. Zu bestimmten Tages- oder Jahreszeiten wirken sie vielleicht unterschiedlich.

Zusätzlich vertragen es viele Menschen nicht gut, wenn die Tagesdosis der verordneten Hormone auf einmal (anstatt in kleinen Portionen) dem Körper zugeführt wird. Die Naturheilkunde-Experten wissen darum und nehmen sich Zeit für ein genaues Erfassen der jeweiligen Beschwerden und Vorgeschichte des Patienten. Nur so kann man herausfinden, ob Medikamente und Dosierung angemessen sind.

a) *Die „Pille"*

Eine herausragende Rolle hat die **Anti-Baby-Pille** bei unserem Thema „Hormonstörung". Als die erste „Pille" in den 60-er Jahren auf den Markt kam, begann eine neue Zeitepoche in der Medizin. Die Sensation bestand darin, dass man gelernt hatte, wie Hormon-Moleküle so verändert werden können, dass sie natürliche Abläufe im Körper verhindern oder verändern.

? *Wie funktioniert die Pille?*

Die Pille besteht meistens aus einer Kombination von einer Östrogen-Variante und einem Progestin (verändertes Progesteron). Das erhöhte oder zu hohe Östradiol verhindert die Reifung einer Eizelle bis zum Eisprung (Ovulation). Da es aber immer wieder vorkommt, dass der Körper sich nicht durch einen zu hohen Östrogenspiegel überlisten lässt, brauchte man eine zweite Notbremse. Die Eigenschaft der Gebärmutterschleimhaut musste so verändert werden, dass sich eine befruchtete Eizelle (das begonnene Leben) nicht in der Schleimhaut einnisten kann. Um das zu erreichen, hat man das Progesteron, das eigentlich die Gebärmutter optimal für das werdende Leben vorbereitet, chemisch so verändert, dass es im Körper teilweise gegenteilig wirkt. Dieses **Progestin** verhindert eine Schwangerschaft, indem das befruchtete Ei eine Gebärmutter vorfindet, die nicht in der Lage ist, den Winzling einzubetten und zu versorgen. Wenn alles schief geht und trotz Hormon-Manipulation eine Einnistung stattfindet, bewirken Progestine gravierende Missbildungen beim Fötus – besonders bei den Geschlechtsorganen.

Hinzu kommt, dass Progestin-Moleküle auch in allen anderen Körperteilen genau diejenigen Empfängerzellen besetzen, die eigentlich für das Progesteron gedacht sind. Im Körper passiert dann Ähnliches wie in Ihrer Küche, wenn jemand Salz in Ihre Zuckerdose kippt – beides sind kleine, weiße Kristalle. Obwohl es fast genauso aussieht, ist die Wirkung doch sehr anders…

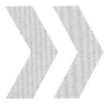

Um bei dem Bild zu bleiben: **Wenn man die Pille gegen PMS- oder Wechseljahrsbeschwerden nimmt, dann ist es genauso, als würden sie zwei Eßlöffel Salz in den Pudding geben…..!**

b) Hormon-Ersatztherapie (HET)

Was für die Pille gilt, kann man 1:1 auch für den Hormonersatz in den späteren Jahren annehmen. Sehr häufig höre ich Berichte von Frauen ohne Gebärmutter, die von ihrem Arzt reine Estradiol-Medikamente bekommen mit der Begründung: *„Frauen ohne Gebärmutter brauchen keine Gestagene!"* Wenn damit die Progestine gemeint sind, gebe ich dem Arzt ja vollkommen recht. **Aber bei einer Östradiol-Gabe ist das Progesteron immer als Gegenpol nötig – ganz gleich aus welchem Grund die Hormonergänzung verschrieben wurde.** Eine schlichte Gegenfrage an den Arzt wäre: *"Wozu braucht denn dann der Mann Progesteron? Der hat doch auch keine Gebärmutter."* Wundern Sie sich nicht, wenn der Arzt Sie daraufhin völlig überrascht ansieht!

c) Antibiotikum

Penicillin oder Antibiotika zählen zu den großen Errungenschaften der Neuzeit. Ich meine: Segen und Fluch liegen manchmal erschreckend nah beieinander. So auch hier! Ich bin dankbar, dass wir diese Wirkstoffe haben, denn sie sind manchmal wirklich lebensrettend. Aber täglich begegnen mir Menschen, deren Hormonsystem schwer geschädigt wurde, u. a. durch massive Antibiotika-Behandlungen. Autoimmunstörungen oder Allergien kommen in fast jeder Familie vor. Ich sehe zumindest einen teilweisen Zusammenhang mit unserer selbstverständlichen Anwendung von Antibiotika in Viehzucht und Arzt-Sprechzimmern. Nicht nur die Schilddrüse reagiert sehr sensibel darauf. Wenn die Hormon-Drüsen und der Darm in Mitleidenschaft gezogen sind, dann ist das ein hoher Preis für eine voreilige Grippe-Bekämpfung.

d) Psychopharmaka

Wenn eine medizinische Fachkraft keine Erklärung hat für die Zicken und Wehwehchen von uns Frauen, dann sind wir hysterische oder depressive Wesen, die man am schnellsten und einfachsten mit Psychopharmaka ruhig stellt. Von den Senioren ganz zu schweigen... Psychopharmaka haben sehr wohl eine Berechtigung als Nothelfer in akuten Krisen. Aber auch hier bleibt leider viel zu oft die Frage nach den Ursachen unbeachtet. Psychopharmaka können in den Hormonhaushalt direkt eingreifen (bei Serotonin, Melatonin, Schilddrüsenhormonen und vermutlich noch mehr). **Ist es nicht sinnvoll, eine solche Behandlung äußerst sorgsam mit Tests abzuklären BEVOR ich langfristig mit Psychopharmaka arbeite??**

e) Körperfremde Hormon-Arten

Dazu rechne ich die veränderten Geschlechtshormone, Cortisonarten und die isolierten Schilddrüsenhormone. Veränderte Hormonarten machen es dem Körper extrem schwer ins (Hormon-) Gleichgewicht zu finden. Sie haben zwar oft die gewünschte Wirkung aber der Preis (schädigende Nebenwirkungen) ist langfristig unberechenbar hoch!

f) Hormon-Anwendungen ohne zyklische und individuelle Anpassung

Solange Sie eine Frau sind, haben Sie einen Zyklus! Das gilt auch, wenn Sie keine Blutungen haben (ausgenommen Schwangerschaft und Stillzeit)! Deshalb ist es so wichtig, dass wir die verschiedenen Zyklus-Intervalle mit ihrem jeweils spezifischen Hormon-Cocktail beachten. Wir können auch mit den sogenannten „Natürlichen Hormonen" sehr viel falsch machen, wenn wir unseren Zyklus und die individuell angemessene Dosierung ignorieren!

g) Zu viel Jod-Zufuhr

Das Jod wird im Körper nur in winzigen Mengen gebraucht. Sobald wir zu viel davon zuführen wird die Schilddrüse überfordert. Das bekommen dann auch die Geschlechtshormone und die „Stress-Abteilung" zu spüren. Vorsicht mit zu viel Jod!!

h) Individuell <u>un</u>angemessene Nährstoff-Ergänzung

Dosierungen in der Nahrungsergänzung sind individuell anzupassen und zu hinterfragen! ZU VIEL ist genauso verkehrt wie zu wenig Mineralien und Vitamine! Das gilt erst recht für die Spurenelemente wie Selen und Fluor! Da die Mineralregulierung zu den vielen Hormonaufgaben gehört, kann eine „Nährstoff-Überschwemmung" dem Ausgleichsbemühungen von Hypophyse und Nebenniere ordentlich Stress bereiten!

Zu 2: Empfängnisverhütende Maßnahmen durch weitere Hormon-Träger

Außer der Pille gibt es noch weitere empfängnisverhütende Maßnahmen, die deutlichen Einfluss auf unser Hormonsystem haben. Wir werden diese Wirkungen ausführlich im Kapitel 11 besprechen. An dieser Stelle möchte ich die **Hormon-Spirale**, den **Hormon-Ring** und das **Hormon-Implantat (-Stäbchen)** hervorheben. Sie haben in der Wirkung manches gemeinsam. Der Hormon-Ring liegt 3 Wochen lang in der Vagina. Um die Blutung auszulösen muss er für eine Woche herausgenommen werden. Wenn sich der Körper gegen die Hormone wehrt, kann man den Ring jederzeit wieder heraus nehmen. Bei den anderen beiden „Techniken" brauchen wir den Arzt dazu und seine

Bereitschaft. Die Hormon-Stäbchen werden unter die Haut am Oberarm geschoben und bleiben dort mehrere Jahre liegen. Der Arzt kann sie jederzeit wieder mit einer örtlichen Betäubung entfernen. Bei der Hormon-Spritze ist der Wirkstoff nicht mehr herausnehmbar. Das sollte uns zu denken geben. Erschreckend oft wird Frauen erklärt, dass der Wirkstoff angeblich nur auf die Gebärmutter wirkt und sonst keinerlei Nebenwirkungen hätte. Wenn dann die gewünschte Verhärtung nicht nur in der Uterus-Schleimhaut stattfindet, sondern auch in den Brüsten, in anderen Schleimhäuten und Hormon-Drüsen, dann soll das angeblich nichts miteinander zu tun haben. Und wir glauben das auch noch!? Die Langzeitfolgen beim Hormon-Ring und dem -Implantat sind noch wenig beschrieben, weil sie in Deutschland erst im Kommen sind. Unter **www.Hormonspirale-Forum.de** finden Sie zu diesem Thema genug Informationen, die das Maß der Auswirkungen deutlich machen.

Zu 3: Schwangerschaften

In jeder Schwangerschaft überschlägt sich unser Körper im Produzieren von Progesteron. Bis zu einem 10- oder 12-fachen Wert der gewohnten Progesteronmenge in der zweiten Zyklushälfte! Wenn Sie am Samstag statt einem, gleich 10 Kuchen backen, dann haben Sie die 10-fache Menge. Was bedeutet das für die Geschlechtsdrüsen, wenn Sie dieses Pensum jeweils jeden Tag in mehreren Monatsintervallen leisten müssen? Können Sie sich vorstellen, wie es unserem Körper geht nach etlichen Schwangerschaften dicht hintereinander? Speziell die Progesteron-Herstellung im Körper wird nach dichter Geburtenfolge mühevoller. Das bedeutet eine deutliche Schwächung im Körper der Frau. Auch die Schilddrüsen arbeiten während einer Schwangerschaft deutlich mehr.

Abgang:

Hat ein Körper während der Schwangerschaft Probleme ausreichend Progesteron herzustellen, dann kann es zu Blutungen, vorzeitigen Wehen oder gar einem spontanen Abbruch der Schwangerschaft kommen – ganz gleich in welchem Entwicklungsstadium. Zu wenig Progesteron-Helfer können das Baby in seiner warmen Stube nicht ausreichend versorgen. Es kommt zum Zerfall der Gebärmutter- Schleimhaut und damit zum Abbruch der Schwangerschaft. Das gilt auch, wenn Frauen nach anfänglicher Progesteron-Ergänzung in den ersten Schwangerschaftswochen vom Arzt die zweifelhafte Anweisung bekommen: „Sie sind jetzt im 4. Monat, da kann man das Progesteron absetzen." Das abrupte Absetzen vom bisher angewendeten Progesteron signalisiert dem Körper die gleiche Botschaft wie am Ende von Schwangerschaft und Zyklus: Wehen + Blutung!

Die Trauer nach einem Abgang von gewünschten Kindern kann ein wesentlicher Verstärker von Hormonkrisen sein.

Wochenbett-Depression

Nach der Geburt tauchen manchmal zusätzliche Schilddrüsensymptome auf, die zusammen mit dem Progesteronmangel die Lebensfreude oder Gesundheit schwinden lassen.

Einen sogenannten Baby-Blues nach der Geburt möchte ich nicht einer „ausgewachsenen" Wochenbett-Depression gleichsetzen. Der Baby-Blues verschwindet nach einigen Tagen, die Wochenbett-Depression kann dagegen sehr hartnäckig festhängen in unserem Gemüt - erst recht, nachdem abgestillt wurde. Bei manchen Betroffenen beginnt die Wochenbett-Depression erst Monate später mit dem erneuten Beginn der Pilleneinnahme oder anderen medikamentösen Eingriffen.

Durch eine außergewöhnliche Schwäche sind junge Mütter nach der Geburt zusätzlich gefährdet Infektionen oder Allergien „aufzuschnappen". Kommt dann auch noch eine Antibiotika-Behandlung dazu, kann dem Hormon-Chaos Tor und Tür geöffnet sein. Der abrupte Abwärtsrutsch vom Progesteronspiegel nach der Geburt und eine „schwankende" Schilddrüsentätigkeit kann unberechenbare Symptome auslösen.

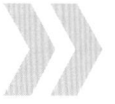

Eine Wochenbett-Depression oder Wochenbett-Psychose sollte immer zuerst mit einer ausführlichen Hormontestung überprüft werden!!

Leider sieht die Praxis in den meisten Kliniken so aus, dass zuerst Psychopharmaka angewendet werden – mit der Folge abstillen zu müssen. Das wiederum kann das Durcheinander zusätzlich verstärken. Speicheltests sollten auch bei mangelnder Milchbildung klären, ob Nachhilfe in einem speziellen Hormon-Bereich nötig erscheint!

Zu 4: Erschöpfungsphasen, „Burn-out", körperlicher oder seelischer Dauerstress

Stress ist an sich etwas ganz normales in unserem Leben. Der Körper kann auch damit umgehen. Nur eine *dauerhafte* Stressbelastung hinterlässt Spuren. Wenn wir in jungen Jahren mit zuviel Stress unsere Nebennieren auf Dauer überfordern, dann gehen sie in späteren Jahren „am Stock" – besonders in der Lebensmitte!

Zu 5: Abtreibung

Bei einem gewollten Abbruch wird z.B. mit Myfegine (RU 486), einer Progestin-Bombe, alle Progesteron-Hilfen abgewürgt und damit auch das werdende Leben. Das ganze „Programm" im Körper war aber auf die Fortsetzung einer Schwangerschaft programmiert. Dieser abrupte Absturz vom Progesteron-Spiegel hinterlässt oft für eine Weile seine Spuren. Die anderen Hormone, die zum Teil ebenso auf Hochtouren liefen, müssen zurückgepfiffen werden und bis wieder Ordnung in den durcheinander geratenen „Hormon-Laden" kommt, vergeht Zeit, die für betroffene Frauen sehr unangenehm sein kann. Vergleichbar wäre dieser Vorgang mit einem Auto, das bei hoher Geschwindigkeit eine Vollbremsung hinlegen muß. Eine beängstigende Schleuderpartie ist fast unvermeidbar.

Die Erfahrung eines seelischen Tiefs nach gewolltem Schwangerschaftsabbruch ist meiner Meinung nach die direkte Auswirkung von dem gewünschten „Hormon-Tsunami" im Körper.

Zu 6: Sterilisation durch Eileiterunterbindung

Nicht immer stellen Frauen Symptome nach einer Sterilisation fest. Einige Frauen haben die Sterilisation nie bereut. Manchmal dauert es etliche Jahre, bis Zweifel an der Maßnahme auftauchen. Einige Frauen haben sofort schlimmste PMS-Störungen, die dann meistens als „psychische Trauerarbeit" diagnostiziert werden. Vielleicht lassen Sie es sich schriftlich geben, wenn Ihnen der Arzt nach der Sterilisation keine Probleme oder Nebenwirkungen verspricht...

Zu 7: Entfernung von Gebärmutter und Eierstöcken

Oft wird bei hartnäckigen Blutungsproblemen, Myomen oder Zysten zur Entfernung der Gebärmutter oder Eierstöcke geraten. Manchmal sogar nur aus vorbeugenden Überlegungen heraus. Die Gebärmutter sei ja angeblich nur zum Kinderkriegen da. Danach würde alles besser werden – und über Empfängnisregelung braucht man sich dann auch keine Sorge mehr machen...

Wenn es aber nach der Operation eher schlimmer wird (bis hin zum völligen Zusammenbruch), wird dies der psychischen Situation zugeordnet... und damit einem anderen Facharzt. So einfach kann man sich der Verantwortung entziehen!

Ich weiß wohl, dass es Fälle gibt, die eine Operation der Gebärmutter rechtfertigen (z.B. bei bösartigen Tumoren). Eine Entfernung der Eierstöcke und Gebärmutter ist „Not-wendig", wenn dort Krebsgeschwüre wuchern.

Für die Zeit nach der Operation sollte überlegt werden, wie mögliche Krebsverursacher aus dem Leben herausgenommen oder vermieden werden können. Zu diesem Programm gehört der Speicheltest (DHEA, Progesteron, Östradiol, Östriol) unbedingt dazu, um eine Östradiol-Dominanz auszuschließen.

Die meisten Gebärmutter-Entfernungen geschehen nach einer eskalierten Myombildung oder nach erschöpfenden und extremen Blutungsphasen. Solange Myome nicht mehr als ca. 5-8 cm Durchmesser haben, würde ich persönlich zumindest versuchen die Östradiol-Dominaz (als eine Hauptursache für Myome) abzubauen. Dies sollte unbedingt unter aufmerksamer Kontrolle des Arztes geschehen. Heftige Blutungen können ebenso durch hormonelle Schieflage entstehen. In diesem Fall spielt oftmals das Testosteron-Östradiol-Verhältnis eine Rolle – und die Progesteronversorgung ebenso. Darüber hinaus sollte über das Blut Serotonin, Prolaktin und die Schilddrüsenhormone (FT3, FT4, TSH und Antikörper) überrüft werden. Mit Hilfe dieser Tests und der folgenden Gegenregulierung kann in vielen Fällen eine Operation vermieden werden!! Ein erkranktes Organ kann schnell herausoperiert werden – **leider verschwindet damit selten die Ursache der Erkrankung! Welches Organ wird das nächste sein, über das der Körper SOS melden kann?**

Auslöser und Verstärker

Haben Sie Zweifel an der Notwendigkeit einer Operation, dann lassen Sie sich Ihre Röntgen- oder Ultraschallbilder aushändigen und gehen Sie damit zu mindestens einem weiteren Arzt. Inzwischen gibt es Ärzte, die sich darauf spezialisiert haben, Frauen alternative Wege zu zeigen. Es sollte unser Ziel sein, solche radikale Operation überflüssig zu machen. Sollte die OP trotzdem nicht zu vermeiden sein, dann geben Sie nicht auf!

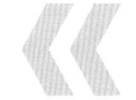

» **Bringen Sie Ihr Hormonsystem und Alltagsleben wieder ins Gleichgewicht damit der Körper kein weiteres Organ opfern muss um seine Notlage deutlich zu machen!**

» **Haben Sie immer den Mut, nach Alternativen zu fragen!**

Zu 8: Alterungsprozess

Tatsache ist, dass ab dem 30. Lebensjahr fast alle wesentlichen Prozessabläufe im Körper langsamer oder mühsamer werden – bis sie in der Todesstunde ihren Dienst ganz aufgeben. Das betrifft den Verdauungsprozess, den Erneuerungsvorgang von Haut und Knochen, die Denkfähigkeit, unsere Sinnesorgane und eben auch die Hormone mit ihrem komplizierten Zusammenspiel im Körper. Wenn wir nun ein „klitzekleinbisschen" weniger hören oder sehen, dann werden wir dies kaum merken und schon gar nicht deswegen in Tränen ausbrechen. Wenn aber einzelne oder mehrere Hormonwerte etwas sinken und damit vom gewohnten Zusammenspiel abweichen, dann kann das bedeuten: Mutters Tränen fluten die Wohnung...

Statistiken aus den USA und Großbritannien zeigen, dass viele Frauen etwa 35 Jahre alt sind, wenn sie bezüglich ihrer rätselhaften PM(S) - Symptome das erste Mal den Arzt um Rat fragen. Bei den Studien wurde nicht unterschieden zwischen typischen PMS-, Prämenopause- oder Wechseljahrsbeschwerden. Deshalb kann man vermuten, dass es sich um verschiedene Formen von Hormon-Krisen handelt. Diese Beobachtung deckt sich mit meiner Erfahrung.

Die Hormonspezialisten sagen: „Weil die Hormone weniger werden, altern wir!" Die Ernährungsexperten und Internisten zeigen auf die schwächer werdenden Organe und Drüsen und die abnehmende Fähigkeit, Nährstoffe zu verarbeiten. Beide haben wohl recht! Genetisch gesehen könnten wir nach Forscherberichten um die 120 Jahre alt werden. Der Alterungsprozess und das zugehörige „Gen-Strickmuster" ist ein wichtiger Faktor dafür, ob Hormon-Probleme entstehen oder nicht.

Zu 9: Genetische Ursachen

So wie das Altern hat auch Vererbung mit den Genen zu tun. Sie liefern die Grundlagen, Tendenzen, Neigungen, Schwächen, die uns sozusagen von Natur aus mitgegeben werden. In diesem Punkt sind uns die Männer zumindest sehr ähnlich... Die Zuckerkrankheit Typ 2 (eine Insulin-Hormonschwäche!) kann z.B. anlagemäßig vorhanden sein und von Generation zu Generation vererbt werden. So könnte man vielleicht auch die Progesteronschwäche (z.B. unzureichend funktionierende Eierstöcke) als Anlage mitbekommen haben. Mehr oder weniger vorhandene Verstärker durch Schadstoffe oder ungesunde Lebensweise können dafür sorgen, dass so eine Anlage früher oder später in Erscheinung tritt. **Nicht jede genetische Anlage kommt zum Tragen. Wir haben viele Möglichkeiten, einer Anlage entgegen zu wirken.**

Fallgeschichte:
Anna ist das 6. Kind einer Großfamilie. Als verheiratete Frau durchleidet sie den Albtraum von 7 Fehlgeburten. Erst danach, als Anna über 35 Jahre alt ist, kann sie zwei Kindern das Leben schenken. Beide Kinder sind inzwischen erwachsen und haben mit massiven Depressionen und Stimmungsnöten zu kämpfen. Die Vermutung liegt nahe, dass in dieser Familie eine Hormonstörung „vererbt" und vielleicht auch in der Schwangerschaft prägend war. Dass Anna verhältnismäßig früh eine starke Demenz entwickelte und als erste der 8 Geschwister starb, kann ein weiterer Hinweis auf langjährige, unerkannte Hormonnöte sein. Weitere Schwestern, Nichten und Großnichten sind von PM- und Schilddrüsenerkrankungen betroffen. Und auch von Annas Mutter ist bekannt, dass sie zwischen und nach den Geburten oft mit Depressionen zu kämpfen hatte.

Zu 10: Auswirkung von Hormonstörungen in der Schwangerschaft

In dem oben genannten Fallbeispiel zeigten beide Kinder von Anna sehr früh Symptome, die mich an Spätfolgen einer mangelhaften Versorgung in der Schwangerschaft erinnern. Es ist noch nicht viel geforscht worden in dieser Richtung. Meine Vermutung geht dahin, dass wohl sehr viele Entwicklungsauffälligkeiten bei Kindern zumindest einen hormonellen Zusammenhang haben könnten. Besonders herausragend sind dabei Symptome von PM und SD-Problemen. Bei schlecht reguliertem Diabetes in der Schwangerschaft ist eine Schädigung durchaus auch denkbar. In ganz besonderer Weise sind Kinder im Mutterleib betroffen, wenn von der Mutter die Pille in den ersten Wochen der Schwangerschaft weiter eingenommen wurde. Das mag nicht so oft vorkommen, aber bei meinen bisherigen Beratungsfällen sind Betroffene dabei. Auf diese Weise bekommen solche werdenden Mädchen und Jungen extreme Östradiol-Gaben in die Wiege gelegt. Fehlentwicklungen der Geschlechtsteile bei Jungen oder Pubertätsmerkmale bei 3-4 jährigen Mädchen können die deutlichen Folgen sein. **Weitere mögliche Spätfolgen könnten psychische Auffälligkeiten wie verzögerte Entwicklung, Überängstlichkeit, Konzentrationsstörung, Immunschwäche, Krebs, Stoffwechselstörungen oder eine verminderte, intellektuelle Veranlagung.** Haben Sie den Verdacht, dass dies in Ihrer Familie eine Rolle gespielt haben könnte, so sind nicht SIE an der Beeinträchtigung des Kindes schuld, sondern wurden gleichermaßen mitbetroffen an dem mangelnden Wissen der meisten Fachleute. Je mehr Hormonmessungen in dieser Hinsicht vorhanden sind umso gewisser werden wir die Fragen diesbezüglich beantworten können.

Zu 11: Ernährung

a) Zu wenig oder zu viel Nahrung

„FDH" und „Null-Diät" lassen unseren Körper auf Reserve schalten. Er hat ein eingebautes SOS-System, das weitgehend von Hormonen gesteuert ist. Bei stockender Energiezufuhr durch mangelnde oder ganz fehlende Nahrung startet eine Art Notprogramm im Körper. Ein kunstvoller Regelmechanismus, bei dem die Hormone maßgeblich beteiligt sind, sorgt dafür, dass nur das, was am wichtigsten ist, weiterhin läuft – nach einer sehr interessanten Prioritäten-Reihenfolge. Ganz besonders betroffen sind Frauen mit akuter Ess-Störung wie **Magersucht und Bulimie**. Sie wollen langfristig mit einer viel zu geringen Energiezufuhr auskommen oder erbrechen zwanghaft nach der Mahlzeit. Die Blutung fällt oft nach relativ kurzer Zeit aus, Haut und Haare verlieren ihre Spannkraft und die Psyche schlägt Kapriolen.

Haben wir einfach keine Zeit und Muße zum regelmäßigen Essen, dann kann der sogenannte *__Unterzucker__* zum Problem werden. Unser Gehirn ist die Kommandozentrale – auch für unser kompliziertes Hormonsystem. So wie ein Computer elektrischen Strom braucht, um funktionieren zu können, so braucht unser Gehirn ein ganz bestimmtes Maß an Blutzucker. Wenn davon nicht ausreichend vorhanden ist (= Unterzucker), dann hat unser Denkstübchen sozusagen einen Wackelkontakt, der unberechenbare Folgen haben kann. Wenn unser Gehirn nicht mehr richtig arbeitet, dann kommt nicht nur die Hormonproduktion ins Stocken, sondern alle wesentlichen Funktionen im Körper.

Das andere Extrem wäre ein Essen ohne Maß. Zuviele Kalorien in Form von minderwertigen Fetten und Zucker überlasten die Hormon-Ausgleichsarbeit bei der Zuckerregulierung und Energieversorgung. Der gesamte Stoffwechsel ist überfordert und der Körper wird in mehrerer Hinsicht „schwerfällig". Die (vielen) Fettzellen arbeiten als Östron-Depot, aus dem jederzeit Östradiol gebildet werden kann. So hat es der dicke Mensch zusätzlich schwer mit dem Abnehmen.

b) Vitamin-, Mineral- und Protein-Mangel

Nicht nur die Verarbeitung von Kalorien fordern Hormondienste – auch alle Nährstoffe müssen ausgewogen vorhanden sein: Nicht zu viel und nicht zu wenig! Das heißt im Klartext, dass die Ernährung ausgewogen sein sollte. Nahrungsergänzungsmittel mit vielen Vitaminen und Mineralien können ein Notprogramm für Ausnahmezeiten sein – aber sie sollten nicht als Freibrief für schlampige Essgewohnheiten missbraucht werden. Wir wissen das ja auch alle.... Dieser Aspekt ist so wichtig, dass im Kapitel 22 ausführlich darauf eingegangen wird.

Wenn zu wenig Kalzium und Magnesium nachkommt, dann entscheidet sich der Körper eher für das stützende Knochengerüst und gegen die Haarwurzel – so nach dem Motto „lieber weniger Haare als weniger Knochenmasse!" Das funktioniert allerdings nur für eine begrenzte Zeit! Das Einstellen der Fortpflanzungsmöglichkeit im Körper ist eine der ersten Funktionen, die dieses Notprogramm bewirkt. Der Zyklus kommt aus dem Takt und damit entsteht ein Mangel an den so wichtigen Geschlechtshormonen. Wenn für lange Zeit wichtige Vitamingruppen und Mineralien dem Körper vorenthalten werden, dann fehlen ihm Bausteine um Hormone zu produzieren. Ganz besonders wichtig scheinen dabei die Enzyme und Mineralien zu sein. Zu einer ausgewogenen Ernährung gehört ein gewisses Maß an verschiedenen Protein-Arten. Ich möchte darauf hinweisen, dass viele meiner Kunden Vegetarier sind, die mit Protein-Mangel kämpfen. Gerade sie meinen, dass viel Soja die beste Protein-Versorgung darstellt. Sie sind sich oft nicht bewusst, dass sie ihrem Hormongleichgewicht mit einseitiger Nahrung schaden können.

c) Zu wenig Flüssigkeit

Wer zu wenig trinkt, macht dem Körper die Entgiftungsarbeit und Flüssigkeitsversorgung der Zellen schwer. Das ist eine zusätzliche Belastung, die bei einer Stresssituation noch mehr Notprogramme erforderlich machen. Die Nebenniere erreicht dann früher das Ende ihrer Ausgleichsfähigkeit und wir geraten umso schneller in die Erschöpfung.

d) Diäten oder einseitige, falsche Ernährung

Diäten sind seit vielen Jahren ein großes Thema – vor allem in Frauenzeitschriften! Wir fühlen uns genötigt, eine gewisse Normgröße unserer persönlichen Breitegrade einhalten zu müssen, um nicht drastisch an Selbstwertgefühl zu verlieren... Drängen uns Ängste um die gefährdete Partnerschaft? Oder meinen wir, den Anschluß an attraktive, gesellschaftlich anerkannte Kreise zu verlieren? Mit Gewalt muss dann möglichst schnell aller überflüssiger Speck verschwinden. So wird in wilder Verzweiflung eine Diät nach der anderen probiert. Das kann unerwünschte Folgen haben!

Die mit Sicherheit am häufigsten angewandte Diät ist die „Ich esse nur was mir schmeckt-Diät". Damit ist das Herausnehmen von ganzen Nahrungsgruppen gemeint: Salate, Gemüse, Vollkornprodukte, Milchprodukte, Fleisch o. a.. Um eine ausgewogene Ernährung zu gewährleisten, braucht es ein Grundwissen von Inhaltsstoffen und Wirkungen unserer Lebensmittel. Manchmal lassen besondere Heißhungergefühle Rückschlüsse auf bestimmte Mängel zu oder starke Abneigung auf ein gewisses Zuviel von Inhaltsstoffen. Diese Empfindungen können wie eine eigene Körpersprache verstanden werden. Sie wollen dazu beitragen, dass wir nicht in ungesunde Überdosierungen oder Mangelzustände geraten. Wir müssen sie vielleicht wieder ganz neu „hören" lernen.

Die abnehmende Fähigkeit des Körpers im Aufspalten und Auswerten unserer Nahrung mit fortschreitendem Alter ist eine weitere wichtige Information. Ein junger Mensch verarbeitet einen knackigen Apfel sehr viel besser als ein älterer Mensch. Ungefähr mit 30 Jahren fängt der Körper an in seinen Stoffwechselprozessen und seiner Nahrungsaufbereitung langsamer und träger zu werden. Das müssen wir im Hinterkopf behalten, wenn wir unserem Körper ausreichende Mengen an Vitaminen, Enzymen und Mineralien zukommen lassen wollen.

Zu 12: Stress durch Konflikte und Überforderung

Auf diesem Gebiet ist viel zu finden in bisheriger Hormon-Literatur. Hier wird oftmals der Hauptverursacher gesucht von PM(S) und all den typischen Problemen unserer Zeit. So viele Frauen berichten mir, dass ihnen vom Arzt gesagt wurde: „Nehmen Sie Ihr Frausein endlich an und seien Sie nicht so wehleidig!" Es handelte sich dabei um hilfesuchende Frauen mit massiven Hormon- oder Wechseljahrsproblemen. Wer fühlt sich zeitweise nicht überfordert oder unter Druck gesetzt? Erst recht in der zweiten Zyklushälfte! Es ist ja so einfach den betroffenen Frauen klar zu machen, dass sie ihre Konflikte besser austragen sollen und nicht allen Ärger in sich hineinfressen müssten... Ach ja, wir armen Frauen müssen speziell die PMS-Tage als körperliche Trauer über das verloren gegangene Ei verstehen. Wie rührend! Es fehlt leider immer der Hinweis, wie wir unserem Arbeitgeber, unseren Kindern und Familien klar machen können, dass wir in rund zwei von vier Wochen generell ausfallen, weil wir ab sofort unser Frausein annehmen und dem Körper bei seiner Trauerarbeit helfen wollen...

Spott beiseite und zurück zur Wirklichkeit.

Ja, wir fühlen uns sehr oft in der Zwickmühle von Erwartungen. Die zum Teil drastisch schwankenden Grenzen unserer Kräfte verunsichern uns und unsere Angehörigen. **Wieso schaffe ich gleiches Pensum am einen Tag mit links und am anderen Tag bin ich schon nach einem Viertel davon außer Puste? Wieso heule ich heute beim geringsten Anlass und morgen jage ich ganze Heerscharen in die Flucht?**

Jawohl, **Dauerstress ist ein gewaltiger Verstärker, keine Frage! Aber es ist selten der alleinige Auslöser.** Wo bei der einzelnen Frau der Schwerpunkt liegt, ist gar nicht so leicht herauszufinden. Ist es der Mann oder die Kinder, die mir Sorgen bereiten? Komme ich mit Schwiegereltern oder Miterben nicht klar? Hindert mich der Nachbarshund oder der laute Verkehr am Entspannen? Sind Kollegen oder Finanzbehörden hinter mir her? Kann ich meine Eifersucht nicht in den Griff kriegen? Ist die Fürsorge von Pflegebedürftigen im Haus zum Albtraum geworden?

Manchmal ist es durchaus ratsam, mit Hilfe eines Psychotherapeuten herauszufiltern, wo alte Persönlichkeitsmuster die Leistungsfähigkeit bremsen oder blockieren. **Wie lerne ich Nein zu sagen, wenn alles zu viel wird? Wie kann Bitterkeit in mir heilen?** Ich ermutige ausdrücklich dazu. Aber ich glaube nicht, dass mit der Psyche alles steht und fällt. Es gibt noch mehr Faktoren!

Ist unser Körper gesund, kann er ungeheuer viel leisten – auch unter schwersten Bedingungen. Da wollen wir wieder hin! Wichtig für Sie ist die Entscheidung, ob Sie mit Ihrer normalen Situation zufrieden sind oder ob Sie etwas grundsätzlich ändern wollen. Wir haben die Wahl, ob wir andere über unser Leben bestimmen lassen oder ob wir selbst bestimmen. Wer darf wann und was ins Buch unseres Lebens schreiben? Die Entscheidungsfähigkeit des Menschen ist eines der wichtigen Unterschiede zum Tier. Wir haben das Recht zu entscheiden und die Pflicht, die entsprechenden Konsequenzen zu tragen. Sich nicht zu entscheiden, ist auch eine Entscheidung und hat genauso Folgen. Wenn Sie in der Zwickmühle von permanenter Überforderung, falscher Hörigkeit und Unterordnung oder Missbrauch stecken, dann lassen Sie sich helfen! Hilfe zu suchen ist ein erster Schritt und ein Investment für Ihre Zukunft.

Unbefriedigende, bedeutungslose Arbeit ist genauso schädlich. Lustlos herumzuhängen, vor dem Fernseher oder Internet zu versumpfen, kann vieles in uns lahmlegen. Die Glückshormone verkriechen sich dabei in den hintersten Winkel. Dazu sind wir nicht erschaffen worden!

Zu 13: Übersäuerung und Verschlackung

Eine der Stress-Folgen ist die Übersäuerung. Ein übersäuerter Körper kämpft mit Ablagerungen, die den Körper sehr belasten. Wenn wir an das „Hormondorf" denken, so können wir uns vorstellen, dass alle wichtigen Straßen immer enger werden durch Berge von Schutt und Müll. Zuerst sind es nur die breiten Straßen. Später werden auch die Fabrikeinfahrten und das Rathaus immer mehr blockiert. Unsere Drüsen und Organe werden durch Ablagerungen in ihrer Funktion gehindert. Das bedeutet zusätzliche Anstrengung für den Körper.

Zu 14: Chronische und vorübergehende Infektionen

Bei der Abwehr von Infektionen zu helfen, steht auf der Dienstanweisung von mehreren Hormonarten. Dummerweise verbrauchen permanente Entzündungen und chronische Leiden ein erhöhtes Maß an bestimmten Immun-Hormonen, Vitaminen und Spurenelementen. Meldet z.B. eine Entzündung ständig SOS-Bedarf, so geht das eine kurze Zeit durchaus gut. Aber bei Dauerstress in der Immun-Abteilung wird das Gleichgewicht mit der Zeit sehr strapaziert, denn die anderen Hormone können nicht auf Dauer ihre Anteile an die Cortisol-Genossen abgeben. Chronische Erkrankungen sind langfristig eine schwer auszugleichende Zusatzbelastung, die den Körper schneller ermüden lässt. Allen Betroffenen, die mit chronischen Leiden zu tun haben, ermutige ich sehr, bei der Suche nach der eigentlichen Ursache nicht aufzugeben. **Setzen Sie sich selbst mit Ihrem Thema auseinander und erwarten Sie die Hilfe nicht nur bei Fachleuten.** In diesem Zusammenhang möchte ich auf viele Selbsthilfe-Initiativen hinweisen. Sie finden auf unserer Internetseite aktuelle Hinweise und nähere Daten.

Allergien

Allergien sind vermutlich eine mögliche Folge von durcheinander geratenen Abwehrmechanismen. Anstatt gegen böse Keime, Viren und Bakterien zu kämpfen, greifen sie z.B. die harmlosen Pollen und Nahrungssubstanzen im Körper an. **Diese Art von Bürgerkrieg im eigenen Körper raubt ihm all diejenige Kraft, die er eigentlich für andere Funktionen bräuchte.** Die Abwehrmechanismen im Körper haben ein unglaublich starkes Heer von Helfern (dazu gehören auch Hormone!), die gefordert sein müssen. Wenn die starken Kämpfer nichts zu tun bekommen, entwickeln sie sich zu unberechenbaren „Raubrittern". Unser Immunsystem will gefordert sein. Wenn wir aber schon bei jedem Halskratzen mit Antibiotikum nachhelfen, jeden Schnuller und Fußboden rund um die Uhr desinfizieren, dann schicken wir ein bereitstehendes Heer in die Arbeitslosigkeit. Die arbeitslosen Streiter werden sich irgendwann selbst Arbeit suchen und zur Gefahr für die „einheimischen" Zellen werden... Allergien sind in den armen Ländern so gut wie unbekannt. Das sollte uns zum Nach- und Umdenken bringen. Wenn nun auch bestimmte Hormone von einem permanenten Dauerkrieg im Körper übermäßig in Anspruch genommen werden, dann fehlt die Kraft für andere, genauso wichtige Hormon-Aufgaben.

Zu 15: Zuviel oder zuwenig Bewegung

Bestimmte Hormone brauchen für ihre Entstehung im Körper ausreichende, körperliche Bewegung. Es sollten dabei mehr Muskeln beteiligt sein, als beim Daumendrücken mit der TV-Fernbedienung. Wachstumshormone werden mit körperlicher Bewegung aktiv. Wenn wir von frühester Kindheit an im Bett gelähmt liegen bleiben, werden wir kaum wachsen. Natürlich ist die Körpergröße auch genetisch vorprogrammiert. Aber ohne Hormone kann dieses Gen-Programm nicht verwirklicht werden. Über das Maß der Bewegung müssen Sie selbst entscheiden. Wichtig ist dabei, dass sie wenigstens ein bisschen Freude daran haben! Wenn möglichst viele Muskeln gefordert sind und Sie dabei mindestens 3x in der Woche ins Schwitzen kommen, dann freuen sich gleich mehrere Hormon-Gruppen.

Ein Zuviel an Sport ist genauso schädlich wie ein Zuwenig! Die Profi-Sportlerinnen sind in überdurchschnittlichem Maß betroffen von hormonell bedingter Zystenbildung, Krämpfen und vom Ausbleiben der Regel. Das sollte eigentlich zu denken geben. Testosteron- und Cortisol-Spiegel reagieren in ganz besonderem Maß auf zu viel oder zu wenig Bewegung.

Zu 16: Amalgam und Fluor

Bis vor kurzem war mir nicht bewusst, dass ich in meinen Zähnen so viel hoch gefährliches Nervengift mit mir herumtrage, dass damit theoretisch meine ganze Familie ausgelöscht werden könnte... Amalgam ist nichts anderes, als eine Verbindung von Silber und Quecksilber. Das meiste ist in meinen Zähnen gut hineingestopft und relativ fest. Aber beim Kauen warmer Speisen oder Trinken von heißen Getränken erwärmt sich die Zahnfüllung und gibt feinen Quecksilberdampf ab. Quecksilber ist ein extrem starkes, wärmeempfindliches Nervengift, das auch in geringen Mengen Verheerendes im Körper auslösen kann. Die Folgen können den Symptomen von Hormonproblemen ähnlich sein. Zusätzlich können bereits vorhandene Hormondrüsen-Probleme durch Amalgam-Zahnfüllungen verstärkt werden. In seltenen Fällen gilt dies auch für Gold- und Kunstoff-Füllungen. Deswegen gehen immer mehr Zahnärzte auf individuelle Wünsche oder Unverträglichkeiten der Kunden ein.

Die **Fluorid**-Behandlungen erfreuen sich leider immer noch ungebremster Beliebtheit bei den Zahnexperten. Bestünde der ganze Körper aus Zahnschmelz, dann wäre das eine interessante Überlegung. Aber wie schützen wir die Zellen der Mundschleimhaut, der Zunge oder den Gaumen und Kieferknochen vor dem Stoff, der unter höchsten Auflagen in Sicherheitscontainern unter Tage endgelagert werden muss? Unser Entgiftungsprogramm im Körper beschäftigt das Immunsystem und fordert zusätzliche Hormonarbeit – erst recht, wenn uns der Zahnarzt hoch dosiertes Fluorid-Gel als „Prophylaxe" in den Mund schmiert.

Fragen:

Wenn Fluoride auf dem harten Zahnschmelz weiße Flecken erzeugen können, was tun sie erst mit unseren sehr viel sensibleren Knochen- und Drüsenzellen?

Sollen diese auch so hart und unelastisch werden wie Zahnschmelz?

Wie bewältigt der Körper unserer Kinder die vielen Fluorid-Tabletten, mit denen wir sie im zarten Babyalter füttern?

Ich hoffe, diese Fragen regen zum Nachdenken an.

Zu 17: Schadstoffe und Strahlenbelastungen in Nahrung und Umwelt

Ein gesunder Körper hat viele Mechanismen, um sich gegen Giftstoffe wehren zu können. Ich habe einige Zeit auf einer sogenannten „Giftstation" im Krankenhaus gearbeitet. Deswegen weiß ich, wie gut ein Körper auch schwere Vergiftungen bekämpfen kann. Schwieriger wird es, wenn jeden Tag über lange Zeit Giftimpulse unserem Abwehrsystem Sorge machen. Es kommt immer wieder vor, dass ich im Nachhinein den Verdacht habe, ostrogenhaltiges Fleisch gegessen zu haben. Ich spüre das an rätselhaftem Brustspannen. Zusätzliche Östrogene sind in den Schweinen und im Geflügel genauso wirksam wie in unserem Körper. Sie fördern das Wachstum von Fettzellen und lassen Zuchttiere mehr Gewicht auf die Waage bringen. Das heißt mehr Geld für den Züchter!

Ein weiteres großes Fragezeichen sind hormonähnliche Inhaltsstoffe in Chemikalien, mit denen wir täglich in Berührung kommen: zu Hause,

Auslöser und Verstärker

auf der Straße, im Beruf, in der Schule, beim Friseur und erst recht im Kleiderladen. Wir meinen den Körper zu schützen, wenn wir fleißig putzen, waschen und desinfizieren. Denken wir auch an die Wirkstoffe, die dabei durch Haut und Atmung unser Hormonsystem durcheinander bringen?

In unserer Region mussten mehrere Schulen und eine Kaserne leergeräumt und saniert werden, weil die messbaren Hormon-Belastungen für Mensch und Tier nicht mehr tragbar waren. Seitdem gibt es in diesen Häusern wieder Spinnen, Fliegen und Asseln. Wenn Ihre Wohnung auffallend wenige dieser „Kribbelkrabbeltiere" beherbergt, sollte Sie das eigentlich alarmieren!

Funkmasten und Hochspannungsmasten in unmittelbarer Nähe sind weitere Störfaktoren für unsere Gesundheit. Ich habe mit zwei Familien zu tun, die massive Hormonstörungen und Unverträglichkeiten haben, seitdem sie in unmittelbarer Nähe solcher Masten leben. Mir fallen zusätzlich zwei junge Männer ein, die auf dem Rollfeld eines größeren Flughafens arbeiteten und die beide mit massivem Hodenkrebs kämpfen.

> *Fragen:*
>
> *Und was ist mit den vielen radiologischen Untersuchungen bei Orthopäde, Internist und Zahnarzt?*
>
> *Bei wem ist eine jährliche Mammografie wirklich sinnvoll?*
>
> *Wie reagiert das feine Drüsengewebe auf eine wiederholte Strahlenbelastung?*

Diese Fragen sind nicht erwünscht in unseren Sprechzimmern... Es kommt noch dicker:

» Flüsse an USA-Städten haben deutlich messbare Xeno-Östrogenwerte. Hormone sind nicht abbaubar in der Natur! Wo aus Flüssen Trinkwasser oder Gießwasser für die Landwirtschaft aufbereitet wird, sind solche Hormone nicht herausfilterbar.

» Immer mehr Tiere, Vögel, Fische, die mit diesen Gewässern in Berührung kommen, zeigen erschreckende Missbildungen der Genitalien und Fortpflanzungsorgane!

Zu 18: Schlafmangel

Im Tiefschlaf werden andere Hormone im Körper ausgeschüttet, als in flachen Schlafphasen. Deswegen sollten wir sorgfältig mit unseren Schlafgewohnheiten umgehen, wenn wir an einem ausgewogenen Hormonsystem interessiert sind. Unser Körper ist normalerweise keine Mimose, wenn er gesund ist. Eine durchwachte Nacht haut uns nicht gleich um. Der Körper kann vieles kurzfristig ausgleichen. Aber ein permanenter Schlafmangel hat seinen Preis: Hormonmangel im komplizierten Nervenkostüm ist eine mögliche Folge!

Zu 19: Drogen und Genussgifte

Eigentlich sollte sich dazu jeder Kommentar erübrigen. Aber ich bin jedesmal über die Rechtfertigung der „Gesundheitsexperten" erstaunt, wenn sie rauchen oder kannenweise Kaffee trinken. Über die härteren Sachen spricht man ja nicht... Da kommen Sätze wie: „Ja wenigstens ein kleines Laster darf man doch haben..." oder „Zu gesund ist zu gefährlich!" Eine rauchende und gleichzeitig stillende Mutter meinte neulich zu mir, dass das Nikotin dem Baby ja nicht schaden könne... Und wenn dann Schäden sichtbar werden, ist man fleißig bemüht, die Schuld bei Anderen zu suchen.

Zu 20: Schichtarbeit und Flugdienst

Unsere Hormonuhr hat einen Grundrhythmus. Zu unterschiedlichen Wach- und Schlafzeiten werden festgelegte Hormonimpulse im Körper wirksam. Müssen wir beruflich oft von Tagdienst auf Nachtschicht wechseln, dann wird dieser Rhythmus ständig durcheinander gebracht. Das gilt natürlich erst recht für Piloten und Stewardessen, die innerhalb weniger Stunden mehrere Zeitzonen überfliegen. Wie soll da die innere Uhr mitkommen? Wenn es in so einem Fall schwierig ist mit dem Ein- oder Durchschlafen, dann kommen Melatonin, Serotonin und Cortisol durcheinander – und damit auch all diejenigen Hormon-Arten, die auf die Teamarbeit dieser drei „Schicht-Hormone" angewiesen sind.

Zu 21: Jahreszeiten- und Wetterwechsel

Schilddrüsenpatienten mit zeitweiser Überfunktion klagen immer wieder über eine extreme Wetterfühligkeit und jahreszeitlich abhän-

Auslöser und Verstärker

gigen Befindlichkeitsstörungen. Sie beobachten ausgerechnet im Spätfrühling, wenn die steigenden Körpertemperaturen bis in den Frühsommer hinein die SD noch mehr arbeiten lassen, die massivsten Überfunktionsprobleme. Aber im November bis Januar fühlen sie sich richtig wohl, weil die kühleren Temperaturen die SD beruhigen. Bei den Serotonin-hungrigen Winter-Blues-Patienten ist das genau umgekehrt. Sie fürchten das Winterhalbjahr und sehnen den Frühling herbei. Die Serotonin-Ausschüttung ist abhängig vom Tageslicht, das auf die Netzhaut der Augen trifft. Logischer Weise schütten wir im Sommer deutlich mehr Glückshormone aus, als im dunklen Winterhalbjahr. Melatonin, das Schlafhormon, hat seine Hochzeit im Winter.

Zu 22: Kälte oder extreme Hitze

Den Körper trotz extremer Außentemperaturen auf knapp 37°C zu halten, gehört zu den Aufgaben unserer Hormone. Diese Temperatur ist eine wichtige Voraussetzung um andere Hormone produzieren zu können. Wenn wir viel frieren (oder schwitzen) kann dies ein Zeichen von Mangel (oder Überschuss) einzelner Hormone sein. Ein zu kühler Körper tut sich wiederum schwer, weitere Hormone zu bilden – da beißt sich sozusagen die Katze in den Schwanz. Ein altersschwacher Mensch friert sehr viel schneller, weil durch mangelnde Bewegung eine ausreichende Durchblutung fehlt. Gleichzeitig produziert er damit weniger Hormone, was den Abbau-Prozess verstärkt. Wenn unser Körper krank ist, sorgen Fieberschübe für vermehrte Hormonproduktion. Dampfbad oder Sauna können ähnlich wirken. Erleben wir einen Unfall und sind übermäßig erregt, dann sorgt der Schock für Untertemperatur und wir sind „kaltgestellt" um den Körper zu schonen.

In den Wechseljahren, wenn die Hormonproduktion absinkt, dienen die Hitzewallungen als Hilfe für zusätzliche Hormonproduktion. Was in unseren Augen lästig erscheint und bekämpft wird, hat eigentlich eine wichtige, regulierende Bedeutung. Wie wunderbar und vollkommen ist unser Körper ausgestattet!!

Zu 23: unangemessener Lebensstil

Wie kann man einen angemessenen Lebensstil definieren? Wer oder was ist das richtige Maß für mein Leben? Jede Persönlichkeit hat individuelle Grenzen und Möglichkeiten. Durch Veranlagung und Prägung sind uns Grundnormen mitgegeben, die wir bejahen, ablehnen oder überwinden können. Wenn ich aber meine Grenzen grundsätzlich ignoriere, die Nacht zum Tag mache oder mir ein künstliches Schlaraffenland schaffe, dann hat das früher oder später in meinem Körper Folgen. Anspannung und Entspannung brauchen sich als Gegenbalance, genauso Aktion und Kontemplation, Aufbau und Abbau, Empfangen und Geben. Wenn ich nur gebe ohne zwischendurch aufzutanken, dann entsteht in mir ein Loch. Ich fühle mich bald ausgebrannt und leer. Bleibe ich auf der Empfängerseite sitzen, dann wird meine Persönlichkeit oder Charakter wie ein träger Fettkloß, der sich irgendwann vor sich selbst ekelt. Ich muss mir überlegen, wo meine Grenzen sind, wie ich damit umgehe und wie ich meinem Körper angemessene Nahrung, Ruhe und Anforderung gebe, wie ich meine Kraft und meine Zeit einteile, wieviel Besitz ich mir zutraue und welche Ziele sich für mein Leben lohnen.

Es ist schon viel gewonnen, wenn wir uns nicht mit Nachbarn und Verwandten vergleichen, sondern uns allein an unseren persönlichen Möglichkeiten und Gaben freuen. Was das mit unseren Hormonen zu tun hat? In unmittelbarer Nachbarschaft vom Hormonzentrum ist das Gefühlszentrum. Ein unzufriedenes, von Neid, Hass und Habsucht erfülltes Gefühlszentrum wird keine Ruhe in uns geben. Damit laufen unsere Gefühle (samt dazugehörigen körperlichen Reaktionen) auf Hochtouren, sodass wir innerlich „kochen" oder „sauer sind". So verbrauchen wir jede Menge Stresshormone. Dies bedeutet für die Hormon-Zentrale im Gehirn Überstunden zu schieben und das ist auf Dauer ermüdend! Unzufriedenheit in unseren Gefühlen, zu wenig oder zu viel Leistung und Ruhelosigkeit schaffen einen Nährboden für ein aus den Fugen geratenes Hormonsystem – ganz gleich ob uns das passt oder nicht!

Zu 24: Zusammenhang mit Schilddrüsen-Problemen

Schilddrüsen-Hormone arbeiten eng mit den Geschlechtshormonen zusammen. Vom eigentlichen Verstehen der Zusammenhänge scheinen wir noch weit entfernt zu sein. Man weiß, dass sich beide Hormongruppen gegenseitig sensibilisieren und brauchen. Wenn auf Dauer im Körper z.B. die Progesteron-Herstellung blockiert wird (oder zu wenig vorhanden ist), dann können Frauen mit einer veranlagten Schilddrüsen-Schwäche zusätzlich massive Probleme in der Schilddrüsen-Regulierung bekommen. Eine Schilddrüsen-Über- oder Unterfunktion verstärkt wiederum das Ungleichgewicht von anderen Hormonarten. So kann z.B. die Fortpflanzung behindert werden oder es können Regelblutungen eskalieren, weil die Schilddrüse SOS-Alarm signalisiert. Es ist keine Seltenheit, dass Frauen über massive Schilddrüsen-Symptome klagen, obwohl die TSH-, T3- und T4-Testwerte im Normalbereich liegen. In diesem Fall helfen wir Ihnen gerne dem Rätsel Ihrer Symptome mit einer individuellen Beratung auf die Spur zu kommen.

Zusammenfassung

Nicht alle Frauen, die eine der vielen Pillensorten nehmen, sind gleich betroffen von PM(S) oder anderen Störungen – zum Glück! Genauso wenig, wie Frauen die älter werden, nicht unbedingt mit Wechseljahrsnöten Bekanntschaft machen müssen.

Ich wünsche es Ihnen allen, dass Sie nie, nie, nie damit zu tun haben... Doch sollte mein Wunsch nicht in Erfüllung gehen, dann trösten Sie sich wenigstens mit der Tatsache, dass es unzähligen Frauen genauso geht wie Ihnen. Und dann machen Sie sich auf den Weg.....

Hilfe ist möglich!

Auslöser und Verstärker

7 Diagnosehilfen und Tests bei Hormonstörungen

Wenn mein Hormonsystem Probleme hat, dann meldet mir das mein Körper durch Symptome oder spezielle Symptommuster. Vielleicht tauchen z.B. starke Blutungen mit Kopfweh und Übelkeit immer in den ersten Tagen der Regelblutung auf. Ein anderes Hormonproblem macht sich auffallend häufig um den Eisprung herum bemerkbar. Das wäre typisch für die späte Prämenopause und für die Wechseljahre. Wenn wir Hormonprobleme diagnostizieren wollen, dann sehe ich zwei gleich wichtige Quellen:

» **Selbstbeobachtung von Symptomen und Symptommustern**
» **Labortests**

In der Naturheilkunde kennt man noch viele weitere „Testverfahren" wie die „Kinesiologische Testung", Bioresonanz oder das „Auspendeln". Nach meiner Erfahrung sind deren Ergebnisse zum Teil sehr widersprüchlich und oftmals auffallend identisch mit dem Ergebnis, das die jeweilige Fachkraft erwartet und wie deren Behandlungsmöglichkeiten aussehen. Aber die persönliche Erfahrung, Intuition und sorgfältige Anamnese von wirklich guten Naturheilpraktikern oder Ärzten sind im Idealfall genauer in der Diagnostik als ausgefeilte Testgeräte und -verfahren! Trotzdem sind Hormontests in bestimmten Fällen eine wichtige Ergänzung oder Bestätigung für das Erkennen von Hormonstörungen. Bei Diabetikern ist das selbstverständlich. Da weiß man, wie stark der Blutzuckerspiegel schwanken kann – sehr abhängig von Ernährung, seelischem Stress und körperlicher Arbeit.

 Kann man Geschlechtshormone im Körper messen?

Jawohl! Die wesentlichen, aktiven Geschlechtshormone kann man nach jetzigem Wissensstand am besten im Speichel messen! Das meint jedenfalls eine offizielle Empfehlung der Weltgesundheitsorganisation (WHO). In internationaler Literatur heißt das „Saliva-Test" („saliva" ist das lateinische Wort für Speichel). Normalerweise testen unsere Ärzte (wenn überhaupt) die meisten Hormonarten im Blutserum, selten im Blutplasma oder in einer Urinprobe. Was bei den Diabetikern relativ einfach aussieht, ist bei den Geschlechts- und Schilddrüsenhormonen sehr viel schwieriger. Um Sinn oder Unsinn von Tests unterscheiden zu können, braucht man einige Informationen:

Im Speichel ist die Hormon-Konzentration zwar sehr viel geringer, aber wir finden dort nur „aktive" (sofort wirksame) Hormone. Im Blut schwimmen die meisten Hormone in den „Protein-Autos". Das heißt, sie sind dort wie an ein Fahrzeug angeschnallt und können nicht einfach schnell aussteigen, um ihre Botschaften an die Zellen weiter zu geben. Deswegen sagen wir zu dieser Mannschaft „gebundene" Hormone. Über den Gesamtanteil der freien und gebundenen Hormone im Blut gibt es in der Fachliteratur folgende Angabenspanne:

95 - 98 % sind gebundene (nicht aktive) Hormone
5 - 2 % sind freie (aktive) Hormone

Der Arzt zapft meistens für Hormontests Blut aus der Vene und schickt es an ein Labor. Dort wird es getrennt in Blutserum und in Blutplasma. Gemessen werden dann im Serum z.B. alle gebundenen (**nicht aktiven!**) Progesteron-Passagiere, die nichts anderes im Sinn haben als gemütlich durch die Blutbahn zu schwimmen. **Die freien, aktiven Hormone finden wir nur im Blutplasma, im Speichel und teilweise auch im Urin – aber nicht im Serum.**

30% aller gebunden Hormone finden wir im Serum und die restlichen 70% verstecken sich im Plasma. Das sind diejenigen, die mit dem Achterbahnfahren in den Blutadern beschäftigt sind und gar nicht daran denken auch nur den kleinen Finger zu krümmen. Ausgerechnet diese „faulen Hunde" zählt der Serumtest!

Deshalb haben bei den wesentlichen Geschlechtshormonen Speicheltests sehr viel mehr Aussagekraft als unsere Blutserum-Werte.

Androgene sind auch im Urin gut nachweisbar.

> **?** *Wie sehen Normalwerte bei den Hormonen aus?*

Diese Frage ist schwer zu beantworten, da…

1. …unser Hormonspiegel innerhalb von Minuten drastisch schwanken kann.
2. …innerhalb von einem weiblichen Zyklus an unterschiedlichen Tagen völlig unterschiedliche Werte „normal" sind.
3. …die Werte von Frau zu Frau stark variieren können. Der gleiche Messwert, der bei Ute Höchstleistungen ermöglicht, kann bei Eva SOS auslösen. Wir sind leider nicht mit einem Beipackzettel auf die Welt gekommen, auf dem nachzulesen wäre, welche Hormonwerte bei uns „normal" seien.
4. …bereits minimale Hormonschwankungen große Wirkung haben.
5. …Ernährung und Umweltfaktoren unsere Messwerte beeinflussen können.

So ist es extrem schwer, vergleichbare Werte mit Aussagekraft zu Rate zu ziehen, wenn es um die Diagnose von Hormonschwankungen geht. Ich habe in den vergangenen Jahren gelernt, wie wichtig der Zeitpunkt und die Häufigkeit der Speichelproben ist, um bestimmte Störungen zu erkennen. Deswegen kann eine gezielte Beratung **vor** dem Test entscheidend sein, ob das Geld für den Test sinnvoll investiert wurde. Noch besser ist es, wenn man in jüngeren Jahren in „guten Zeiten" seinen persönlichen Normalwert in der zweiten Zyklushälfte bestimmen lässt, mit dem man in späteren Jahren vergleichen kann.

Seit 1998 ermutige und verfolge ich die Entwicklung des Speichel-Hormontests (SHT) in Deutschland. Auf unserer Internetseite finden Sie diesbezüglich Angebote, Erfahrungen und wichtige Hinweise. Bei folgenden Fragestellungen kann ein Speicheltest Antwort geben:

» Stimmt das Verhältnis der Geschlechtshormone zueinander?
» Sind einzelne Hormonarten zu viel oder zu wenig?
» Hängen meine immer wiederkehrenden Symptome mit den Geschlechtshormonen zusammen?

» Sind meine speziellen Symptome zu bestimmten Tages- oder Jahreszeiten hormonabhängig?
» Sind bei Kinderwunsch die hormonellen Voraussetzungen bei Frau und Mann (!) ausreichend gegeben?
» Ist die eingenommene Hormondosis angemessen?
» Kommt der Wirkstoff von Pflaster, Gel, Salbe tatsächlich an?
» Wie sieht mein Hormonspiegel an guten und an sehr schlechten Tagen aus?
» Können chronische Leiden einen Hormon-Zusammenhang haben (MS, Diabetes, Parkinson, Asthma, ADS, CFS, geistige und seelische Verwirrtheit, Prüfungsversagen, Alzheimer, ...?)
» Haben die Entwicklungsverzögerungen meines Kindes mit Progesteronmangel zu tun?
» Welche Ursachen haben meine Schwangerschafts- und Stillprobleme? Besteht Abganggefahr in der Schwangerschaft?
» Wie hängen meine Schilddrüsennöte mit den Geschlechtshormonen zusammen?
» Wie schnell nimmt meine eigene Hormonausschüttung in den Wechseljahren ab?
» Wie beeinflusst meine Ernährungsweise und Kosmetik meine Hormonwerte?
» Brauche ich für eine gezielte Osteoporose-Vorsorge eine Unterstützung im Hormonhaushalt?
» Werden meine Gefühlsnöte von einem Hormonproblem verstärkt oder verursacht?

...und vieles mehr!

Mit dem Speichel-Hormontest (SHT) kann man Ausgangslage und Veränderungen während einer Therapie wunderbar nachweisen! Das ist eine große Hilfe, um Ärzten und Betroffenen mehr Sicherheit bei einer angemessenen Dosierung zu geben.

Generell möchte ich darauf hinweisen, dass bei der Durchführung eines Speichel-Hormontests mehrere Dinge zu beachten sind. Man kann viel Geld unnötig vergeuden, wenn zu schnell irgendwelche Hormone ge-

Diagnosehilfen und Tests

testet werden, die in Ihrem individuellen Fall gar nicht nötig gewesen wären. Die Messung von nur einem Hormon macht wenig Sinn, denn entscheidend ist das Verhältnis zwischen z.B. Östradiol und Testosteron oder Östradiol und Progesteron. Ebenso wichtig ist es, dass in vielen Fällen nicht nur eine einzige Speichelprobe genommen wird, sondern mehrmals täglich Speichel gesammelt wird, um einen Durchschnittswert zu bekommen.

Suchen Sie sich deshalb ein Labor, das Ihnen im Vorfeld und im Nachhinein Hilfestellung und Beratung anbietet. Das kostet vielleicht etwas mehr, aber Sie wissen dann auch etwas mit den Werten anzufangen. Lassen Sie sich nicht blenden von bunten standardisierten Computerausdrucken, die in keinem Zusammenhang mit Ihren Beschwerden von einer Maschine ausgespuckt werden.

Beispiel 1

Ein Ehepaar suchte meinen Rat zwecks Kinderwunsch. Durch die Angaben in ihren Fragebögen vermute ich, dass beim Ehemann eine Zeugungsunfähigkeit vorliegen könnte. Bei beiden wurde ein Speicheltest hinzugezogen. Und siehe da, meine Vermutung traf ins Schwarze! Beruflich bedingt hatte der Mann viel mit Lacken zu tun. Der Östrogenwert war extrem hoch, das Progesteron und Testosteron war im Vergleich dazu deutlich zu niedrig. Ein starkes Übergewicht trotz sehr gesunder Ernährung und viel Bewegung hatte mich in dieser Richtung eine mögliche Ursache vermuten lassen.

Beispiel 2

Über einen Zeitungsartikel wurde Frau B. auf Progesteron und die möglichen Hintergründe ihrer Störungen aufmerksam. Sie bestellte sich aus dem Ausland eine 3% Progesteron-Creme und fing einfach an, wild drauflos zu schmieren. Innerhalb von einer halben Stunde ging es ihr deutlich besser. Mit Euphorie setzte sie die Anwendung fort. In dem Artikel war zu lesen, dass Progesteron angeblich keine Nebenwirkungen hätte. Nach 3 Monaten Anwendung begannen sich die bekannten Symptome wieder zu melden und so erhöhte sie mehr und mehr die Dosierung. Irgendwann war die Verzweiflung groß genug, sodass sie sich an die Hormonselbsthilfe wandte. Es ist mir im ersten Gespräch nicht gelungen, sie vom ZUVIEL an Progesteron zu überzeugen. So riet ich zu einem Speichel-Hormontest. Als sie die Werte sah, bedurfte es keiner Überzeugungskünste mehr: Ihr Progesteronwert war mit 2300 pg/ml so hoch wie am Ende einer Schwangerschaft! Kein Wunder, dass sie sich auch so fühlte, als sei sie schwanger...

Noch etwas ist wichtig! Bitte beachten Sie beim Vergleich von Messungen aus verschiedenen Laboren, dass weltweit mit sehr unterschiedlichen Messverfahren gearbeitet wird. Deswegen kann ich Ihnen auch keine grundsätzlichen Normwerte angeben, weil sie von Labor zu Labor voneinander abweichen. Wir integrieren grundsätzlich alle SHT-Auswertungen in unserer Beratungsarbeit – ganz gleich wo Sie den Speicheltest machen lassen. Deswegen wissen wir um deren Unterschiedlichkeit, Schwächen und Stärken. Brauchen Sie Hilfestellung beim Interpretieren der Werte? Wir helfen gerne. Dazu macht es aber Sinn, wenn Sie uns über den Fragebogen Ihre Symptome, Medikamente, Lebensweise, Körperpflegemittel und Berufssituation nennen um an die Verursacher und Verstärker Ihrer Probleme heranzukommen.

Wichtige Diagnose-Voraussetzungen

Um z.B. Progesteron-Mangel und sein Ausmaß hieb- und stichfest diagnostizieren zu können, ist der Arzt auf die Selbstbeobachtung von den betroffenen Frauen (trotz Speicheltest!) angewiesen. Sein Fachwissen ist zusätzlich nötig, um andere mögliche Ursachen der lästigen Symptome ausschließen zu können.

Diagnose über Symptomsprache

Unser Körper spricht eine Symptom-Sprache die wir verstehen lernen müssen. Diese Symptome müssen unserem individuellen Zyklusrhythmus zugeordnet werden. Im Lauf der Zeit können sich diese Beobachtungen drastisch verändern – vor allem in der Prämenopause und in den Wechseljahren. Dabei bedient sich der Körper meistens mehrerer Symptome, die wie verschiedene Puzzleteile ein sinnvolles Bild ergeben. Um Ihnen dazu gezielte Hilfestellung anbieten zu können, habe ich eine Mappe mit **Beobachtungshilfen** zusammengestellt, die Sie über die Hormonselbsthilfe beziehen können. Hier ein Beispiel, wie man lernen könnte Signale des Körpers zu zuordnen:

Beispiel:

Frau Berta, 42 Jahre jung, beobachtet an sich auffallende Gewichtszunahme, Brustspannen, dicke Füße mit Wassereinlagerungen kurz vor der Regel und zur gleichen Zeit Druck-Kopfschmerzen.

Sie erhält von ihrer Freundin die Mappe mit den Beobachtungshilfen und schaut nach, in welcher Rubrik sie „ihre" Symptome findet. Aha! Die zyklisch auftretenden Kopfschmerzen und schmerzhafte Brüste sind bei der Symptomgruppe 1 zu finden! Ebenso steht dort die unerklärliche Gewichtszunahme. Ist in ihrem Fall vielleicht Progesteron-Mangel das Hauptproblem? In Gruppe 3 sind die Wassereinlagerungen aufgeführt. Als sie sich die ganzen Symptome der beiden Gruppen ansieht, fallen ihr noch andere Gemeinsamkeiten auf: Die Frauenärztin meinte bei der letzten Untersuchung, dass da ein Myom in der Gebärmutter sei, das beobachtet werden müsste. Und noch einen bekannten Punkt findet Frau Berta in der Gruppe 3: Launen!! Hatten ihre unschönen Reaktionen am Arbeitsplatz womöglich auch mit den Hormonen zu tun?

Frau Berta ist neugierig geworden und nimmt sich aus der bereits erwähnten Mappe die Kopiervorlage 1 A. In den nächsten Wochen verfolgt sie genau, an welchen Zyklustagen „ihre" Symptome besonders zu spüren sind. Ihre Vermutung wird bestätigt: Es sind die Zyklustage 19 bis 29 und zwar in zunehmendem Maß!

Mit der ausgefüllten Beobachtungstabelle bewaffnet, rückt sie bei ihrem Hausarzt an. Bisher hatte er sie immer wieder mit Kopfschmerz- und „Wasser-Tabletten" (zur Entwässerung) versorgt. Aber jedesmal drückte er ihr auch eine Broschüre über sinnvolles Abnehmen in die Hand. Kann sie nun den Beweis liefern, dass ihre Probleme durch ein Hormon-Ungleichgewicht verursacht werden – nicht durch zu viel Sahnetorte und Speck, wie es ihr der Arzt mehrmals unterstellte? Herr Doktor sieht sich die Tabelle sehr verwundert an und meint, man müsste das vielleicht noch weitere Monate beobachten um Zusammenhänge erkennen zu könnten...

Also gut, Frau Berta lässt sich nicht entmutigen und setzt das Beobachten fort. Beim nächsten Zyklus merkt sie das Brustspannen nur an den drei letzten Zyklustagen und im Zyklus Nr. 3 sind es wieder deutlich mehr „schlimme" Tage. Inzwischen erfährt Frau Berta, dass sie mit unserer Beratung einen Speicheltest (auch ohne Arzt) durchführen lassen kann. Sie fragt nach, welche Hormonarten und an welchen Zyklustagen der Test in ihrem Fall sinnvoll wäre.

Der Test zeigt, dass der Progesteron-Mangel gar nicht so ausgeprägt ist, wie man hätte annehmen können. Umso gravierender erhöht sind die Östradiol-Werte an den Zyklustagen 20 und 25! Das Verhältnis vom Östradiol zum Progesteron ist am 20. Zyklustag 1:10 und am 25. ZT sind es nur noch 1:6! Das bedeutet: Eine massive Östradiol-Dominanz verursacht z.B. Wasserspeicherung in der Brust. Der Körper hat für seinen Stoffwechsel nicht genug Progesteron zum ausreichenden Entwässern zur Verfügung. Hätte Frau Berta nur den Progesteron-Wert messen lassen, wäre ihr eigentliches Problem nicht sichtbar geworden! Daraufhin bittet sie um eine ausführliche Beratung, wie ihr Östradiol-Spiegel reduziert werden könne und welche Fragen sie mit dem Arzt klären sollte.

In solchen Fällen liegt unsere Beratungsaufgabe darin den Betroffenen aufzuzeigen, welche Faktoren zu der Östrogen-Dominanz beigetragen haben könnten. Es stellte sich bei Frau Berta heraus, dass die Ernährung einigermaßen in Ordnung war, aber ihr Arbeitsplatz war in einer chemischen Reinigung! Und weil sie deswegen ständig mit unschönen Gerüchen kämpfen musste, hatte sie extra starke Parfums und Duftcremes auf den Körper aufgetragen. Nach der Arbeit duschte sie sich auch noch täglich mit einem parfümierten Duschgel...

Dieses Beispiel macht deutlich, dass bei gravierenden Hormonstörungen selten husch-husch-Lösungen alle Probleme in Luft auflösen lassen. Manche Betroffene stehen vor schweren Entscheidungen, um dem Körper sinnvoll helfen zu können. Aber eine gezielte Behandlung kann ein Arzt erst dann durchführen, wenn er das eigentliche Problem, seine Wurzel und Ursache kennt. Und dazu sind Diagnosehilfen wie Tests und Beobachtungstabellen wichtig!

Hindernisse, um eine gute Diagnose stellen zu können:
- » Zweifelhafte Messverfahren oder mangelhafte Durchführung, wie z.B. Messungen zu falschen Zeiten und unter fragwürdigen Bedingungen.

- » Die Normalwertskala von Tests ist viel zu breit. Im individuellen Fall kann eine Messung innerhalb der „Normalspanne" schrecklichen Alarm auslösen!
- » Wenig Wissen über Zusammenhänge von Symptomen und ihrem Hormonbezug. (Ist leider auch bei medizinischen Fachleuten zu finden!)
- » Fehlende Aufzeichnungen in Zyklustabellen

Für uns Frauen möchte ich noch etwas nennen, was (nicht nur) bei Hormonmangel eine Diagnose erschwert:

Liegt es an der Mentalität von uns Deutschen, dass wir gerne ein gutes Bild abgeben möchten und selbst Ärzten und Beratern gegenüber unsere wirklichen Probleme in Familie, Gesundheit oder mit schlechten Gewohnheiten verschweigen, verstecken und „schönfärben"? Erst wenn es gar nicht mehr anders geht, dann vielleicht.... Solange wir vor Arzt oder anderen Fachleuten nicht ehrlich über die Fragezeichen unserer Psyche oder Gesundheit reden lernen, kann nie und nimmer eine richtige Diagnose gestellt werden. Verschweigen wir wesentliche Symptome (und seien sie noch so peinlich oder intim), bekommt der Berater, Arzt oder Psychologe ein falsches Bild und kann gar nicht sinnvoll behandeln!

Dazu gehört auch das Ausfüllen von den Beobachtungstabellen aus der Erinnerung... Sollten Sie Probleme mit dem mündlichen Ausdrücken haben, dann schreiben Sie alles auf! Ich kenne das von mir: Wenn ich endlich nach langer Wartezeit dem Arzt gegenüber sitze, dann vergesse ich mindestens die Hälfte von dem, was ich eigentlich mit ihm besprechen wollte. Er hat gewiß nicht Zeit eine halbe Stunde zu warten, bis wir endlich aufhören, um den heißen Brei herum zu reden. AUFSCHREIBEN! Und damit sind wir beim Hauptwerkzeug für die Diagnose bei Hormonkrisen:

Symptome aufzeichnen, schriftlich festhalten was los ist an den schlimmen Tagen (und noch so einiges mehr). Je genauer, desto besser! Die Beobachtung und Aufzeichnung (in Tabellen) von 3 Monaten gibt Aufschluß über das Erscheinungsbild von Hormonstörungen wie z.B. PM(S). Dies ist eine ideale Voraussetzung für eine sinnvolle und effektive Testung und Behandlung.

Wenn Sie unsicher sind, wie Sie bei der Beobachtung und beim Arztgespräch vorgehen sollen, dann können Sie über eine Beratung Hilfestellung bekommen. Dazu müssen Sie nicht unbedingt die ausgefüllten

Diagnosehilfen und Tests

Tabellen als Voraussetzung haben. Viele unserer Anrufer sind so schlimm geplagt von Alarm-Symptomen, dass sie sich überfordert fühlen, drei Monate lang Aufzeichnungen vorzunehmen. Doch wer neugierig geworden ist, wie die eigenen Zyklusmuster aussehen, kann schon mal zum Kapitel 20 spitzen.

Leider legen einige Ärzte (noch) keinen gesteigerten Wert auf Beobachtungstabellen. Nehmen Sie diese Tabellen trotzdem mit zum nächsten Arzt-Termin! Auch zu den Fachärzten! Je öfter diese mit solchen Aufzeichnungen konfrontiert werden, desto reicher und umfassender wird deren Erfahrung. Auf diesem Gebiet sind wir immer noch sehr am Suchen, Entdecken und Forschen. Auch die Fachleute haben noch viel dazu zu lernen! Das Problem Progesteron-Mangel ist in Deutschland fast generell über Jahrzehnte hinweg aus dem Blickfeld geraten. **Betrachten Sie Ihren Arzt mehr als Gegenüber oder als „Gesundheitspartner", der mit Ihnen lernt.** Lassen Sie sich ermutigen in die Pionierarbeit mit einzusteigen und Ihren Teil dazu beizutragen. Ihre Erfahrung ist vielleicht ein wichtiges Puzzleteil im ganzen Bild!

Es gibt noch einige andere Testbereiche, die in der Hormonarbeit Sinn machen. Schilddrüsen-Werte, Zucker-Verwertungstest und Leberwerte, PH-Werte von Urin und Blut, Cholesterinspiegel u.a. können eine Diagnose und die Suche nach Ursachen ergänzen. Nach unserer Erfahrung haben Hormonprobleme meistens noch andere „Geschwister", die mehr oder weniger versteckt im Körper Unruhe stiften. Diagnose- und Labor-Zentren sind dazu eine mögliche Anlaufstelle, wo der ganze Mensch „unter die Lupe" genommen wird und mehrere Ärzte als Team eine ganzheitliche Diagnose erstellen können.

Dass jede Frau und jeder Mann letztlich ein einmaliges Wunderwerk ist, hindert alle Versuche, ein einheitliches Behandlungsschema nach einem „Hormon-Ergänzung-Gießkannen-System" aufzustellen. Deshalb ist die Frage nach der individuell sinnvollsten Therapie nicht in ein paar Minuten zu erkennen oder nicht mit nur einem Test abzuklären. Dazu braucht es die Teamarbeit von Berater, Arzt und Patient/in. Sie sind es wert, individuell beraten und begleitet zu werden. Für die ergänzende Begleitung eignen sich Selbsthilfegruppen besonders gut.

Laboradressen und weitere Informationen, wo und wie Sie Speicheltests beantragen können, sind auf unserer Homepage oder über unsere Berater der Hormonselbsthilfe zu erfragen.

Wir haben uns vorgenommen, die über uns laufenden Speicheltests mit der Zeit wissenschaftlich auszuwerten, um noch viel mehr über Zusammenhänge im Bereich der Hormone zu entdecken. Wer über solche Neuigkeiten informiert werden möchte, der möge uns seine Email angeben, damit wir in größeren Abständen Neuigkeiten aus unserer Arbeit berichten können.

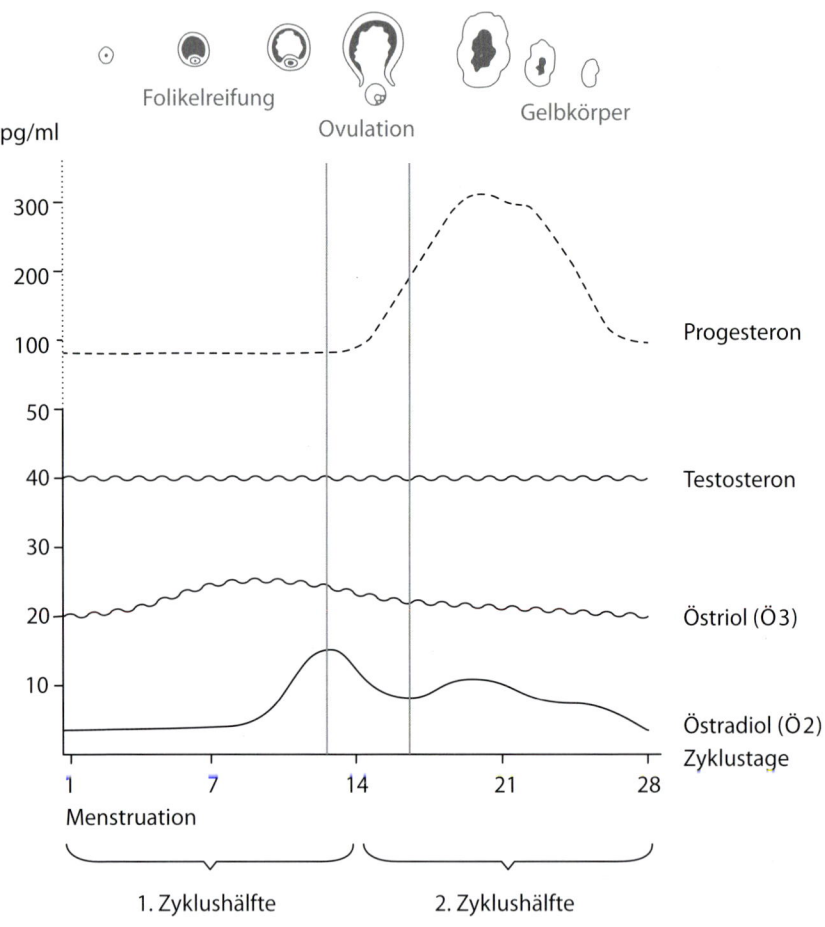

8

Hormonstörung in Pubertät und Kinderjahren

So wie Frauen den Hormon-Wechsel im Zyklus unterschiedlich stark erleben oder erleiden, so sind auch Jugendliche verschieden betroffen. Wesentliche Faktoren beim Entstehen von Hormon-Störungen sind: Temperament, Persönlichkeitsmuster, Diäten, frühe Empfängnisregelung oder Hautbehandlungen mit Hormon-Medikamenten, psychischer Stress in Schule, Freundeskreis und Familie, Ernährung und Lebensgestaltung. Ähnlich wie bei Frauen, die ab 30 die Wechseljahre als Erklärung für ihre schwierigen Tage angeboten bekommen, so findet man bei Jugendlichen erst recht einen glaubwürdigen „Schwarzen Peter": Die Pubertät! Damit sind alle Symptome zugeordnet, erklärt, abgehakt und die Jugendlichen müssen mit ihren Tiefs und Gefühlslöchern alleine klar kommen.

Dazu ein Zitat aus dem Buch von Dr. med. K. Dalton „Once a Month":

„*Eine Umfrage im Jahr 1983 bei 1 095 PMS-Patientinnen, die über 30 Jahre hinweg in meiner Praxis eine Progesteron-Therapie durchliefen, offenbarte, dass 57% der kinderlosen Frauen bereits in der Pubertät mit PMS zu kämpfen hatten. Die meisten aller Frauen berichteten, dass sich die PMS-Symptome nach einigen verrückten Jahren in der Pubertät besserten aber mit gleicher Heftigkeit zurückkehrten – entweder nach einer Schwangerschaft oder nach einigen Jahren mit der Pille. Dies deutet darauf hin, wie wichtig es ist, die Möglichkeit einer PMS-Betroffenheit zu erwägen, wenn Teenager mit schlechtem Betragen, unberechenbaren Gefühlsschwankungen oder Persönlichkeitsveränderungen auffallen.*"

Dass es nicht einfach ist mit der Pubertät, weiß ich nur zu gut! Ich kann mich an meine Jugendzeit sehr gut erinnern. Inzwischen habe ich unsere vier eigenen und zeitweise einige zusätzliche Jugendliche durch Krisenzeiten begleitet. Zu dem oft noch unregelmäßigen Zyklus kommt eine lange Phase der Unsicherheit: Wie sehe ich aus? Was denken die Anderen von mir? Bin ich nicht zu dick? Was muss ich tun um gesehen zu werden? Was verschafft mir Anerkennung? Was muss ich anziehen um mithalten zu können?

Dies ist die Hoch-Zeit der Diäten! Mädchen quälen sich mit den verrücktesten Fasten- und Bulimie-Praktiken, um dem Körper jedes „überflüssige" Gramm abzuluchsen. Obendrein kommt eine starke Veränderung in der Lebensgestaltung, die Nächte werden zum Tag, Aufputschdrogen oder/und Alkohol sollen den Spaß optimieren und verlängern. Wenn eine 35-jährige Frau den gleichen Lebensstil an den Tag legen würde, kippt sie nach wenigen Tagen um. Jugendliche haben dagegen erstaunliche Kraftreserven. Aber auch für sie gibt es körperliche Grenzen und die durcheinander geratene Hormon-Produktion ist eine der ersten. Ich habe solche junge Frauen hautnah begleitet und wurde immer wieder Zeuge, wie heftig solche Reaktionsausbrüche und Auffälligkeiten zuschlagen, wenn der Körper total durcheinander ist. Völlig irrationale Entscheidungen, Arbeitsverweigerungen, tiefste Frustration und Depression können sich in kürzester Zeit abwechseln.

Die Ablösungsphase ist sowieso nicht einfach, aber Hormonprobleme können das Ganze erst recht zum Rotieren bringen. Die Symptome können bereits vor der ersten Blutung auftreten. Sollten Sie sich bei Ihrem Kind über launische Gefühlsausbrüche wundern, über Fieberschübe ohne Grippesymptome, über körperliche Auffälligkeiten in regelmäßigen Abständen, dann beobachten Sie diese aufmerksam und machen Sie sich Notizen wann und in welchen Zeitabständen sich die Auffälligkeiten wiederholen. Dazu kann eine Tabelle aus den Beobachtungshilfen dienen. Sollte sich Ihr Verdacht bestätigen, dann sprechen Sie mit Ihrem Kind über die möglichen Auswirkungen von Hormonmangel.

Unsere Jugend muss die Bedeutung und Nebenwirkungen von den Pillenhormonen kennen, die von den meisten Frauenärzten so selbstverständlich verschrieben werden. Die Art und Weise der Bewerbung von Hormon-Pillen für Teenager macht deutlich, dass es bei diesem Thema

Hormonstörungen

um pharmazeutischen Umsatz geht, den Firmen sicherlich nicht an idealistische Weltverbesserer freiwillig abtreten. Mit Aktionen wie „Pille mit Herz" wird die selbstverständliche Hormongabe für nicht volljährige Mädchen auf dem „Silbertablett" gereicht. Die Werbespots sind im Radio auf Jugendkanälen zu hören – immer zu typischen Schulwegzeiten! Die Zeitschrift Bravo überbietet sich in jeder Ausgabe mit neuen „Sex-Normen" an denen sich Jugendliche messen sollen. Ist uns das bewusst?

Ich finde es sehr fragwürdig, dass seit Jahrzehnten im jugendlichen Körper eine natürliche Zyklus-Entwicklung durch die synthetisch veränderten Pillen-Hormone verhindert wird. Wenn in jungen Jahren unsere Eierstöcke über lange Zeit massiv auf Unfruchtbarkeit „getrimmt" werden, darf man sich nicht beschweren, wenn bei Kinderwunsch in einer späteren Lebensphase die natürliche Fortpflanzung nicht mehr möglich ist. Körperfunktionen, die für lange Zeit lahm gelegt werden, verkümmern .

Selten werden Jugendliche darüber aufgeklärt, was für einen hohen Preis sie wahrscheinlich mit ihrem Körper dafür bezahlen müssen. Über Alternativen in der Empfängnisregelung wäre zu sprechen, über Sex und die Gefühle der Mädchen sowieso. Ich wünschte, dass darüber noch viel ehrlicher und selbstverständlicher miteinander ausgetauscht und geredet würde, besonders in Familien, Schulen, Gemeinden und Jugendgruppen.

Unsere Schweizer Freunde haben zu diesem Thema ein kleines Heft heraus gebracht. Es heißt: *„SymptoTherm Basic – Wenn Sex und Fruchtbarkeit Freundschaft schließen".* Dazu gibt es ein Programm für Handys zu beziehen, das bei der Aufzeichnung und Auswertung von Zyklusbeobachtungen Hilfestellung gibt. Wer sich darüber informieren möchte, möge im Internet unter **www.sympto.ch** nachlesen.

Das Thema Hormon-Gleichgewicht bietet eigentlich eine tolle Chance, Zusammenhänge von Abläufen im Körper, unserer Ernährung, Lebensweise und Konfliktbewältigung zu besprechen – ohne moralischen Fingerzeig. Hier sind sozusagen Naturgesetze am Werk. An die kann ich glauben oder nicht – sie sind immer wirksam. Alles im Leben hat seinen Preis. Die Rechnung kommt nur zu unterschiedlichen Zeitpunkten und das ist das Gemeine daran!

Für Teenager und junge Frauen gelten die gleichen Hilfsmöglichkeiten. Auch hier eine Hilfestellung zuerst ohne natürliche Hormonzugabe versuchen. Erst wenn die Beobachtung zeigt, dass der Körper zusätzliche Hilfe braucht, könnte man mit einem zyklisch angewendetem Agnus-Castus-Produkt, Traubensilberkerze oder Diosgenin-Gaben anfangen.

Bei starker *Akne* oder heftigen *Menstruationskrämpfen* können Jugendliche (wenn alle anderen natürlichen Methoden nicht ausreichen), mit dem Arzt eine gezielte Behandlung mit natürlichen, bio-identischen Hormon-Salben in niedrigster Dosierung in Erwägung ziehen.

Auch auffälliger *Haarausfall* kann auf einen gravierenden Hormon- oder Mineralmangel hindeuten und sollte sofort eine ausführliche Hormontestung im Steroid- und Schilddrüsen-Bereich nach sich ziehen.

Gerade die Abgrenzung und Identität als Frau sollte in der Pubertät entdeckt und angenommen werden. Das ist eine von mehreren Aufgaben dieser Entwicklungsstufe. **Zu dem typisch weiblichen Wesen gehört der zyklische Rhythmus und die Fruchtbarkeit. Wer beides schon als junger Mensch willentlich ausschließt, verliert eigentlich etwas wesentliches seiner Identität – bewusst oder unbewusst.** Sollte man nicht schon den Jugendlichen lernen, mit den zyklischen Körpervorgängen verantwortungsbewusst umzugehen? Die fruchtbaren Tage von den unfruchtbaren unterscheiden zu lernen, ist nicht schwer. Das bereits erwähnte Handy-Programm macht dies leichter denn je!

Die eigentliche Schwierigkeit ist ja nicht die eigene Fruchtbarkeit erkennen zu lernen, sondern die Disziplin, damit bewusst umzugehen. Dazu gehört auch verzichten und warten zu können. Ich weiß wohl, dass diese Eigenschaften nicht gerade modern sind...

Hormone und schulische Leistungen

Im Schulalltag gibt es Stunden, wo es auf höchste Leistungsfähigkeit ankommt. Noten, Klassensprung, Berufsbewerbung und Abschlussprüfung sind nur ein paar Stichwörter, die so manchem von uns die Gänsehaut hochkommen lässt. Ich habe es einmal bei einer beruflichen Aufnahmeprüfung erlebt, dass ich nicht einmal die einfachsten Rechenarten zusammen brachte. An jenem Tag lief aber auch alles schief. War ich kurz vor meinen Tagen?

Hormonstörungen

Junge Frauen, die von Hormon-Turbulenzen betroffen sind, haben einen klaren Nachteil bei Prüfungen in der zweiten Zyklushälfte. Betroffen ist die Konzentrationsfähigkeit, das logische Denken, die Koordinationsfähigkeit, die nervliche und psychische Belastbarkeit und erst recht die Gedächtnisleistung von eingepauktem Wissen. Da ist die männliche Abteilung im klaren Vorteil.

Frage: Kann man etwas gegen die hormonelle Leistungsschwäche tun?

Aber sicher! Auch Schülerinnen profitieren sehr von den Richtlinien für Hormon-Chaos-Tage. Besonders hilfreich ist es, wenn die Angst vor den Menstruationskrämpfen oder Kopfweh als zusätzlicher Prüfungs-Stress entfällt. Wenn die Schülerinnen wissen, sie haben gelernt und werden alle „5 Sinne beisammen haben", dann ist die halbe Prüfung schon geschafft. Es bleibt noch genug Aufregung für die andere Hälfte übrig...

Dazu ist es wichtig, dass die Mädchen aus eigener Erfahrung wissen, welche der Hilfsmittel besonders gut in ihrem Körper greifen. Zusammen mit der Beobachtungstabelle können sie ganz gezielt auf spezielle Schulsituationen zugehen. Es soll aber auch einige wenige Fälle gegeben haben, wo nicht die Hormone an einer schlechten Note schuld waren, sondern schlichte Faulheit der Schüler oder eine typisch deutsche Fallstrick-Pädagogik von Lehrern....

In England hat man eine individuelle Leistungs-Studie mit einigen hundert Schülerinnen durchgeführt. Das Ergebnis war erschreckend: Die Arbeiten, die in der zweiten Zyklushälfte der Schülerinnen geschrieben wurden, waren durchschnittlich wesentlich schlechter als die Arbeiten, die in den ersten Zyklustagen abgegeben wurden. So erklärt sich bei etlichen Schülerinnen (nicht allen!) eine Leistungskurve, die sich monatlich wiederholt. Dies lässt vielleicht neu über unser Noten- und Beurteilungssystem nachdenken. Individuell verschieden sind dabei die Tief- und Höchstpunkte: Bei der einen ist der beste Tag der letzte Tag der Blutung und bei anderen sind die Tage vor dem Eisprung die deutlich besseren. Umgekehrt fühlen sich junge Mädchen manchmal mehrere Tage in der letzten Zykluswoche besonders schwach, deprimiert oder müde und bei anderen ist es vielleicht allein der letzte oder vorletzte Tag im Zyklus. Kommt dann auch noch die Progestin-Pille dazu, können die grauen PMS-Tage wirklich grauenhaft werden. Wenn Jugendliche oder Studentinnen den Verdacht haben, dass sie von PM(S) betroffen sind, dann lohnt es sich vielleicht besonders, die Hilfsmöglichkeiten von Ernährung und Lebensgestaltung zu erproben.

Typische Leistungsschwankungen bei Teenagern und Frauen

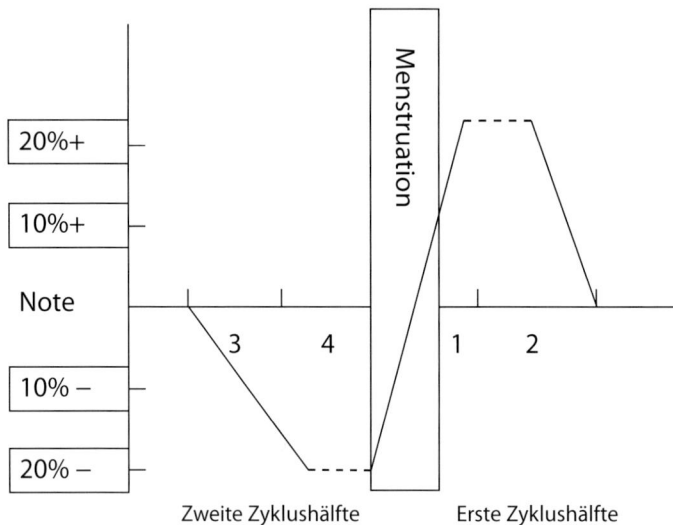

Leistungssport und Hormone

Eine Meldung aus den Nachrichten vom Herbst 2006:

„Zu DDR-Zeiten wurden jugendliche Nachwuchs-Sportler(innen) systematisch mit Hormonen gedopt. Inzwischen sind die Spätfolgen nicht mehr zu leugnen: Unfruchtbarkeit bei Frauen, häufigere Missbildungen beim Nachwuchs, Zyklusstörungen wegen Eierstock-Fehlfunktionen, eine deutlich höhere Krebsrate und ein untypischer Haarwuchs oder Haarausfall. Die Auswirkungen des Hormon-Missbrauchs sind teilweise so gravierend, dass die Bundesregierung im Herbst 2006 über ein Entschädigungsprogramm für betroffene Sportler verhandelte."

Auf der anderen Seite sind Frauen mit Unterleibskrämpfen an Wettkampftagen schwer benachteiligt. Diese Unberechenbarkeit im Leistungssport lässt bis heute viele Sportlerinnen zu Hormonen greifen, um die Regelblutung auszuschalten. Besonders für diese Mädchen und Frauen empfehle ich ein maßgeschneidertes Hilfsprogramm, damit sie an Wettkampftagen und Sportprüfungen mit ihrer vollen Leistung teilnehmen können.

> Frage: Ist es für PMS-Betroffene ratsam, vor wichtigen Prüfungen oder Wettkämpfen sicherheitshalber Progesteron zu ergänzen?

Das ist schwierig zu beantworten – schon allein wegen der Gefahr, dass Progesteron wie Doping benutzt wird. Ich persönlich würde es nur dann nehmen, wenn ich weiß...

» ...in welcher Zyklusphase ich bin und an welchem Zyklustag (ZT)
» ...dass mein Prüfungstermin auf meinen schwachen Tag fällt
» ...wie mein Körper auf Progesteronergänzung anspricht
» ...welches Maß an Ergänzung bei mir optimal ist
» ...dass die praktischen Hilfsmaßnahmen im kritischen Moment nicht genug greifen (normaler Weise tun sie's!)

Möglichst viel Progesteron hilft keineswegs besser! Wenn, dann sehr wenig über die Haut (z.B. Gesicht, Arme, Beine)!

Zu viel Progesteron kann müde machen!

Praktische Tipps:

» Bitten Sie um die Möglichkeit, bei langen Prüfungen zwischendurch einen Kornriegel oder ein Brot essen zu dürfen, damit der Blutzuckerspiegel nicht absinkt! Notfalls dafür vom Arzt ein Attest erbitten!
» Statt Limo oder Cola öfter mal einen Grünen Tee genießen!
» Vorsicht an Prüfungstagen mit Kaffee, Cola, Red Bull und Süßem!!
» Die Tage zuvor unbedingt ausreichend schlafen!!
» In den Tagen zuvor auf viel Frischkost achten!

- » Magnesium und Vitamin C nicht vergessen (...nicht nur am Abend vor der Prüfung)!
- » Unbedingt frühstücken und in der Pause eine Zwischenmahlzeit mit Körnern oder Nüssen genießen!!

? *Gibt es Hormonstörungen auch bei jüngeren Kindern?*

Jawohl! Zusätzlich zu Diabetes und Schilddrüsen-Hormonstörungen, sind mir bereits etliche Fälle bekannt, bei denen vermutlich ein Zuviel oder Zuwenig an Geschlechtshormonen zusätzliche Probleme verursachte:

- » Jungen, die Auffälligkeiten an den Geschlechtsorganen zeigen, wie eine zu enge Vorhaut am Penis oder Hodenhochstand.
- » Mädchen, die mit 4 - 9 Jahren auffallende Pubertätsmerkmale entwickeln (Haare unter den Achseln, Brustansatz, Pickel u.s.w.)
- » Konzentrations- und Aufmerksamkeitsstörungen bei Kindern
- » Entwicklungsverzögerungen, spezielle Sprachbehinderungen
- » psychische Verwirrtheitszustände
- » Allergien und Hautprobleme
- » Wachstumsstörungen (zu klein, zu groß)

In diesem Bereich ist ein Speichelhormontest (SHT) eine wichtige Hilfe, um mögliche Zusammenhänge und Ursachen heraus zu finden.

9

BAUCHKRÄMPFE

Wie in der Symptomliste angegeben, gehören Krämpfe durchaus zu den SOS-Signalen unseres Hormonsystems – besonders, wenn sie auffallend zyklisch auftreten: während der Regelblutung, in der Zyklusmitte oder in den Tagen vor der Blutung.

Auf der Suche nach möglichen Ursachen und Hilfestellungen ergibt sich für mich heute ein vielschichtiges Bild.

Es gibt sehr verschiedene Ursachen für krampfartige Schmerzen im Unterbauch – entsprechend unterschiedlich sind die Behandlungsmöglichkeiten.

Zusammengefasst würde ich fünf wesentliche Ursachen nennen:
1. Menstruationsschmerzen durch Wehenhormone
2. Endometriose
3. Darmkrämpfe
4. Verwachsungen durch frühere Operationen
5. Krämpfe durch Schilddrüsen**über**funktion
6. Uterus-Schmerzen durch zu viel Prolaktin

Zu 1: *Menstruationskrämpfe durch Wehenhormone*

Die typischen Menstruationskrämpfe treten mit dem Beginn der Regelblutung auf. Manche Frauen spüren sie bereits vor den ersten Blutungsanzeichen, andere erst einige Stunden später. Die Schmerzen werden nicht immer nur im Unterbauch, sondern oft auch stark im Rücken oder in den Oberschenkeln empfunden. Besonders sind dabei wohl die Prostaglandine (Wehenhormone) beteiligt. Wer Kinder gestillt hat, kennt ähnliche Schmerzen von den „Nachwehen" in den ersten

Bauchkrämpfe

Tagen nach der Geburt. Darin liegt wohl ein Zusammenhang. Das Hormon Prolaktin sorgt für die „Ankurbelung" der Milchproduktion und hat vermutlich im Zusammenspiel mit dem Saugimpuls an der Brust Einfluss auf die Wehenhormone. (Die Nachwehen sind wichtig für die Uterus-Rückbildung.) Logischerweise wären dann Hausmittel, die eigentlich für das Abstillen (prolaktinsenkende Mittel wie Mönchspfeffer, Mutterkraut, Salbei) geeignet sind, die einfachste Lösung. Es gibt aber auch spezielle Wehenhormone, die durch den Progesteronabfall am Ende der Schwangerschaft auf den Plan gerufen werden. Es könnte sein, dass sich Ähnliches am Zyklusende abspielt, um die Abstoßung der Gebärmutter-Schleimhaut mit der Blutung in Gang zu bringen. Auch da wird durch den Progesteronabfall ein sogenannter „Feedback-Impuls" an das Gehirn weitergeleitet um die nächste Hormonfolge auszulösen. Diese Art von Unterleibskrämpfen zu Beginn der Menstruation nennt man **Dysmenorrhoe**. Die erste Schwangerschaft schwächt diese Form von Menstruationskrämpfen in den meisten Fällen deutlich ab.

Es gibt in manchen Fachbüchern die Unterscheidung zwischen **primärer** (mit angeblich meist psychischen Ursachen) und **sekundärer** (mit angeblich meist organischen Ursachen) **Dysmenorrhoe**. Ob das in der Realität tatsächlich immer so zu unterscheiden ist, wage ich zu bezweifeln. Von den Beschreibungen der „sekundären Regelschmerzen" könnte man auch auf die Endometriose schließen. Ich unterscheide die „einfachen" Regelschmerzen darin, dass sie zwar genauso fürchterlich weh tun können, aber im Gegensatz zu Endometriose-Schmerzen selten länger dauern als einen Tag.

Noch einen wichtigen Unterschied gibt es: Krampflösende Schmerzmittel wirken bei „einfachen" Regelschmerzen innerhalb einer halben Stunde – dagegen fast gar nicht bei Endometriose.

Hilfen bei Regelschmerzen Dysmenorrhoe
- » Kräutertees aus Schafgarbe, Frauenmantel und Hirtentäschel, die den Prolaktinspiegel senken und Krämpfe lösen.
- » Vorsicht mit Aspirin u. a. Schmerzmitteln mit dem Wirkstoff Acetylsalycilsäure, denn es kann Blutungen verstärken! Arzt oder Apotheker nach Alternativen fragen!
- » Zusatzportion Magnesium in den letzten Zyklustagen!

- » Natronbäder und Blasentees in den Tagen vor der Regel!
- » Nicht den Bauch übermäßig mit Kalorien vollstopfen!
- » Nicht auf den Schmerz warten!
- » Alles was Krämpfe lindert, in Anspruch nehmen.
- » In manchen Fällen helfen Agnus Castus Produkte (Mönchspfeffer) oder Mutterkraut während der Regel.
- » Wer mit Progesteron oder Diosgenin ergänzt, der sollte am Zyklusende die Dosis ausschleichen lassen um den abrupten Abfall zu verhindern. Wir haben inzwischen so viele Berichte erhalten, dass durch Progesteron die Regelschmerzen völlig verschwunden sind.

Zu 2: Endometriose

Die gesteigerte Form der Regelschmerzen liefert uns die sogenannte **Endometriose**. Während die Dysmenorrhoe nach einigen Stunden abklingt, bedeutet Endometriose Horror für mehrere Tage – manchmal bis zum Blutungsende!

Die Ursachen dafür bereiten den Forschern und Ärzten großes Kopfzerbrechen. Man weiß zwar, dass sich kleine Teile der Gebärmutterschleimhaut verselbständigen können. Sie siedeln sich an Stellen im Bauchraum an, wo sie nicht hingehören. Wie das geschieht, kann man noch nicht mit Sicherheit erklären. Eine interessante Beobachtung veröffentlichte eine amerikanische Biologin und Hormonforscherin namens Dr. W. B. Cutler aus Philadelphia: Frauen, die während der Menstruation Orgasmen haben, gehen ein statistisch deutlich höheres Risiko ein, an Endometriose zu erkranken. Mögliche Erklärung dafür: Durch die Kontraktionen der Gebärmutter beim Orgasmus könnten sich Teilchen der Gebärmutterschleimhaut, vermengt mit dem Menstruationsblut, über Eileiter und durch deren fransigen Rand des Trichters hindurch, in den Bauchraum oder zu den Eierstöcken schlüpfen. Andere Ärzte suchen die Ursache in der Entwicklungsphase vor der Geburt. Wenn letzteres der Fall wäre, dann müsste die Endometriose weltweit in ähnlicher Häufigkeit auftreten. Mir ist aber bekannt, dass z.B. Jüdinnen, die sich an die mosaischen Gesetze halten, fast nicht von der Endometriose betroffen sind. Sie sind verpflichtet, während der Blutungstage in Zurückgezogenheit und sexueller Abstinenz zu verbringen. Diese auffälligen Zusammenhänge brachte Frau Dr. Cutler zu der oben erwähnten Schlussfolgerung. Da diese falsch platzierten Gewebeteilchen in folgenden Zyklen genauso auf die Hormonbotenstoffe im Blut reagieren wie die Gebärmutter-Innenwand, gibt es ein sehr spürbares Anschwellen und Ausbluten überall dort, wo sie sich angesiedelt haben. Sofern sie geortet werden können, ist eine operative Entfernung möglich. In manchen Fällen ist ein Eierstock so betroffen, dass weitere Eisprünge blockiert sind, was zusätzlichen Progesteronmangel bedeutet.

Mögliche Schlussfolgerung:

Wenn Fr. Dr. Cutler Recht hat, dann wäre die weit verbreitete Empfehlung, zu einem möglichst aktiven Geschlechtsleben während der Menstruation zu überdenken. Denkt man noch ein bißchen weiter, dann liegt auch die Schlussfolgerung nahe, dass Kontraktionen nicht nur durch einen Orgasmus, sondern auch durch plötzliche Anspannung der Bauchmuskeln verursacht werden können, z.B. beim Sport oder bei ruckartigen körperlichen Arbeiten. Ich erinnere mich, dass ich besonders am dritten und vierten Zyklustag Kraft zum „Bäume ausreißen" hatte. Vielleicht ist es ratsam, abrupte Anspannung im Bauchraum an diesen Tagen zu vermeiden. Damit ist sicherlich nicht gemeint, dass man sich für sechs Tage auf das Sofa zurückziehen soll, um eine eventuelle Endometriose zu vermeiden. Bewegung und Spaziergänge an der frischen Luft sind auch in den Menstruationstagen empfehlenswert. Mir fallen da die Mädchen auf der Turnhallenbank im Sportunterricht ein.... Vielleicht sollte bei den Mädchen und Sportlehrern in dieser Richtung mehr Verständnis geweckt werden. Die Devise sollte lauten: „Bewegung ja, Bauchmuskel-Training und Völkerball nein!"

Erfahrungen bei Endometriose:

Durch Studien wurde man darauf aufmerksam, dass die Endometriose-Schmerzen nur dann auftreten, wenn ein Eisprung stattgefunden hat. Deshalb raten manche Fachleute, jeden Eisprung mithilfe von Medikamenten zu verhindern. Wirkstoffe, die dabei eingesetzt werden, können weitere Probleme mit sich bringen. Sind es Progestine (dem Körper fremde Wirkstoffe), erlösen sie ziemlich sicher von den höllischen Schmerzen, aber sorgen für mögliche andere gravierende Probleme wie Kopfschmerzen, Gallenprobleme, Schilddrüsen- und Brustknoten u.s.w.

Je länger ich Endometriose-Patientinnen begleite, umso öfter erlebe ich, wie die Schmerzen mit einer ganz normalen Hormon-Regulierung wieder Ruhe finden. Deswegen rate ich selten, den Eisprung mit höherer Progesteron-Dosierung zu blockieren.

Dr. John R. Lee empfahl bei Endometriose:

Vom Zyklustag 10 bis 26 (oder 27) eine Progesteroncreme in hoher Dosierung anzuwenden. Dadurch wird der Eisprung verhindert, aber die wichtige Progesteronversorgung trotzdem gewährleistet. Die Dosis sollte dabei soweit gesteigert werden, bis die Beschwerden auf ein erträgliches Maß zurückgehen oder ganz verschwinden. Wenn dieses Stadium erreicht ist, dann sollte diese Menge über einen längeren Zeitraum aufrecht erhalten werden (3-5 Jahre, jeweils von ZT 10 bis ca. 26). Die Blutungen werden schwächer und die Endometriose kann ausheilen. Sollten sich die Krämpfe nach der langsam zurückgefahrenen Dosis wieder einstellen, dann fortfahren bis zur Menopause. Parallel eine natürliche Empfängnisregelung praktizieren! Bei Kinderwunsch erst nach dem Eisprung mit Progesteron ergänzen! Ich weiß, dass Dr. John Lee zeitweise Frauen riet, das Progesteron auch durchgehend zu nehmen.

Ich zitiere Dr. Lee: **„Es ist mir ein Rätsel, warum synthetische Progestine empfohlen werden, wenn Progesteron zur Verfügung steht, das billiger und sicherer ist."**

Unsere Erfahrung:

Aus meiner Sicht zögere ich, den Frauen ein Programm zu empfehlen, das den natürlichen Zyklus und den Eisprung unterdrückt. Erfahrungen von Frauen mit Endometriose bestätigen mir, dass dies keineswegs immer nötig ist. **Inzwischen konnte so vielen Frauen geholfen werden, dass ich nicht mehr zur durchgehenden Progesterongabe rate.** Progesteron ja, aber im natürlichen Takt und notfalls bei den Schmerzen mit einer kleinen Dosierung so lange gegensteuern, bis die Schmerzen nachlassen. Immer schaue ich mir die Symptome genau an, ob nicht doch auch die Schilddrüse oder ein zu hoher Prolaktin-Spiegel mit von der Partie sein könnte!
Eine Schilddrüsen-Untersuchung von einem erfahrenen Arzt, samt SD-Blutwerte von FT3, FT4, den SD-Antikörperwerten und ein Speicheltest von Östradiol, Testosteron und Progesteron scheint mir in vielen Fällen ratsam.

Inzwischen gibt es **speziell für Endometriose entwickelte Operationsverfahren**, die schonend solche Gewebsklumpen entfernen können – ohne dass neue Verwachsungen weitere Probleme bereiten. Aber genauso wichtig ist es, weitere Herde zu vermeiden. Damit wären wir wieder bei der Frage nach den Ursachen von Endometriose! Hormone, die aus dem Lot sind, wirken zumindest als Verstärker dieses Problems – da bin ich mir sicher.

Ich kenne von vielen Kundinnen die Angst vor den schrecklichen Schmerzen. Sie haben mein vollstes Verständnis, wenn sie lieber zur Pille greifen, weil man sich „Regel-mäßige" Fehltage am Arbeitsplatz einfach nicht mehr leisten kann. Viele kommen dann erst auf mich zu, wenn sie aufgrund der Nebenwirkungen der Pille genauso oft am Arbeitsplatz fehlen.

Zu 3: Bauchschmerzen durch Darmkrämpfe

Sinken Östriol und Schilddrüsenhormone zu weit ab, dann wird die Darmschleimhaut spröde, rissig, wund und überempfindlich. Sinkt dann auch noch der Progesteron- und DHEA-Wert, dann hat der Körper keine Kraft mehr zur Abwehr von schlimmen Entzündungen im Darm. Wenn zusätzlicher Stress, Ärger oder Sorgen die Stresshormone aktivieren, dann geht das sogar noch schneller. Bei der Magen- und Blasenschleimhaut sieht das übrigens nicht anders aus.

Diese Schmerzen sind aber meistens nicht immer in der gleichen Zyklusphase zu beobachten und halten selten gleich mehrere Tage gleichbleibend an. Ähnlich ist das bei Polypen im Darm. Auch dadurch können zeitweise stechende Schmerzen auftreten. Darum wäre ein genaues Aufzeichnen von Schmerz und Nahrung in einer Beobachtungstabelle der erste wichtige Schritt für die Ursachensuche bei Bauchkrämpfen. Mit einer Magen- und Darm-Spiegelung kann der Arzt feststellen, ob eine Entzündung bereits vorhanden ist.

Zu 4: Bauchschmerzen durch Verwachsungen

Eine relativ neu erkannte Ursache von heftigen Bauchschmerzen sind Verwachsungen im Bauchraum. Wer sich Bilder dazu ansehen möchte braucht nur ins Internet klicken: **www.Verwachsungen.de**

Besonders betroffen sind Frauen, die in jüngeren Jahren eine Operation im Bauchraum hatten. Ich könnte mir vorstellen, dass Schläge und Fußtritte in den Bauchraum ebenso eine Rolle spielen könnten, wie auch genetische Faktoren.

Zu 5: Krämpfe durch eine Schilddrüsenüberfunktion

Sind die Krämpfe begleitet von Unruhe, Nervosität, Ängsten, Panikattacken, Schweißausbrüchen, dann handelt es sich aus meiner heutigen Erfahrung meistens um ein Überreagieren der Schilddrüse. Sie ist weitgehend abhängig von einem ausgewogenen Ausschüttungsprogramm im Geschlechtshormonbereich. Je mehr dort aus dem Lot geraten ist, desto stressiger wird es für die Ausgleichsabteilungen der Nebenniere und in der Hypophyse. Von dort kommen daraufhin zusätzliche Alarmsignale zur Schilddrüse und dann fährt auch sie ihr Notprogramm hoch...

Theoretisch müssen wir ja in Gefahr jederzeit in der Lage sein, möglichst schnell davon zu rennen. Wenn wir aber nicht rennen und springen – wo soll die ganze bereitgestellte Kraft hin? Energie, die produziert wurde, muss ja irgendwie abgeleitet werden – das kennen wir vom Gewitter. In diesem Fall ist es besser, sich bei angespannten, verkrampften Muskeln zu bewegen und so die Energie abzubauen, anstatt still im Bett zu liegen und darauf zu warten, dass es besser wird. Versuchen Sie als Betroffene darauf zu achten, ob Sie außer den Bauchkrämpfen auch zusätzliche Symptome bemerken. Diese können wichtige Hinweise auf weitere Zusammenhänge geben.

Natürlich können Bauchschmerzen auch andere Ursachen haben. Deswegen ist es doppelt wichtig, solche Signale ernst zu nehmen und zusammen mit dem Arzt aufmerksam zu beobachten!

Fall:
Eine junge Studentin litt sehr lange an unerklärlichen Bauchschmerzen, die niemand ernst zu nehmen schien. Ich gab ihr eine Beobachtungstabelle mit der Bitte, die speziellen Schmerztage aufzuschreiben. Ergebnis: Die Schmerzen traten nicht nur zyklisch auf.

So nach und nach erfuhr ich mehr:

1.) Sie überlebte eine grenzwertige SOS-Blinddarm-OP in der Kindheit, was an Verwachsungen im Bauchraum denken ließ, die sich mit starken Bauchschmerzen bemerkbar machen können.

2.) Für eine Zeit lang nahm sie wohl auch Schilddrüsen-Tabletten ein. Weitere, immer wiederkehrende Symptome verstärkten den Verdacht, dass meine junge Freundin mit Hashimoto kämpfen könnte. Deswegen schickte ich sie zum Arzt mit der Bitte, eine ausführliche Schilddrüsen-Untersuchung vornehmen zu lassen. Der Hausarzt veranlasste nur einen TSH-Spiegel, der völlig unauffällig war. So bekam sie gesagt: „Mit der Schilddrüse ist alles in bester Ordnung! Eine Überweisung zum Internisten sei nonsens." Es brauchte ein weiteres Halbjahr, bis die unerträglichen Bauchschmerzen zwangsweise zu einem Internisten führten. Zunächst wurde bei der jungen Patientin eine Magen- und Darmspiegelung vorgenommen und endlich auch ein Schilddrüsen-Antikörpertest. Und siehe da: ein extrem hoher TPO-Wert machte Hashimoto sichtbar!! Leider wusste der Arzt nicht, was man in so einem Fall sinnvoller Weise verschreiben kann. Er meinte nur, das hätten viele Leute und da könne man nichts machen...

Zu **Hashimoto** gehört ein Wechsel zwischen SD-Überfunktion und -Unterfunktion. Immer wenn die Überfunktion zuschlägt, kann sich der Bauchraum verkrampfen – und das tut weh. Ob Verwachsungen vorhanden sind, wurde bis jetzt bei der Studentin noch nicht abgeklärt.

Zu 6: Bauchschmerzen durch zu viel Prolaktin

Wie schon im Kapitel 4 erwähnt, scheint ein erhöhtes Prolaktin die Gebärmutter zu sensibilisieren. Das Progesteron (als Hauptbremse vom Prolaktin) fällt am Ende vom Zyklus ab (um die Blutung in Gang zu bringen). Ungebremst – und vielleicht auch noch verstärkt durch zu viel Östradiol – kommt das Prolaktin so richtig in Fahrt und entsprechend dominant wird seine Wirkung. Da in dieser Zyklusphase auch die Wehenhormone mit von der Partie sind, ergibt das eine schmerzvolle Allianz für die gleichzeitig empfindlicher gewordene Gebärmutter! Deswegen wäre eine Prolaktin-Messung an Bauchwehtagen ein möglicher erster Schritt um bei Schmerzen sinnvoll mit Mönchspfeffer und Frauenmantel gegensteuern zu können – im Extrem vielleicht auch mit wenig Progesteron.

Zusammenfassung:

» Sorgfältiges Unterscheiden zwischen Dysmenorrhoe und Endometriose ist Voraussetzung!

» Genaues Aufzeichnen kann dabei helfen!

» Plötzliche, ruckartige Anspannung der Bauchmuskulatur während der Menstruation vermeiden!

» Soweit wie möglich für ein ausgeglichenes Hormonsystem sorgen! Hormontests hinzuziehen.

» Eine Prolaktin-Untersuchung veranlassen.

» Wer die Menstruationskrämpfe als körperlichen Trauer-Ausdruck der ausbleibenden Schwangerschaft interpretiert, findet nicht meinen Beifall. Diese Vermutung ist in den wenigsten Fällen nachvollziehbar.

» Eine gesunde Ernährung und ein ausgewogener Lebensstil sollte eigentlich selbstverständlich sein!

BAUCHKRÄMPFE

10
Empfängnisregelung

Es ist angebracht wenigstens einige Alternativen zur verantwortungsvollen Geburtenregelung zu nennen. In Frauenbüchern sind zu diesem Thema zunehmend auch die Varianten der natürlichen Familienplanung aufgezeigt. Frauen, die eine „Antibaby-Pille" bevorzugen (weil sie so praktisch und einfach zu sein scheint), müssen zum Aufwand dieser Methode die vielen Stunden in Wartezimmern dazurechnen. Andere Paare investieren zu Beginn ihrer Beziehung in eine durchdachte Familienplanung mit Literatur und einem Kurs zur natürlichen Empfängnisregelung. Ich bin zutiefst überzeugt, dass sich eine verantwortbare Familienplanung lernen lässt und ohne große Opfer und Angst zu praktizieren wäre, wenn sich ein Paar ernsthaft um das nötige Wissen bemüht. In einigen Stunden ist das Wesentliche gelernt, inklusive die (sexuellen) Gestaltungsmöglichkeiten für die fruchtbaren Tage!! Wenn die Sicherheit vor einer Schwangerschaft bezahlt werden muss mit der späteren Angst vor Krebs, Zysten, Entzündungen, Unfruchtbarkeit oder Sterilisation, dann ist das ein schlechter Tausch und ein unkluges Problem - Verschieben. **Die Frau ist weder als Gebärkanone noch als immer zur Verfügung stehende Sexmaschine geschaffen.** Die meisten Frauen und Männer haben zu ihrem Unterleib auch einen Kopf mit Verstand dazu geliefert bekommen. Mit diesem Verstand können wir lernen, mit der Wunderwelt unseres Körpers verantwortungsvoll umzugehen. Weder die Gesundheit unseres Körpers, unsere Würde als Frau und Mann, noch unsere Freude an der Sexualität darf auf der Strecke bleiben.

Den Körper verstehen lernen

Eine wichtige Voraussetzung ist das Kennenlernen und Bewerten der Vorgänge im eigenen Körper, um seine „Sprache" verstehen zu lernen. Unser Körper hat viele Möglichkeiten zu signalisieren, was uns gut tut und was nicht. Die Sensibilität dafür ist leider vielen Menschen abhanden gekommen. Ehepaar Trobisch, das in „unzivilisierten" Gegenden Afrikas natürliche Geburtenregelung lehrte, berichtete von den Naturvölkern eine bewundernswerte Empfindsamkeit für die fruchtbaren und unfruchtbaren Zyklustage der Frau. Auf die Frage des Ehepaares an diese Volksstämme, ob diese Form der Empfängnisregelung schwer sei, bekamen sie wiederholt die Antwort: **„Nein, wir sind doch keine Tiere!"** Wäre es nicht erstrebenswert, von der Furcht vor Fruchtbarkeit zur Freude über die vielen Möglichkeiten und Anpassungsfähigkeiten des Körpers zu wechseln? Dies können auch Teenager lernen, wenn sie vom Sinn der Sache überzeugt sind!

Signale des Körpers:

Temperaturanstieg, Zervixschleim an den hoch-fruchtbaren Tagen, Mittelschmerz, Veränderung von Muttermund, Haut, Geruch, Gefühlen und Empfindsamkeit der Genitalien.

Hormoneller Rhythmus:

Bei natürlichem Hormongleichgewicht spielt sich ein ganz bestimmter, vorhersehbarer Hormonwechsel ein, der die fruchtbaren Tage festlegt und eindeutig begrenzt.

Mechanische Hilfsmittel:

„Sympto.ch-Handyprogramm", Kondome, Pessare, Mikroskop, Persona-Teststreifen, Thermometer.

Kreative Verhütungsmöglichkeit:

Sexuelle Erfüllung mit Orgasmus für SIE und IHN – aber ohne Koitus in den wenigen fruchtbaren Tagen! Wer Sexualität begrenzt auf „ran und rein" ist arm dran...

Eine wichtige Frage muss bei der Geburtenregelung geklärt werden: Wer zahlt wann welchen Preis dafür? Dies gilt für Frau und Mann!! Der Preis kann auch so aussehen, dass durch eine lange Pillenanwendung Progesteronmangel ausgelöst oder verstärkt wird und damit die sexuelle Bereitschaft und Orgasmusfähigkeit der Frau weitgehend oder ganz erlöschen kann. Von schweren Erkrankungen wie Krebs, Schlaganfall oder psychische Notstände (als Langzeitfolgen einer hormonellen Empfängnisregelung) ganz zu schweigen. Dieser Preis scheint mir sehr

Empfängnisregelung

viel höher zu sein, als eine sorgfältige Beobachtung und alternative Empfängnisregelung.

ABER............ :

Das ist die eine Seite, um an das Thema heranzugehen. Es gibt auch eine andere, sehr ernüchternde Seite. Sie spricht von Frauen, die keinen verständnisvollen Partner haben oder gar in einem Umfeld von Gewalt, Not und Armut zurecht kommen müssen. Solche Menschen befinden sich in der Zwickmühle von engen (körperlichen und psychischen) Grenzen. Nur wenige, deren Leben von Missbrauch gekennzeichnet ist, haben Mut und Kraft aus solchen Beziehungen oder Abhängigkeiten auszusteigen. Wenn Sie sich davon betroffen wissen, dann möchte ich es Ihnen hier schwarz auf weiß sagen: Nichts und niemand hat das Recht SIE zu missbrauchen! Weder körperlich noch verbal oder seelisch! In solch einer Situation das Hohelied der Fruchtbarkeit anstimmen zu wollen, ist einfach Hohn und Ignoranz gegenüber der harten Realität. Hier muss SOS-Hilfe Vorrang haben. Ich habe vollstes Verständnis für diejenigen, die aus so einer Notsituation nach einer möglichst einfachen, sicheren Verhütungsmethode greifen. Dabei einen Weg zu finden, der nicht nur kurzfristig erleichtert, sondern auch langfristig die Lage der Frau nicht noch zusätzlich erschwert, ist wirklich eine harte Entscheidung. Betroffene Frauen dabei beratend und begleitend zu betreuen, sehe ich als große Herausforderung aller Beratungsstellen.

Entscheidungskriterien gesucht?

Um eine Entscheidung treffen zu können, möchte ich *vorher* auch von dem „Kleingedruckten" wissen, das damit zusammenhängt. Was für die eine Frau durchaus akzeptabel ist, kann für die andere Frau ein Albtraum bedeuten. Deshalb werde ich wenigstens einige Für und Wider bei den folgenden Methoden von Empfängnisregelungen auflisten, die nur allzuoft in den Broschüren verharmlost oder verschwiegen werden. Besonders schlimm finde ich die gängige Praxis, dass Frauen, die sich für eine Spirale interessieren, weder über die möglichen Folgen noch über die ethische Bedeutung aufgeklärt werden. Wer diesbezüglich Nachholbedarf hat, der schaue sich mal die Erfahrungen im Internet an unter:

www.Hormonspirale-Forum.de

Wie funktionieren Spiralen?

Wir unterscheiden:
a) die **Kupferspirale** und
b) die **Hormonspirale (Mirena)**

Die Kupferspirale verhindert nicht den Eisprung und auch nicht die Befruchtung, denn der Hormon-Zyklus bleibt im Prinzip erhalten. Damit ist bei einem Eisprung in der Zyklusmitte die Möglichkeit der Befruchtung gegeben. Was geschieht nach der Befruchtung? Das neue Leben entsteht und es beginnen sofort die ersten Zellteilungen. Das neue Leben mit allen genetischen, individuellen Prägungen ist entstanden. Dabei steht bereits in diesem Moment fest, ob es ein blonder Junge oder ein schwarzhaariges Mädchen ist.

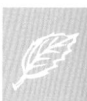

Manche bezeichnen so ein Wunder als „Zell-Klumpen". Ich bezeichne dies von Anfang an als „ein menschliches Leben". Das bedeutet, dass ich als Mutter (oder Vater) von diesem Zeitpunkt an voll verantwortlich bin für das Wohl und Sein dieses Menschleins. Während nun dieses neue Leben fleißig wächst, wandert es langsam den Eileiter hinunter und betritt nach 6-8 Tagen die Gebärmutter wie ein großes Kinderzimmer. Mitten in diesem Zimmer bewegt sich ein riesiger spitzer Knüppel, der den kleinen Winzling ständig von einer Zimmerwand zur anderen herumschubst. Nun hat der Kleine noch viel zu wenig Kraft um sich festzuhalten oder zu wehren. Er bräuchte jetzt eigentlich möglichst bald eine gut vorbereitete Schleimhaut, die ihn aufnimmt wie in ein warmes „Kinderbett". Das ist aber weit und breit nicht zu finden. Anstelle dessen ist überall blutverschmiertes Narbengewebe zu finden. Dem Kleinen geht langsam die Luft aus und die Nahrungsvorräte der inzwischen vielfach multiplizierten Eizelle sind bald verbraucht. Lautlos verlöscht das kleine menschliche Wesen - ungewollt, namenlos und ohne Chancen ausgeliefert an einen „modernen Lebensstil"– eben wie ein Zellklumpen.

Fragen:
Wie lange überlebt so ein kleines Wesen?
Hat es eine Seele, die spürt und wahrnimmt?

In Fachbüchern wird empfohlen, dass junge Frauen (die noch keine Kinder haben) auf die Spirale „verzichten" sollten, da eine permanente Sterilisation durch Vernarbung und Dauerentzündungen nicht auszu-

EMPFÄNGNISREGELUNG

schließen seien. Und wie ist das bei älteren Frauen? Gewebe, an dem permanent gerieben wird, reagiert zwangsläufig. Eine Reibe- oder Kratzwunde ist auch eine Wunde, die Heilungsmechanismen auslöst und vernarbt. Dabei sind etliche Hormone mit im Spiel, die permanent dafür zu sorgen haben, dass eine Entzündung verhindert oder bekämpft wird. Ohne Hormon-Überstunden, würden Spiralenträgerinnen vermutlich sehr schnell sterben.

Eine weitere Frage haben wir noch nicht beantwortet bekommen: Normalerweise setzt Kupfer unter Sauerstoff-Kontakt sehr giftigen Grünspan an. Wie wird der Körper auf Dauer damit fertig? Wieviel Immunabwehrkraft kosten ihn diese ständigen Giftstoff-Impulse im Körper? Was passiert, wenn zusätzlich noch andere Problemfelder auftauchen? Ist der Körper dann noch in der Lage, dagegen anzugehen?

Bei der Kupferspirale gab es überraschend viele Überlebenskünstler-Embryos, die trotz des Fremdkörpers überlebten. Außerdem waren heftige Blutungen eine häufige Nebenwirkung, die für manche Frauen auf Dauer zu unangenehm wurde.

„Mirena"-Spirale

Um die bekannten Nebenwirkungen der Kupferspirale zu vermeiden hat man mit Hilfe einer Progestin-Beschichtung auf der Spirale die Gebärmutter-Schleimhaut so verhärtet, dass sie nicht mehr oder kaum noch bluten konnte. Damit hatte man die Garantie einer noch besseren „Schwangerschaftsverhütung". Für diese Garantie müssen viele Frauen einen gigantischen Preis zahlen. Was die Progestine im Körper einer Frau anrichten können, haben Sie ja bereits erfahren. Aber die Spirale macht keine Pause mit der Hormonabgabe wie bei den meisten „Pillen" – sie gibt jahrelang non stop den Wirkstoff ab!

Zwei Behauptungen hören Frauen häufig bei der Aufklärung im Vorgespräch:

1. Der Wirkstoff wirkt nur in der Gebärmutter.

Frage: Wie kann das sein, wenn der Wirkstoff über die Blutbahn zu allen Zellen des Körpers wandern kann?

2. Der Wirkstoff hat keine negativen Nebenwirkungen.

   ...siehe dazu: www.Hormonspirale-Forum.de

Die „Mirena" hat eine Wirkungszeit, die sich bis zu 5 Jahren erstreckt! Beim Spiralelegen und -entfernen fallen Kosten an. Ein Vielfaches dieser Kosten müssen Sie einkalkulieren für spätere SOS-Maßnahmen. Fragen Sie nach unseren Erfahrungen!

Fragen:

Was bedeutet für mich der langfristige Dauereinfluss von Progestinen? Auch in der ersten Zyklusphase, wo hauptsächlich die Östrogene zu hause sind?

Hat sich mein Arzt darüber ausführlich informiert? Hat er die charakterliche Größe, ein zusätzliches Einkommen durch die Spiralenlegung ehrlich zu hinterfragen?

Wie weit ist die Entwicklung des neu entstandenen Lebens trotz Spirale möglich? Gibt es einen Todeskampf?

Wir möchten wissen, in welchem Maß sich Nutzen und Gefahren gegenüber stehen. Erst dann können wir eine bewusste Entscheidung treffen.

Dies gilt auch für die ethischen Fragen! Wenn ich davon ausgehe, dass sich mein Körper mit seinen geistigen und seelischen Elementen nicht so ohne weiteres vom (bewussten) Verdrängen belügen lässt, dann tickt auch in diesem Bereich eine Zeitbombe.

Die „Pille danach" und RU 486

Ähnlich wie der zweite Faktor in der Kombi-Pille wirkt die „Pille danach" und in noch gesteigerter Form die RU 486 (*Myfigene*): Sie blockieren im Körper die Progesteron-Ausschüttung und damit wird die Gebärmutter-Schleimhaut verhärtet. Folge ist die Abbruchblutung und das Ende eines begonnenen Lebens.

Die Wirkung der Progesteronblockade ist gleichzeitiger Auslöser für die Östrogendominanz – das natürliche und notwendige Gegengewicht

EMPFÄNGNISREGELUNG

für die Östrogene ist ausgeschaltet und die entsprechenden Nebenwirkungen können voll zuschlagen... vor allem in der unmittelbaren Zeit nach dem Einsatz der beiden Präperate. An manchen englischen Schulen wird angeboten, dass Schülerinnen jeweils am Montag Morgen im Sekretariat eine „Pille danach" abholen können. Mir ist das unbegreiflich! Steht der Preis, den diese Mädchen eventuell später einmal dafür zahlen müssen, im Verhältnis zu dem kurzen Vergnügen einer Nacht? Auch in Deutschland wird immer wieder diskutiert, ob so ein „Angebot" in Erwägung gezogen werden sollte. Hilfe!

Frauen, die den Einsatz von der *RU 486* oder *Myfigene* wünschen, können sich vor dem Eingriff oft nicht vorstellen, dass sie nach dem Abbruch der Schwangerschaft in ein psychisches Loch fallen können. Man sollte dann doch froh sein können, dass das Thema so „einfach" abgehakt werden konnte. Aus den Berichten von betroffenen Frauen schließe ich dabei weniger auf eine Trauerarbeit oder Reue über das getötete Leben (die psychologische Interpretation). Dieser wichtige Prozess kommt meistens erst viel später...

Sterilisation durch Abbinden der Eileiter

Dieser Weg ist eine endgültige Verhütungsmethode, auf die kaum jemand leichtfertig zurück greift. Wenn Frauen über viele Jahre hinweg die Empfängnisregelung alleine verantworten müssen, dann ist der Wunsch nach einer angstfreien Sexualität nur zu verständlich. So viele Frauen fühlen sich bei dieser Entscheidung von ihrem Partner allein gelassen! Wenn genügend Kinder die Wohnung bevölkern, dann ist der Wunsch nach einer endgültigen Lösung naheliegend. Auch hier heißt es, die „Kosten" vorher abzuwägen:

Britische Studien weisen nach, dass durch die operative Blockierung der Eileiter die Progesteronwerte niedriger sind. (*Dr. Dalton; Depression After Childbirth, S.133*) In England gilt die Richtlinie, Sterilisationen nicht unmittelbar nach einer Geburt vorzunehmen und bei PMS-Patientinnen ganz darauf zu verzichten. Für mich stellen sich bei dieser Sache 2 Fragen:

1. Wo geht das ausgeschüttete Progesteron in der 2. Zyklushälfte hin? Muss es durch den Eileiter (als Kanal) zur Gebärmutter? Oder wird es über die Blutbahn dorthin geleitet?

Wenn der Eileiter als Kanal gebraucht wird, ist es keine gute Idee ihn abzubinden. Es ist aber auch denkbar, dass die Kapillaren im Bauchraum das Progesteron aufnehmen und über die Blutbahn zur Gebärmutter transportieren. Das wäre für mich jedenfalls vorstellbar. ABER:

2. *Was geschieht mit den Eierstock-Arterien, die der Länge nach direkt an den Eileitern angewachsen sind? Werden diese auch mit abgebunden und durchtrennt?*

Es würde eine äußerst sorgfältige und schwierige Trennung beider Gefäße bedeuten, die zeitaufwendig ist. Sind diese Arterien durchtrennt, dann bedeutet das für beide Eierstöcke einen erheblichen Versorgungsmangel. Das wiederum kann sich in einer Leistungsschwäche der Hormonproduktion bemerkbar machen. Dieser Zusammenhang wird selten erwähnt – er könnte aber all die Berichte von sterilisierten Frauen erklären, die erst nach ihrer Sterilisation Hormonprobleme bekamen. So manche meiner Kundinnen ist sehr sauer auf ihren Frauenarzt, denn er versprach ihnen, dass die „Unterbindung" (wie es in der Schweiz heißt) keine körperlichen Auswirkungen hätte.

Wenn Gründe für eine absolute oder radikale Lösung vorliegen, dann ist die Unterbindung der Eileiter aus meiner Sicht das kleinere Übel gegenüber einer Entfernung der Eierstöcke oder Gebärmutter. Aber es ist immer noch ein operativer Eingriff mit möglichen Folgen. Wenn Sie diese Möglichkeit erwägen, dann sollten Sie mit Ihrem Chirurgen verhandeln und schriftlich festlegen, dass Sie einer Sterilisation nur unter der Bedingung zustimmen, wenn die Eileiter vor dem Durchtrennen von den angewachsenen Blutbahnen getrennt wurden.

Die Sterilisation hat gegenüber der Pille den „Vorteil", dass ein eventueller Progesteronmangel mit natürlichem Progesteron leicht zu ersetzen ist, was bei der Pille nicht möglich ist.

Trennung der Samenleiter beim Mann

Einfacher und ambulant durchzuführen ist die Sterilisation beim Mann, die auch der Urologe oder ambulante Chirurg durchführen kann. Dabei ist wohl der Eingriff auf den Hormonhaushalt am wenigsten gefährdet. Aus der Erfahrung von Paaren, die nach genug Kindersegen diesen

Weg gewählt haben, ist ganz selten ein Bedauern über diesen Schritt zu hören. Aber auch hier handelt es sich um eine endgültige Lösung. Die Vorstellung oder Befürchtung, dass sich durch die Trennung der Samenleiter im Hoden irgend etwas am „Mann-sein" ändern würde, schreckt viele Männer zurück. Diese unbegründete Urangst ist wohl das Haupthindernis vor diesem Schritt.

Jawohl, auch in diesem Bereich gibt es „Pfusch" der Chirurgen! Das dürfte prozentual genauso oft vorkommen wie bei uns Frauen! Ich wünschte, dass ich dies nicht erwähnen müsste...

Die Anti-Baby-Pille

Nach den ersten Präparaten in den 60er Jahren haben sich viele Variationen auf dem Markt eingefunden, die um den Ruf der „sichersten" Pille wetteifern. Sehr interessant für mich sind bei all diesen Produkten die Packungsbeilagen. Dort findet man aufgelistet, was in den Pillen serviert wird. Wer wissen möchte, was er zwischen die Zähne schiebt, der sollte sich diese Information gründlich durchlesen – auch die möglichen Nebenwirkungen und Gegenanzeigen. Noch interessanter ist das dazugehörige Kapitel in der „Roten Liste", dem Standard-Nachschlagewerk für Ärzte. Dort steht noch etwas ausführlicher, womit man bei der Einnahme der Pillenhormone rechnen muss. Es ist also nicht so, dass massive Nebenwirkungen dem Arzt unbekannt sein können. Wer vom Arzt den (mir sehr bekannten) Satz hört: „So ein Fall wie Sie ist mir noch nie begegnet!", dem können sie ja auf die Sprünge helfen und ihn auf sein Nachschlagewerk hinweisen. Wenn man die Warnhinweise nicht ernst zu nehmen braucht, dann würden sie ja auch nicht aufgeführt werden – oder? (Siehe auch Kapitel 4)

Die Pillen kann man nach ihrer Zusammenstellung in Untergruppen einteilen. Sie finden im Anhang eine Liste der unterschiedlichen Pillen-Gruppen und bekannte Produkte davon.

Die meisten Pillen sind Kombinationen von Östradiol-Varianten und einem Gestagen/Progestogen/Progestin. Dieses zweite Hormon unterscheidet sich in wesentlichen Punkten drastisch von der Wirkungsweise des natürlichen Progesterons und ist nicht identisch mit dem natürlichen Gelbkörperhormon. Die künstlichen Gestagene blockieren weitgehend die körpereigene Progesteron-Produktion. Dies gilt auch für die Minipille!

Hormon-Pflaster, Hormon-Depotspritzen, Hormon-Ring, Hormon-Stäbchen (Implantat)

Natürliche Hormone haben normaler Weise keine Langzeitwirkung. Die sogenannte Depot-Wirkung von Hormonen ist nur möglich, wenn die Moleküle oder die Baustruktur vom Hormon verändert werden. Je länger es wirken soll, umso stärker muss die Veränderung sein. Haben Hormon-Pflaster oder andere Depot-Präparate dann logischerweise nicht zwangsläufig noch stärker veränderte Hormone als die Pille? Die unkomplizierte Anwendung ist wirklich bestechend und sicherlich ein Grund dafür, dass viele Frauen, die vor einer endgültigen Lösung zurückschrecken, diese Variante der Empfängnisverhütung bevorzugen. In meiner Beratung mehren sich die Fälle, wo Frauen von vier Horrorwochen nach der Hormon Spritze berichtet haben. Andere kommen recht gut mit dem Pflaster oder der Injektion zurecht – zumindest kurzfristig und mittelfristig. Wir Frauen sind so verschieden in unseren Reaktionsweisen. Es ist äußerst schwierig, im Voraus einschätzen zu können, wie und wann unser Körper auf bestimmte Eingriffe oder Hilfen reagiert. Hormon-Pflaster kann man abziehen , den Vaginalring entfernen und Implantate können entfernt werden. Was aber geschieht, wenn wir eine Hormon-Depotspritze nicht vertragen?

Zusammenfassung:

Wer die Wunderwelt seines Körpers achtet, der möge sich ermutigen lassen zu einem Weg, der nicht im Nachhinein eine hohe „Maut" fordert. Genauso möchte ich erreichen, dass Paare sich ernst genommen fühlen, eine von ihnen begrenzte Kinderschar realisieren zu können ohne mit permanenter Angst im Nacken leben zu müssen oder ohne spätere Schwangerschaften zu gefährden. Eine bequeme Empfängnisregelung scheint mir aber immer nach Illusion zu riechen, nach einer steilen Abkürzung, die uns eher zur Gefahr wird, als dass sie uns langfristig dient.

Je früher das ein heranwachsender Teenager entdeckt, umso bewusster kann er/sie damit umgehen. Die Gynäkologin Frau Dr. Raith-Paula hat dazu eine Arbeit gegründet, die Teenagern in einem Kurs auf sehr anschauliche Weise die "Zyklus-Show" erklärt. Zu diesem Programm gehört im Vorfeld ein Elternabend. Quer durch ganz Deutschland bekennen Frauen und Mütter, dass sie nicht wissen, was zu einem weiblichen Zyklus gehört. Das kann ich auch aus meiner Beratungsarbeit bestätigen! Umso wichtiger sind diese Kurse für unsere Jugendlichen zwischen 12-14 Jahren. Über die Internetseite *www.mfm-projekt.de* erfahren Sie mehr dazu. Parallel dazu hat Frau Dr. Raith-Paula ein hilfreiches Buch für die gleiche Altersstufe geschrieben: **"Was ist los in meinem Körper"** (siehe Anhang).

In der Schweiz gibt es eine weitere Initiative, die unter dem Namen **"TeenStar"** ähnliche Kurse anbietet.

Für ältere Jugendliche und junge Erwachsene haben Christine Bourgeois und Harri Wettstein ein pfiffiges Büchlein zusammengestellt unter dem Titel **"SymptoTherm Basic – Wenn Sex und Fruchtbarkeit Freundschaft schließen"**. Passend dazu kann man ein Handy Programm bestellen, mit dem die täglichen Zyklusbeobachtungen gespeichert und auf dem PC ausgedruckt werden können. Nähere Informationen finden Sie unter: *www.sympto.ch*

Gute Literatur für Erwachsene bietet Dr. J. Rötzer: **"Natürliche Empfängnisregelung: Die Symptothermale Methode – Der partnerschaftliche Weg"** und die Arbeitsgruppe NFP: **"Natürlich und sicher - Natürliche Familienplanung".**

EMPFÄNGNISREGELUNG

11
Wenn die Wiege leer bleibt...

Wer von dieser Erfahrung ein langes Klagelied singen kann, ist leider in einer großen Familie von Mitbetroffenen. Die Zahl der kinderlosen Paare nimmt erschreckend zu. Dafür verantwortlich sind verschiedene Entwicklungen:

1. Zeitliches Hinauszögern der Bereitschaft zum Kind

Heute gehört es selbstverständlich zum Leben einer Frau, dass sie eine Berufsausbildung abschließt. Je länger diese dauert, umso später ist Raum für eine Familiengründung. Vielen Frauen fällt es verständlicherweise schwer, nach einer langen Studienzeit die erkämpfte Ausbildung nicht auszuüben. Berufserfahrungen sollen auf dem Lebenslauf stehen. Die Verbeamtung oder die Zusatzausbildung muss abgeschlossen sein, damit man nach einer Babypause wieder den Einstieg schafft. Bis dahin ist die Frau vielleicht 30 Jahre und ihre biologische Uhr hat die Möglichkeit für eine erste Schwangerschaft fast abgehakt. Erstgebärende ab dem 30. Lebensjahr müssen mit einem höheren Risiko (Schwangerschaftsabgängen, Missbildungen beim Kind) rechnen. Mit Recht! Die Progesteronausschüttung ist zu diesem Zeitpunkt bereits auf dem „absteigenden Ast". Das bedeutet Probleme für die Empfängnisfähigkeit und für die Erhaltung der Schwangerschaft. Die Zahlen der Abgänge nehmen bei dieser Altersgruppe sprunghaft zu.

2. Erschwerte Empfängnis durch frühe Pilleneinnahme und Spirale

In vielen Fällen darf unser Körper lange Jahre keine natürliche Hormonausschüttung praktizieren, sondern wird mit allen möglichen chemischen

Wenn die Wiege leer bleibt...

Mitteln zu einem ihm völlig fremden Hormonhaushalt gezwungen. Oder er darf die normalen Hormone produzieren, es entsteht vielleicht sogar neues Leben. Die Gebärmutter wird aber dermaßen mit einem scharfen Fremdkörper gereizt, dass alle Hormonanstrengungen nichts nützen, um das winzige Lebewesen zu halten. Unser Körper ist lernfähig und sehr anpassungsfähig! Funktionen, die nicht gebraucht oder langfristig ver- oder gehindert werden, bilden sich mit der Zeit zurück. An den Muskeln eines Armes in Gips lässt sich das schön beobachten. Geben wir dem Körper schon frühzeitig in unserer Entwicklung (und über lange Zeit) den Befehl „unfruchtbar" zu sein, dürfen wir uns nicht wundern, wenn er nach 15 Jahren vielleicht nicht mehr anders kann!

3. Unrhythmische Lebensweise der Frau

Unser weiblicher Zyklus ist engstens verknüpft mit unserem Lebensrhythmus. Wir düsen durch die Tage, essen und trinken wie es uns gerade einfällt. Der Sonntag dient mehr dazu, dass nach dem Alltagsstress der Wochenendstress zum Zug kommt. Es fehlt zunehmend die Sensibilität für die natürlichen Lebensgrundlagen (Tagesrhythmus, Schlaf, Jahreszeitenrhythmus, Saat-, Ernte- und Ernährungsbewusstsein). Unser steriles „Supermarkt-Denken" zeigt sich auch in der heutigen Zeugungs- und Empfängnispraxis: „Ich will jetzt ein Kind!", heißt es irgendwann – und dann gehe ich in eine Fertilisationsklinik um mit künstlicher Befruchtung (IVF) und ähnlichen Prozeduren zu meinem Wunschkind zu kommen. So werden zunehmend Kinder „gemacht". Zeugung, Geburt und Sterben verlagern sich zunehmend immer mehr in die Klinik – weg vom häuslichen Rhythmus und Umfeld. Sind wir uns dessen bewusst, wie sehr wir uns immer mehr von natürlichen Lebensformen entfernen? Da hilft auch kein Jammern über die heutige Gesellschaft. Derjenige, der unser Leben und diese Erde erfunden hat, dachte sich das eigentlich anders...

4. Xenohormone in unserer Umwelt und Nahrung

Von diesem Punkt sind Frauen und Männer in gleicher Weise betroffen. Zu viele Berührungen mit Xenohormonen über Nahrung und Umfeld summieren sich über Jahre in unserem Körper. Sie werden in Leber und Fettschicht gespeichert und beeinflussen unsere Geschlechtsorgane. Männer verweiblichen zunehmend (hohe Stimme, Brustansatz, feine Haut, rundliche Formen und wenig Barthaare) und leiden unter

Östrogen-Dominanz-Symptomen (Depression, Übergewicht u.ä.). **Das führt manchmal zur Zeugungsunfähigkeit!** Frauen leiden im gleichen Umfeld unter zusätzlichem Östrogen-Einfluss. Kosmetik und Haushaltschemikalien, die täglich mit unserer Haut in Berührung kommen, liefern ihnen weitere Komponenten, die eine gesunde Empfängnisfähigkeit reduzieren.

Einseitige Ernährung und ein von Übersättigung geprägter Lebensstil tragen in gleichem Maß zur Zurückentwicklung bei. Es ist keine Seltenheit mehr, dass Mädchen mit 9 Jahren ihre erste Blutung haben. Mit 30 Jahren melden sich vieleicht die ersten Zeichen der Prämenopause. Ist das nun eine Weiterentwicklung oder eher eine Degenerationserscheinung? Die zunehmende Unfruchtbarkeit unseres Volkes müsste eigentlich alle Alarmglocken schrillen lassen!

Früher verband man Kinderlosigkeit mit Armut und Untergang einer Familie. Heute schiebt man der Politik die Schuld zu, weil es angeblich nicht genug flexible Arbeitsplätze, Ganztagsschulen und Kinderkrippen-Plätze gibt.

> *Fragen:*
>
> *Können Sie verstehen, warum Frauen zuerst unerträgliche Prozeduren über sich ergehenlassen (damit sie ein Kind empfangen) um dann möglichst schnell das Kind von fremden Babysittern und Kindergärtnerinnen erziehen zu lassen?*
>
> *Wollen wir noch mehr in die Zwickmühle von Beruf und Familie gepresst werden? Werden wir davon gesünder und kinderfreundlicher?*

Wir sind bereits am Abzahlen von Hypotheken der vorhergehenden Generation, wo „die Woar" (fränkischer Ausdruck für materielle Besitztümer) die oberste Priorität im Leben hatte und noch hat.

Und was nun?

Nehmen wir mal an, Sie gehen auf die 40 zu (oder Sie sind schon darüber) und wünschen sich so bald wie möglich ein Kind. Ich möchte hier nicht alle mechanischen, chemischen und mikrochirurgischen Techniken erörtern, die Ihnen vielleicht angeboten wurden oder die Sie bereits über sich ergehen ließen. Mir geht es in diesem Buch in erster Linie darum, Ihnen so natürlich wie nur irgend möglich zu helfen. Der Körper soll das tun können und dürfen, wozu er geschaffen und programmiert ist. Sie können dabei schrittweise vorgehen:

1. Ich sorge für ein ausgewogenes Hormonsystem

Indem...

» ich dem Körper die nötigen Bausteine für die Hormonbildung in ausreichendem Maß liefere.
» ich auf ausreichend Bewegung und Schlaf achte.
» ich auf Hektik, Sorgen und Ärger bewußt verzichte.
» ich mir innerlich und beruflich Raum schaffe für ein neues Leben.

2. Wir suchen nach den optimalen Zeugungstagen

Dazu führe ich eine Monatstabelle (Kopiervorlage in Beobachtungshilfen, Tabelle 1c) mit Aufzeichnung der Aufwachtemperatur und die Zervixschleim-Beobachtung. So kann ich mit der Zeit erkennen, ob jeden Monat ein Eisprung stattfindet und wann meine hochfruchtbaren Tage sind.

a) Temperaturanstieg in der Zyklusmitte

Ein sicheres Zeichen für einen stattgefundenen Eisprung ist die stabile Temperatur-Hochlage unmittelbar nach dem Eisprung bis zum Ende der 2. ZH. Ein Beispiel finden Sie auf Seite 68.

Hat ein Eisprung stattgefunden, aber die Eierstöcke haben nie die Chance gehabt „normal" zu funktionieren dann wird nicht ausreichend Progesteron produziert und damit wird der Temperaturverlauf in der 2. ZH deutlich niedriger sein. Wir haben im Kapitel 5 bereits von der Eierstockschwache gehört. Sehen Sie sich dort nochmal die Grafik auf Seite 72 oder im Anhang an! Für ein Wunschkind ist so eine schwache Hormondrüse eine große Gefahr!

So eine Hormonsituation könnte zwar eine Befruchtung ermöglichen, aber das frühe Absinken des Progesterons verhindert eine gründlich Einnistung und Versorgung des werdenden Lebens.

Grundregel:
Je näher am Eisprung, umso optimaler ist die Zeugungsfähigkeit!

b) Fruchtbarkeitsschleim / Zervixschleim

Ein weiteres Signal für die Empfangsbereitschaft ist der für die fruchtbaren Tage typische dünnflüssige und stark dehnbare Schleim in der Scheide, der **Zervixschleim**. Sie können mit Hilfe eines Toilettenpapiers diesen Schleim abwischen und auf die Dehnbarkeit untersuchen. Wer ein Mikroskop hat, sieht ein fantastisches Farnmuster, das nur der Zervixschleim zeigt. Unbedingt in die Tabelle eintragen! So könnte der Eintrag aussehen:

s s S S s

(s = wenig Zervixschleim   S = viel Zervixschleim)

c) Beobachtung von Veränderungen am Muttermund

Zur gleichen Zeit verändert sich der Muttermund. Mit Ihrer Fingerspitze können Sie die Veränderung ertasten: Von dem festen geschlossenen Muttermund (fühlt sich an wie eine Nasenspitze) bis zum weichen offenen Muttermund (etwa wie eine Lippe) an den besonders fruchtbaren Tagen und wieder zurück zur ursprünglichen Form der Nasenspitze. Sie können dies in folgender Weise auf ihrer Tabelle eintragen:

°°°o O o°°°

d) Berechnung der Zyklusintervalle

Zusätzlich kann man bei einem gleichmäßigen Zyklus davon ausgehen, dass der Eisprung 12 - 14 Tage vor dem Einsetzen der Regelblutung stattfindet, man muss also zurückrechnen welcher Zyklustag dies sein könnte. Die erste Spanne vom Zyklus kann sehr viel kürzer sein!! Also nicht die fruchtbaren Tage unbedingt genau in der Mitte vom Zyklus vermuten!

3. Wenn Sie vermuten, dass PM Ihr Thema ist,...

... dann sollten Sie nach dem Eisprung sofort mit der Progesteron-Ergänzung beginnen. Die Dosierung muss sehr genau und individuell (mit einer dafür geschulten Fachkraft) abgestimmt sein, denn es gibt dabei Unterschiede! Aus meiner Beratungsarbeit habe ich bei vielen Kinderwunsch-Kundinnen feststellen müssen, dass sie entweder zu früh oder mit viel zu hohen Dosierungen gearbeitet haben. Leider sind in den meisten Progesteron-Beipackzetteln entsprechend fragwürdige Angaben zu finden.

4. Wenn Sie keinen Eisprung haben

Über den Speicheltest könnte man abklären, ob das **Östradiol, Östriol oder Progesteron** Unterstützung brauchen. Auch das **Testosteron** und **DHEA** können eine Rolle spielen. Auch die **Cortisol-Werte** sollten bei Frauen mit hektischem und zeitraubendem Berufsbild überprüft werden. Ist der Stress zu groß, wird das so wichtige Progesteron hauptsächlich für die Cortisol-Versorgung verbraucht.

Ein weiterer wichtiger Test sind die **Schilddrüsen-Untersuchungen von FT3 und FT4 und die SD-Antikörper-Tests**. In vielen Fällen ist die Schilddrüsen-Störung beim Ausbleiben der Schwangerschaft mitbeteiligt

5. Wenn Sie bereits einen Abgang durchlitten haben...

Die Angst vor dem frühzeitigen Tod eines weiteren Babys kann uns quälen und blockieren. Angst bedeutet immer außergewöhnlichen Stress. Die Stresshormon-Abteilung fordert zusätzliche Lieferung vom Progesteron-Topf. Da bleibt dann für die Nachwuchs-Abteilung zu wenig übrig. Auch folgende Aspekte können ein Hindernis für die Empfängnis darstellen:

» Ist das frühere Erlebnis aufgearbeitet? Konnten Sie das gestorbene Kind innerlich loslassen in eine liebevolle, gütige Vaterhand des Schöpfers?

» Gibt es versteckte Schuldgefühle über vergangene Abtreibungen oder Verhütungsmethoden?

» Gibt es berechtigte/unberechtigte Schuldgefühle über mögliche Usachen oder Unterlassungen bei vorausgegangenen Schwangerschaften (hätte ich nur dies oder jenes nicht getan...)?

Suchen Sie sich Hilfe bei Psychotherapeuten oder Seelsorgern, wenn Sie diese Fragezeichen nicht alleine oder zu zweit bewältigen können. Christen haben zusätzlich die Möglichkeit, mit dem Kinderwunsch zu Gott, dem Lebensspender zu kommen. Dies kann alleine, zu zweit oder in der Gemeinde geschehen. Ich kenne viele Paare, die nach einem „Kinderwunsch-Segen" ein Kind empfangen haben.

Ist das Wunder eines neuen Lebens entstanden,

...dann sollte nach vorausgegangenen Abgängen mindestens im ersten Drittel der Schwangerschaft mit regelmäßigen Speicheltests eine Progesteron und Östriol-Überwachung (und eventuell Ergänzung) erfolgen.

Wichtig:

NIEMALS die Progesterongabe schlagartig nach dem 3. oder 4. Monat absetzen, sondern ganz langsam, sehr vorsichtig ausschleichen lassen!

Sobald auch nur das leiseste Unbehagen und Ziehen zu spüren sein sollte, sofort wieder Progesteron anwenden! Ich habe mehrfach berichtet bekommen, dass Ärzte eine Weiterverschreibung am Ende des 3. Monats verweigert haben und daraufhin bei der werdenden Mutter prompt Wehen einsetzten.

Jede schwangere Frau sollte für Notfälle eine höher dosierte Progesteron-Creme vorrätig haben – auch wenn die Schwangerschaft ohne Komplikationen verläuft!

Progesteron ist **nicht** geschlechtsprägend und kann bei individuell angemessener Anwendung dem werdenden Leben keinen Schaden zufügen.

Aus England gibt es Studien, die deutlich machten, dass Kinder, deren Müttern in der Schwangerschaft Progesteron gegeben wurde, eine überdurchschnittliche Intelligenz zeigten. Die Kehrseite dieser Entdeckung ist die Missbrauchgefahr der „Intelligenz-Züchtung!" Es soll auch bei uns Eltern geben, die ihr Kind noch vor der Geburt in Elite-Schulen anmelden wollen...

Zusammenfassung

Abschließend noch eine Bemerkung für Paare, denen trotz aller Hilfen, Techniken und Gebete keine eigenen Kinder möglich sind. Ich empfehle Ihnen sehr, dieses Thema nicht unendlich zur Priorität Nr. 1 zu wählen – ganz gleich ob erbliche oder zeitliche Faktoren die entscheidende Rolle spielen. Auch ohne Kinder ist ein erfülltes, reiches Leben möglich. Sie sind um nichts weniger wert als Familien mit Kindern. Zeitliche und kräftemäßige Freiräume geben Ihnen Möglichkeiten, um die Sie von vielen kinderreichen Paaren beneidet werden. Auch das ist ein Geschenk! Ich kenne Paare, die für andere Familien liebevolle Ersatzeltern und Paten wurden. Nur wer sich im Selbstmitleid ergeht und in sein Kämmerlein verkriecht, entscheidet sich gegen das Schöne im eigenen Leben und dessen Leben ist dann wirklich sehr arm...

Das muss nicht sein!

Hilfsangebote über das Internet sind in mancher Hinsicht mit Vorsicht zu lesen. Viel Geschäftemachereien und Panikmache finden sich auch beim Thema Kinderwunsch auf den unzähligen Seiten. Bewahren Sie sich Ihren gesunden Menschenverstand!

E-Mail: WUNSCHKIND@t-online.de

Internet: www.wunschkind.de

Wenn Sie das Buch nur wegen diesem Thema gekauft haben, dann rate ich Ihnen sehr, auch die Kapitel 2-7 und 20-29 zu lesen! Ein Gleichgewicht für unsere Hormone zu finden, beginnt mit dem Verstehen der Zusammenhänge!

WENN DIE WIEGE LEER BLEIBT...

12
KRISEN IN SCHWANGERSCHAFT UND STILLZEIT

Sollten Sie sich wegen persönlicher Nöte rund um die Geburt zuerst auf diesen Teil des Buches gestürzt haben, dann lesen Sie bitte zuerst das Kapitel 4 „Unser Hormon-Team"...

Eierstöcke, die über Jahre hinweg durch Hormonmedikamente auf das Abstellgleis gestellt wurden, müssen in Schwangerschaft und Stillzeit eine gigantische Leistung vollbringen, damit es Mutter und Baby gut geht. Sind die Eierstöcke durch lange Hormon-Manipulation geschwächt, dann kann sich das in Schwangerschaftsbeschwerden sichtbar machen.

Mögliche Symptome in der Schwangerschaft:
(besonders in den ersten Monaten)
» Ängste
» depressive Schübe
» extremer Hunger nach Süßem
» Schwäche
» Unruhe, Nervosität
» Kopfschmerzen
» Übelkeit oder Schweißausbrüche
» Neigung zu Entzündungen und Allergien
» Wasseransammlung in Beinen und Armen
» trockene, rissige Haut
» wehenartige Schmerzen
» Blutungen
» Krampfadern und Venenschmerzen

» Absterben des Kindes in allen Stadien der Schwangerschaft
» Haarausfall u.a.

Schauen Sie sich die Grafik an, die die immense Progesteron-Ausschüttung in einer normalen Schwangerschaft verdeutlicht:

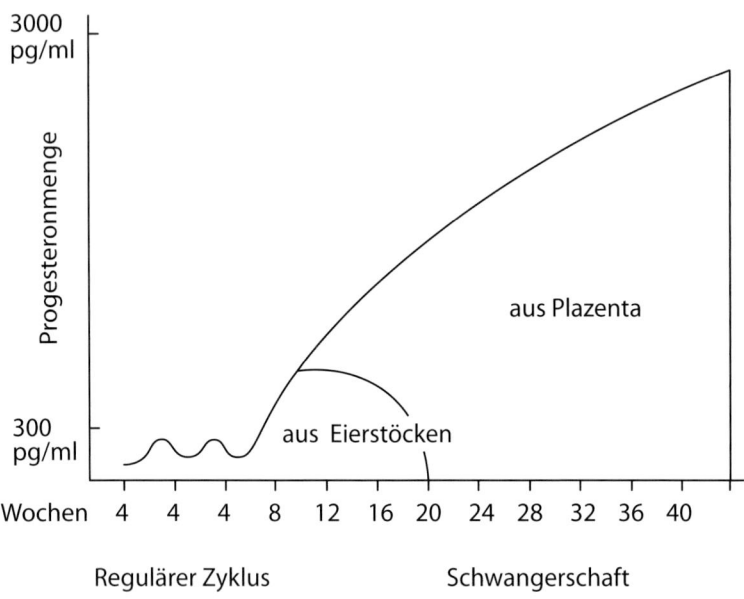

Progesteron-Ausschüttung während Zyklus und Schwangerschaft im Vergleich

Die gesamte Schwangerschaft wird gerne in drei Phasen eingeteilt: 3 x 3 Monate. Deshalb spricht man oft vom ersten, zweiten und letzten Drittel der Schwangerschaftszeit.

Über die faszinierende Entwicklung des neuen Lebens gehe ich hier nicht im Einzelnen ein. Dazu gibt es eine Fülle von guten Büchern. *(Siehe Anhang)* Nur die Hormonzusammenhänge und einige unbekannte Faktoren möchte ich als Hilfestellung weitergeben.

Im ersten Drittel der Schwangerschaft

...beginnt das Team von Progesteron, Östriol und den Wachstumshormonen eine rasante Beschleunigungsfahrt. Die Progesteron-Quelle im Eierstock quillt so gut und so lange sie kann, um das winzige Leben zu versorgen. Sobald sich die Plazenta entwickelt hat, übernimmt diese die Fortsetzung des Programms und die Produktionsmenge nimmt drastisch zu. Je größer der Winzling wird, um so mehr steigt die Progesteron-Menge. Am Ende der neun Monate ist der Wert um ca. das 60-fache gestiegen! Ähnlich fleißig ist das Östriol. Diese Östrogen-Sorte ist für die Entwicklung des Fötus nicht gefährlich. Wenn aber versehentlich dem Körper in dieser ersten prägenden Zeit zusätzliches Östradiol hinzugefügt wird, dann kann das schwerwiegende Folgen für die Entwicklung des Babys haben, z.B. deformierte, untypische Geschlechtsorgane, Anlage zum erhöhten Krebsrisiko, hohes Geburtsgewicht (bedeutet vielleicht Kaiserschnitt!) und andere Komplikationen.

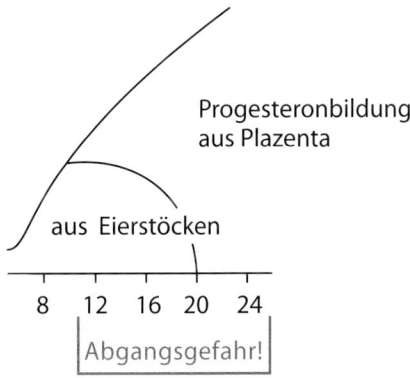

Die ersten 3 Monate sind der kritische Zeitraum. Vermutlich besonders kritisch ist der Übergang von der Progesteron-Versorgung des Eierstocks zur Plazenta. Das muss nahtlos ineinander übergehen. Wenn der Gelbkörper-Brunnen im Eierstock zu früh seine Aufgabe beendet, kann der Fötus durch ein Absacken des Progesteron-Wertes gefährdet sein. Sämtliche praktischen Hilfspakete für Hormone & Co. sind in dieser Zeit gefordert. Körper und Psyche durchlaufen eine Zeit der Schwerarbeit. Mangelt es am Progesteron, spüren Sie das an einer Reihe von Symptomen, die Sie vielleicht sehr gut aus der zweiten Zyklushälfte kennen. Sehr selten

Schwangerschaft und Stillzeit

geraten Frauen sogar in ausgewachsene psychische Krisen – selbst bei idealen Lebensverhältnissen. Ängste und Panikgefühle lösen Tränen und Unruhe ab.

Diese Symptome sollten jede Frau an das Progesteron und die Schilddrüsen denken lassen. Hoffentlich ist dann auch ein Arzt in der Nähe, der eine Progesteron-Ergänzung und Schilddrüsen-Tests veranlassen kann. Sollten sich ziehende Bauchschmerzen oder Schmierblutungen zeigen, sofort mindestens 100 - 200 mg Progesteron über die Haut aufnehmen. Wenn Sie generell mit PM zu kämpfen haben, dann gehört eine Packung *Utrogest* oder eine 3%ige Progesteron-Creme zu Ihrem SOS-Paket für die ganzen 9 Monate der Schwangerschaft und danach!

Zweites Schwangerschaftsdrittel

Das Kind wächst, der Bauch der Mutter wird rund und die Haut braucht nicht nur Pflege sondern auch eine gute Durchblutung. Gewöhnen Sie sich vielleicht jetzt schon an einen täglichen Spaziergang. Das Kind dürfte bereits Ihren Lebensrhythmus spüren und die Stimmen der Familie erkennen. **Sie können das Leben Ihres Kindes jetzt schon prägen!**

Sollte der Eisenwert bei Messungen in verdächtige „Täler" rutschen, dann wäre es sinnvoll auch die Schilddrüsen (**inklusive FT3 + FT4**) zu überprüfen! Je niedriger diese Werte sind, umso niedriger ist häufig auch der Eisenspiegel! **Hinter niedrigen Eisenwerten kann eine Schilddrüsenschwäche versteckt sein. Deswegen Vorsicht mit einer voreiligen, einseitigen Eisen-Ergänzung!**

Letztes Drittel der Schwangerschaft

Der Körper der Mutter bereitet sich konkret auf die bevorstehenden Ereignisse vor. Ich kann mich noch sehr gut an meine vierte Schwangerschaft erinnern, in der ich in der letzten SW-Woche körperlich gespürt habe, dass unser Kind jetzt reif ist für die Geburt. Auffallend ist der „Putz- und Räumfimmel" in den letzten Tagen. Die innere Unruhe und ein spürbarer Auftrieb scheint zum Vorbereitungsszenario zu gehören. Ob dies mit dem Nestbautrieb der Vögel vergleichbar ist? Ich würde mich nicht wundern, wenn wir eines Tages feststellen, dass auch auf hormoneller Ebene manche „Umschichtung" stattfindet, je näher der Geburtstermin rückt. Dafür gibt es bereits erste Anzeichen.

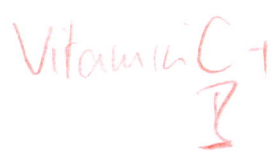

Wenn Sie beim errechneten Termin angekommen sind,

...dann können Sie getrost die vielleicht durchgehende Progesteron-Anwendung beenden. Jetzt sollte das Kind reif genug sein für sein Leben auf dieser Erde. Ich habe den Verdacht, dass Frauen schwerer durch die Geburtsphase hindurch kommen, wenn sie in der ganzen Schwangerschaft etwas Mangel hatten an Schilddrüsenhormonen und/oder Progesteron. Auch das Östriol spielt eine bisher unterschätzte Rolle! Die Wehen setzen nicht richtig ein, „plämpern" so vor sich hin, der Geburtsprozess geht zu langsam vorwärts und dann muss vielleicht auch noch ein Notprogramm bemüht werden, damit Mutter und Kind nicht in Gefahr geraten.

Erst bei meinem vierten Kind habe ich gelernt...

...dass eine Geburt viel leichter zu überstehen ist, wenn man vor und während der ersten Wehen mehrere hohe Dosen von Vitamin C und dem B-Komplex einnimmt.

Man verbraucht bei der Geburt ein extrem hohes Maß von beiden Vitaminen.

Weitere Hinweise

Haben Sie Amalgam-Füllungen im Mund? Wenn ja, dann vermeiden Sie weitmöglichst sehr heiße Getränke oder Suppen! Auf keinen Fall sollten Sie während der Schwangerschaft und Stillzeit alte Zahnfüllungen herausnehmen oder neue einfüllen lassen. Das Quecksilber ist für Ihr Baby höchst gefährlich. Zahnbehandlungen nach Möglichkeit ein halbes Jahr vor der geplanten Schwangerschaft abschließen! Zerbröselt Ihnen eine solche Zahnfüllung, vermeiden Sie jedes Verschlucken. Spülen Sie den Mund mehrfach aus und trinken Sie wie ein Weltmeister! Erkundigen Sie sich nach einem Zahnarzt, der die Technik beherrscht, mit Mehrfachschutz Amalgam zu entfernen.

Zusätzlich rate ich eindringlich dazu, vor jeder Schwangerschaft eine Entschlackungskur durchzuführen, um wenigstens einen Teil der angesammelten Giftstoffe auszuscheiden. Denn:

Das erste Kind „erbt" oder absorbiert etwa 40% von „Mutters" eingelagerten Giftstoffen in der Gebärmutterschleimhaut während der Schwangerschaft!

Jedes weitere Kind betrifft dies mit je 10% weniger. Dies mag mit eine Rolle zu spielen, dass Erstgeborenen (oder Nachzügler von Müttern im fortgeschrittenen Alter) ein höheres Risiko haben, mit Behinderungen geboren zu werden oder in der Pubertät mit starker Akne zu kämpfen haben. Eine Frau mit 30 Jahren hat ein Drittel mehr Giftstoffe im Körper (vor allem in der Gebärmutterwand) gespeichert als eine Zwanzigjährige. Demzufolge muss das Baby einer älteren Mutter eine größere „Erblast" mitnehmen. Ein höheres Maß an Mineralien und Vitamin C in Schwangerschaft und Stillzeit mindert manche Gefahrenquelle.

Die Geburt wird durch einen abrupten Progesteron- und Östriol- Abfall eingeleitet. Auch das Prolaktin scheint eine wichtige Rolle dabei zu spielen. Die Wehen legen los und befördern das Kind so schnell wie möglich in die Hände von hoffentlich lieben Helfern. Wenn das Progesteron drastisch sinkt, dann ist Eile geboten, um eine weitere Versorgung des Babys zu gewährleisten. Der Hormonrutsch löst nicht nur die Wehentätigkeit und Loslösung der Plazenta aus, sondern auch die gesteigerte Stimulierung des Milchbildungshormons Prolaktin.

Zusammenfassung

» Entgiftungskur vor der Schwangerschaft!
» Zähne vor der Schwangerschaft überprüfen lassen!
» Unbedingt die Hilfsmöglichkeiten über Nahrung, Schlaf, Bewegung und Naturheilmittel beachten!! Für Sie gelten die praktischen Hilfsmaßnahmen im letzten Teil des Buches doppelt!
» Treten trotzdem Depression, Ängste und wehenartiges Ziehen im Bauch auf, ist eine Progesteron-Ergänzung dringend geraten!
» Bei deutlichem Haarausfall sofort Vitamin C, Magnesium und Zink ergänzen.
» Bei PM in der Schwangerschaft können zeitweise höhere Dosis-Mengen notwendig sein. Ihre Beobachtungen sind der beste Wegweiser für die Dosierung.
» In der Progesteron-Ergänzung lieber öfter eine kleine Dosis als eine große pro Tag! In der Schwangerschaft und Stillzeit kommen viele Frauen am besten zurecht, wenn sie unmittelbar nach dem Aufstehen und nach der Mittagspause eine mittlere Portion und am Abend eine kleinere Dosis Progesteron über die Handflächen hinzufügen.

Schwangerschaft und Stillzeit

» Ab dem errechneten Geburtstermin kein Progesteron mehr hinzufügen!

» Für eine rasche Geburt unmittelbar vorher 2-3 x eine hohe Dosis vom Vitamin B-Komplex und Vitamin C einnehmen.

Nach der Geburt

Große Umorganisation im Hormonhaushalt ist angesagt. Sobald der Geburtsprozess ganz abgeschlossen und die Milchbildung in Gang gekommen ist, wird unser Progesteron wieder gebraucht. Kommt die Milchbildung nicht recht in Gang oder wird sie medikamentös abgestellt oder stellt der Körper keine ausreichende Progesteron-Menge her, dann werden die Östrogene schnell wieder zur Stelle sein und ihre Funktion erfüllen. Die Frau ist körperlich wieder „(be)fruchtbar". Solange Frauen voll stillen, sind sie in den meisten Fällen unfruchtbar. Je mehr Sie zufüttern (oder je länger die Abstände der einzelnen Stillmahlzeiten werden), um so schneller kann eine erste Eireifung stattfinden. Leider bekommt man vorher keine schriftliche Ankündigung, wenn es wieder so weit ist....

Diese Phase ist für die natürliche Empfängnisverhütung eine Herausforderung. Ich rate den Partnern, so lange ein Kondom zu benutzen, bis der Zyklus sich wieder eingespielt hat.

> **In den Monaten NACH der Geburt ist das Immunsystem der Frau schwächer als je zuvor! Vermutlich unabhängig davon, wieviel sie stillt.**

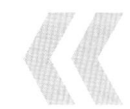

Wer gerade dann sein sowieso gestresstes Hormonsystem zusätzlich mit körperfremden Hormonen belastet, kann Krebszellen der übelsten Sorte wachkitzeln. Auf Grund tragischer Schicksale in meinem Bekanntenkreis warne ich davor, in dieser Zeitspanne hormonelle Empfängnismethoden anzuwenden. Ebenso sollte der DHEA- und Progesteron-Spiegel an einem „schwachen Tag" kontrolliert werden. Ist Antriebsschwäche ein Dauerthema, dann wäre ein Schilddrüsen-Test sinnvoll. Es sollte selbstverständlich sein, dass eine Frau in der Stillzeit genauso unterstützt wird wie in der Schwangerschaft!! Das bedeutet aber auch für uns als junge Mutter rücksichtsvoll mit dem eigenen Körper umzugehen!

Die Wochenbett-Depression

Fallgeschichte:

Nina hat eine gesunde und hübsche Tochter geboren. Das Wunschkind wird bestens versorgt und verschläft die ersten Tage seines Lebens. Das Trinken scheint noch keine große Rolle zu spielen. Die Mutter könnte sich entspannt in ihrem Bett erholen und in Gedanken mit ihrem kleinen Schatz spielen.... nichts von alledem! Die Gedanken ziehen sich zusammen wie dunkle Wolken. Immer wieder kullern die Tränen. Lähmende Müdigkeit und Trostlosigkeit vernebeln die Tage. Das Kinderbettchen mit dem süßen Baby stört irgendwie, die Besucher sind lästig, das Personal regt Nina zusätzlich auf. Sie schwankt zwischen depressiver und aggressiver Stimmung und gleichzeitig kreisen die Gedanken: „Ich bin bestimmt keine gute Mutter! Warum habe ich keine liebevollen Gefühle für mein Baby? Wer weiß ob ich genug Milch habe? Warum schreit mein Baby? Was ist, wenn ich es aus Versehen fallen lasse oder vergesse?"

Die Tage im Krankenhaus gingen schnell vorbei und Nina war zu Hause noch mehr allein mit ihren Gefühlen. Es wurde immer offensichtlicher, dass sie trotz liebevoller Hilfe ihres Mannes nicht zurecht kam. Sie blieb oft im Bett liegen, fühlte sich zu schwach für die Versorgung des Babys und erst recht für den Haushalt. Was tun??

Die Medizin nennt diesen „dunklen Gefühlseinbruch" nach einer Geburt **Postnatale Depression oder PND.** In manchen Fachkreisen wird auch von der „Postpartalen Depression" (PPD) gesprochen.

Die Definition nach Dr. Katharina Dalton heißt übersetzt:

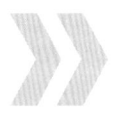

Postnatale Depression ist – in der Zeitspanne nach einer Geburt und vor dem Wiedereinsetzen des normalen Menstruationszyklus – das (erstmalige) Auftreten von psychischen Symptomen, die ernsthaft genug sind um medizinische Hilfe zu erfordern.

Der Begriff *Postnatale Depression* ist etwas einseitig für die Vielfalt der Symptome :

- » Ängste
- » Verwirrung, Unsicherheit
- » mangelnde Konzentration und Lernfähigkeit
- » auffallende Unbeholfenheit
- » Schlafprobleme, die nicht mit dem Baby zusammenhängen
- » Heißhunger
- » Traurigkeit, Stimmungsschwankungen innerhalb eines Tages
- » Depression in allen Schattierungen
- » Tränenausbrüche ohne offensichtlichen Grund
- » Halluzinationen, wirklichkeitsfremde Gefühle
- » Selbstmordgedanken
- » Veränderung im Persönlichkeitsbild
- » lähmende Müdigkeit
- » Ablehnung gegenüber dem Baby
- » in seltenen Fällen Tötungswunsch und Gewaltanwendung

Eine Steigerungsform wäre die **Postnatale Psychose**

Allein diese Aufzählung kann Frauen fürchterlich Angst machen. Sie meinen, alle diese Schrecken kommen unweigerlich auf sie zu, sobald sie erste leise Anzeichen von Angst oder ein Stimmungstief beobachten.

Bitte gehen Sie nicht davon aus !

(Mit der Hormonselbsthilfe steht Ihnen ein ganzes Netzwerk von Fachleuten zur Verfügung, die Hilfestellungen geben können.)

Die Symptome müssen nicht unbedingt unmittelbar nach der Geburt auftreten. Manchmal vergehen Tage oder Wochen bis sich die ersten deutlichen Alarmzeichen bemerkbar machen. Je nachdem, wann und wodurch der Progesteron-Mangel entsteht, werden die Beschwerden und Auffälligkeiten sichtbar.

Was passiert dabei im Körper?

In der Schwangerschaft wird der Körper von gigantischen Progesteron-Mengen unterstützt. Der drastische Progesteron-Absturz am Ende der Schwangerschaft ist zu vergleichen mit einer gigantischen Rutschpartie: Stellen Sie sich eine Rutschbahn von der Spitze des Großglockners bis in eine Schlucht ins Tal vor und rutschen in Gedanken da hinunter: Mit den ersten Wehen geht die Rutschpartie los! Wir beginnen bei herrlichster Sonne, faszinierender Aussicht, mit einem Gefühl der Weite und Größe, des Staunens und der Freude (vor der Geburt). Unten angekommen (2-4 Tage nach der Geburt): abgesehen vom brennenden Hintern schütteln wir uns angesichts der Enge, Nasskälte, Finsternis und den Gefühlen vom Verlorensein, Angst vor dem Neuen, unsicher ob wir jemals wieder da hoch kommen, wo es so schön war.... Wer dieses Loch nach der Geburt schon einmal durchlitten hat, der fürchtet sich davor mehr, als vor allen Geburtswehen. Ich habe Frauen gesprochen, die aus diesem Grund kein weiteres Kind wollten. Sollten Sie dazugehören, möchte ich Ihnen Mut machen: ES GIBT HILFE!

Vergessen Sie nicht die praktischen Hilfsmöglichkeiten sobald die Kräfte wieder kommen. Wenn die äußeren Umstände es erlauben, greifen Sie zu einer Kost mit vielen Enzymen und Vitaminen. Im Kapitel 22 finden Sie dazu wichtige Informationen. Manchmal sind auch Medikamente hilfreich, die eine natürliche Hormonergänzung ermöglichen. Progesteron-Ergänzung kann im Notfall sehr schnell helfen und sollte in Zusammenarbeit mit dem Arzt an die jeweilige Situation angepasst werden. Mit der Zeit bekommt man ein gutes Gefühl für den Bedarf und die Dosierungsmöglichkeiten. Da die Progesteron-Salbe oder ein -Gel leichter in der Dosierung anzupassen ist, würde ich diese Anwendungsform bevorzugen. Um bereits vorhandene, schwere Formen von PND abzufangen, würde ich für einige Tage (notfalls auch länger) ca. 50-100 mg Progesteron auf dem Bauch auftragen (2-3 mal pro Tag). Solange der Arzt es befürwortet und Sie voll stillen, dürfen Sie Progesteron ohne Pause anwenden. Hierbei ist eine enge Zusammenarbeit mit Ihrem Arzt sinnvoll! Die Progesteron-Zulage erleichtert zusätzlich die Empfängnisregelung, da bei ca. 20-40 mg Ergänzung pro Tag kaum eine Eireifung stattfinden kann. Mit dem Absetzen vom Progesteron oder einer Pause von 5 Tagen, wird die erste Blutung wahrscheinlich. Wenn Sie so einen Übergang in den natürlichen Zyklusrhythmus gestalten, dann ist das ideal. Ich vermute, dass nicht nur das Progesteron eine wichtige Rolle in der Stillzeit spielt, sondern auch Östriol und das DHEA. Über den

Schwangerschaft und Stillzeit

Speicheltest kann man schnell und einfach einen eventuellen Bedarf nachprüfen.

Weitere Tipps:

» Wenn Angehörige Ihnen etwas Gutes tun wollen: Erbitten Sie sich für die Zeit nach der Geburt einige Salatportionen über mehrere Tage verteilt (oder „gesunde" Aufläufe). Auch eine extra Portion Mineralien und Vitamine kann auf dem Wunschzettel stehen.

» Beschäftigen Sie sich bereits in der Schwangerschaft mit dem Thema Stillen. Wer im Voraus bereits zu Stillgruppen Kontakt sucht oder Stillberatungsstellen ausfindig macht, der kann viel schneller konkrete Hilfe erhalten, wenn es Probleme gibt!

» Der Verein **Schatten und Licht: Seelische Krise nach der Geburt** ist ein Selbsthilfe-Verein für betroffene Frauen mit PND. Die bundesweite Vermittlungsstelle ist auf unserer Internetseite zu erfahren.

» Seien Sie besonders wachsam mit den gewohnten Hausfrau-Pflichten in der Phase nach der Geburt. „Man muss doch als gute Hausfrau und Mutter dies und jenes schaffen...!" Solange Ihr Kind im ersten Lebensjahr ist, herrschen bei Ihnen andere Prioritäten als bei der Nachbarin! „Das Wesentliche vom Dringenden unterscheiden zu lernen", ist oberstes Gebot!

» Wenn das Baby schläft, dann lassen Sie die Bügelberge liegen und legen Sie sich ebenso hin - wenigstens 30 Minuten! Keine Angst – die Bügelwäsche läuft nicht zur Nachbarin, sondern wartet geduldig auf Sie... Ziehen Sie notfalls den Telefonstecker heraus, solange Sie ausruhen möchten.

» Suchen Sie Kontakt zu Gruppen von jungen Müttern, mit denen Sie gemeinsame Zeit verbringen können. Sehr viele Gemeinden oder soziale Einrichtungen bieten Krabbelgruppen an.

» Gehen Sie mit ihrem Baby täglich an die frische Luft – nicht nur bei strahlender Sonne. Das tut Ihrem Hormonsystem genauso gut wie dem Ihres Kindes. Dazu gehört auch das regelmäßige Lüften der Zimmer. Oft wird für das Kinderzimmer Teppich und Möbel neu gekauft. Hier behutsam nach sinnvollen Umwelt- und Sicherheitskriterien zu suchen, kann für die Gesundheit des Kindes und auch für Sie in der sensiblen Nachgeburtsphase sehr wichtig sein.

13

SEX MIT HORMONKNICK

Dies ist ein heikles Thema! Selbst die heißesten „Sex-Bomben" können innerhalb von Stunden in PMS-Kühlschrankfrauen mutieren. Was soll da erst Emma Normalfrau machen, die ja schließlich den Tag über noch andere Sachen im Kopf hat, als die Vergnügungen im Bett... Wenn der liebe Ehemann mit froher Erwartung nach Hause kommt, sieht er vielleicht in Gedanken seine Frau im Sexylook durchs Bad schweben und kommt innerlich bereits auf Hochtouren. Aufgeregt zieht er den Schlüssel zur Haustür.... schwapp..., da kommt ihm ein unsichtbarer PM(S)-Eimer mit Eiswasser entgegen: Er kommt kaum durch die Tür, weil sämtliche Anoraks und Schuhe der Großfamilie den Flur bevölkern. Seine Frau (offensichtlich noch immer im Morgenrock) hetzt mit verheultem Gesicht durch die Wohnung und faucht die Kinder an wie eine Wildkatze. Alle Familienmitglieder verdrücken sich möglichst in die hintersten Hauswinkel und der beste aller Ehemänner eilt so schnell er kann außer Hörweite... Soll sie doch ihre Ruhe haben. Diese Ruhe ist aber mit Einsamkeit gepaart und macht das ganze Dilemma noch schlimmer. Es hilft der Frau erst recht nicht, um auf Touren zu kommen oder in eine entspannte sexuelle Bereitschaft zu finden, die ihr und dem Partner Spaß macht.

Es gibt noch mehr Torturen im Nachtleben einer Frau mit Hormonstörungen (...welche Domina kann da noch mithalten?):

» Die Brustwarzen können so überempfindlich sein, dass man die Luft anhält, wenn jemand auch nur in die Nähe kommt.

» Der BH reibt, die ganze Brust kann spannen wie ein Luftballon kurz vorm Platzen, Zärtlichkeiten im ganzen Brustbereich sind unangenehm bis schmerzhaft - also alles andere als ein Vergnügen. Der Partner ist verunsichert, weil die Reaktion auf Zärtlichkeiten bei (der) Frau so ganz anders ist.

Sex und Hormone

- » Die Klitoris scheint mit den Brustwarzen zu wetteifern. Die Lieblingsjeans reibt, juckt und drückt im Zwickel.
- » Bei Zärtlichkeiten an der Scheide empfindet Frau die Hände vom Partner wie grobes Sandpapier. Wie nett der Mann auch sein will – es ist immer verkehrt....
- » Die bleierne Müdigkeit lässt sowieso nichts anderes wünschen als möglichst schnell schlafen zu können.
- » Die gereizte Stimmung gibt wenig Raum für romantische Gefühle.
- » Der Gedanke *„Was muss ich denn jetzt noch über mich ergehen lassen?"* geistert der Frau durch den Kopf.
- » Die Angst den Partner zu enttäuschen (oder gar zu verlieren) macht sich breit – man verkriecht sich in Selbstanklage oder Selbstmitleid.
- » Zum erotischen Spiel fehlt die Kraft und der Wille.
- » Die Sehnsucht, einfach in den Arm genommen zu werden und weinen zu dürfen, nimmt überhand.
- » Nach der allgemeinen Hilflosigkeit des Partners und seinen verzweifelten Rechtfertigungsversuchen tobt der Vorwurf *„Du verstehst mich nicht! Du liebst mich nicht...!"* ....usw.

Größere Probleme bereiten auch die unausgesprochenen Bedürfnisse, wann und wie ich Sexualität wünsche – erst recht, wenn wir uns selber in den PMS-Tagen nur wenig leiden können. Ist dies schon schlimm genug für Paare, die normalerweise ein ausgewogenes und erfülltes Sexualleben haben - wieviel mehr verkompliziert sich die Lage bei denjenigen Partnerschaften, wo dem nicht so ist. Wenn Frauen kein Zusammensein während der Menstruation wünschen, mit der natürlichen Empfängnisregelung die zweite Woche flach fällt und in der PMS-Phase keine Lust auf nächtliche Freuden aufkommt – dann sieht's duster aus auf dem Sex-Sektor....

Was dann?

Und wie sieht es auf der männlichen Seite aus?

Zu den am besten gehüteten Staatsgeheimnissen des Landes gehören die sexuellen (Hormonmangel-) Probleme der Männer. Man(n) surft in die Internet-Apotheke oder benutzt eine Reise ins Ausland, um sich *Viagra* zu beschaffen – gesprochen wird nicht darüber. Genau hier liegt auch der Grund, dass man sich über die Sterilisation des Mannes oder über Prostata-Beschwerden kaum am Stammtisch ausgetauscht. Dort beschränkt man sich auf die zweideutigen Witze über andere Betroffene.

Die Selbstwertgefühle vieler Männer hängen leider immer noch von dem „sexuellen Können" (Erektionsfähigkeit) ab – noch mehr, als vom beruflichen Erfolg oder von der Finanzkraft. Die damit verbundenen Ängste sind für viele das absolute Schreckgespenst. Geschürt werden diese Gefühle von einer vollkommen irrealen Vorstellung über die normale Potenzkraft des Mannes. Sowohl Jugendliche wie erfolgreiche Männer kriegen die Panik, wenn „es mal nicht so klappt" wie sie sich das wünschen oder vorstellen. Kommt dann auch noch eine genervte PM(S)-Partnerin dazu, ist die Minderwertigkeits-Katastrophe perfekt. Und dann geht's schon gleich zweimal nicht... Wenn Männer dagegen verstehen, wie Hormone im Körper funktionieren, dann können sie viel besser diese „Randerscheinungen" von gelegentlichem Potenz- oder Hormonmangel zuordnen und genauso wie die Frau dagegen steuern – aber mit sinnvollen Hilfen! Vielleicht verstehen sie dann, dass eine Porno-Dauerreizung den Körper mit seinen Geschlechtsdrüsen erschöpfen kann. Genauso wirken alle einseitigen Überbelastungen in den Bereichen von Sport, Arbeit, übermäßigem Essen und Alkohol-Konsum oder bei chronischem Schlafmangel. Weder unsere Psyche noch unser Körper ist dafür auf Dauer zu haben.

Wo immer in unserem Leben bei Mann, Frau oder Kind – erst recht beim Jugendlichen – das Minderwertigkeitsgefühl zu Hause ist, heißt die oberste Devise: „Einer komme dem anderen mit Ehrerbietung (und Bestätigung!!!) voraus." Unsere deutsche Schule und Berufsausbildung fokussiert auf den Fehlern und Schwächen. Es werden die Fehler gezählt und dann benotet. Dieses Verhalten haben wir uns vielleicht unbewusst angezogen. Als Mutter und Frau ertappe ich mich immer wieder dabei, dass ich zuallererst sehe, was nicht in Ordnung ist. In der Abteilung Lob, Anerkennung und Dank gegenüber Partner, Kindern und Angehörigen herrscht Ebbe. Auf dem Gebiet der Sexualität und Entspannung spielen psychische Faktoren mindestens die gleiche Rolle wie Ernährung und Lebensweise. Im Buch „*Wie Männer stark bleiben*" gehe ich noch sehr viel intensiver auf diese Thematik ein.

Es folgen einige Mythen, die eine harmonische Sexualität zusätzlich blockieren können:

Mythos Nr.1:
„Wenn ER mich liebt, dann muss er doch spüren was mir gut tut"!

Falsch!

ER weiß es allermeistens nicht, sondern schließt von sich auf SIE! Aber die Stimulierung läuft bei ihm grundsätzlich völlig anders als bei ihr. Was für ihn ROT bedeuten kann, heißt bei ihr vielleicht GRÜN – und umgekehrt!

Mythos Nr. 2:
„Ich habe es IHM doch schon mal verklickert wie ich zum Höhepunkt komme. ER muss es wissen!"

Noch falscher!

ER weiß es noch lange nicht! Wahrscheinlich dauert es auch noch einige weitere klare Demonstrationen und Worte bis ER wirklich nachvollziehen kann, wie wir wann empfinden. Außerdem: was das eine mal wirkt, kann in den PM(S)-Tagen auch nach Stunden nicht zum Erfolg führen…!

Mythos Nr. 3
„Ich muss nur alles richtig machen und der/die andere erlebt den Höhepunkt!"

Extrem falsch!

Es gibt Tage, Phasen und Ursachen da geht gar nichts im Bereich Sex und Spaß – und dies ist immer noch normal (z.B. bei Krankheit und Erschöpfung). Partnerschaft beschränkt sich zum Glück nicht nur auf die Sexualität. Alles verkrampfte „Machen-Wollen" ist sowieso ein Unsinn. Liebe kann man auch anders ausdrücken! Wenn Sie befürchten, dass die Ausnahme zur Regel wird – Hilfe suchen!!

Wie soll man da wieder herauskommen?

Hilfen der **Kräuterheilkunde**

» Knoblauch und scharfe Gewürze (Ingwer, Pfeffer) preist der Orient als Verstärker der sexuellen Bereitschaft...

» Brust mit Nachtkerzenöl einreiben.

» 80 - 100 ml Olivenöl, gemischt mit 10 Tropfen Teebaum-Öl und 10 Tropfen „Japanisches Heilpflanzenöl" für Hände, Brust und Vagina.

Hilfe durch **Medikamente**

Bei Reizung, Trockenheit, Schmerzempfindlichkeit der Geschlechtsorgane in den Wechseljahren:

» In kleinen Mengen mit Östriol-Salbe ergänzen.

» Auch die Schilddrüse spielt bei trockenen Schleimhäuten eine Rolle! Tests!!

Hormone, die für eine sexuelle Stimulierung wichtig sind

» Testosteron   » Östradiol   » Progesteron   » Östriol

Diese Werte können sehr gut per Speicheltest abgefragt werden. Wer eine vorübergehende Ergänzung braucht, kann durch ein entsprechendes Hormon-Gel (oder eine -Salbe) Hilfe bekommen. Hormon-Speicheltests und Sport sollten dabei mit einbezogen werden!

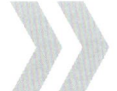

Weitere Hilfen und Ideen

» Ein Mittags- oder kurzer Abendschlaf (nicht länger als 30 Min.) kann verbrauchte Kräfte zurück bringen.

» Laden Sie Ihren Mann ein! Signalisieren Sie zuvor Bereitschaft. Das hilft, sich innerlich auf den anderen einzustellen, auf ihn zu zugehen. In der PM(S)-Zeit funktionieren alle vorhandenen Mechanismen der Sexualität – aber es braucht einfach mehr Zeit. Die Anlaufzeit ist länger, das Vorspiel um so wichtiger.

» Sexualität kann an besonders müden Tagen so gestaltet werden, dass SIE IHN zum Höhepunkt bringt (oder umgekehrt). Oder SIE hilft mit, um auf „schonende" Weise durch eigene manuelle Stimulation langsam zum Höhepunkt zu kommen.

» Wichtig ist, dass man sich nicht von vorne herein sperrt gegen das Zusammensein. Es hilft, wenn ich das körperliche Miteinander und seine Form einfach offen lasse (im Kopf) - ohne zu einem bestimmten Ziel kommen zu wollen.

» Alles, was im anderen das Gefühl eines Versagens auslösen könnte, sorgsam verhindern oder aus dem Weg räumen.

» „Es ist okay, wenn ich heute nur noch Kraft und Lust habe, um dich zu stimulieren. Habe keine Schuldgefühle dabei – ich freue mich mit dir, wenn es dir gut geht. In zwei, drei Tagen darfst Du mich wieder in meiner Höhle besuchen..." In einer reifen Partnerschaft muss Platz sein, um sich auch auf diese Weise beschenken zu lassen. Nur wenn die Ausnahme zur Regel wird, bekommt die Beziehung Stress.

» Eine ganz wichtige Rolle spielt ein entzündungshemmendes Gleitgel oder eine einfache Melkfett-Ringelblumensalbe (solange sie nicht allergisch darauf reagieren). Auch Vitamin E - Öl, Olivenöl und andere Öle, die keine Reizstoffe enthalten, sind geeignet. Vaseline mit oder ohne (reizfreien) Zusätzen geht ebenso. Auch die Hände nicht vergessen! Es ist faszinierend wie schnell unsere Haut selbst dickes Melkfett aufnimmt. Das Einbalsamieren kann Teil des Vorspiels sein. Bäder können Reizungen zwar lindern, aber gleichzeitig der Haut Feuchtigkeit entziehen.

» Als extra Geschenk empfinde ich den letzten Zyklustag-Abend. Man scheint aus dem Dornröschenschlaf zu erwachen, mit einem Kuss befreit einen der geliebte Prinz aus der PMS-Dornenhecke zu neuem Leben. Aber vielleicht ist es bei Ihnen ein anderer Tag – finden Sie es heraus. So lässt sich manches viel bewusster gestalten und genießen.

» Östriol-Mangel in den Wechseljahren lässt das Gewebe der Scheidenregion rissig, empfindlich und gereizt werden. Was bei PMS nur einige Tage anhält kann zum schmerzvollen Dauerzustand werden. Auf diese Weise kommt sexuelle Gemeinschaft selbst bei sturmerprobten Paaren leicht aufs Abstellgleis. Anstatt ins unbefriedigende Nichts zu flüchten, wäre beiden Partnern geholfen zu einer neuen Klasse von Sexualität zu finden, die auf die Veränderungen des weiblichen und des männlichen Körpers Rücksicht nimmt. Eine massierte und damit durchblutete Scheidenregion und aktives Sexleben mit einem treuen Partner ist die beste Vorbeugung, um eine gesunde Vagina zu erhalten. Dazu muss die Frau mithelfen, steuern und dirigieren anstatt einfach abzuwarten, was ER jetzt schon wieder macht. Suchen Sie nach Formen und Zärtlichkeiten, von denen Sie beide Erfüllung und Entspannung erhalten.

» Spätestens bei einer Progesteron-Ergänzung kommt auch im Bereich der sexuellen Bereitschaft eine deutliche Verbesserung. Aber Sie werden nicht automatisch „liebes-toll", sondern Sie finden zurück zu den Ihnen bekannten Voraussetzungen Ihres Körpers. Aus eigener Erfahrung können wir bestätigen, dass Sexualität mit den Jahren reifer, schöner, ausgewogener und befriedigender wird, wenn das Gleichgewicht auf allen Ebenen stimmt.

» Als große Hilfe und Befreiung erleben Ehepaare eine abgeschlossene Familienplanung mit entsprechenden „Sicherungsmaßnahmen". Jedes Paar muss diesen Weg für sich suchen, entscheiden und gestalten. Leider erlebe ich viele Frauen, die mit diesem Problem allein gelassen sind. Ich mache jeder Frau Mut, nicht zu schnell das Heft in die Hand zu nehmen und die „Opferrolle" zu übernehmen. Befreite Sexualität für beide ist damit nur schwer zu vereinbaren. Unserem Mann muss klar gemacht werden, dass eine rundum angstfreie, befriedigte Frau die heißeste Partnerin im Bett sein kann. Die allermeisten Männer wollen das auch, wissen aber nach der vielleicht langen Dauerenttäuschung mit ihrer Frau nicht mehr, was sie anders machen könnten. Gemeinsame Verantwortung in der Frage der Empfängnisregelung ist dabei ein wichtiger Schritt.

» Ein spontanes gemeinsames Wochenende oder liebevoll geplante Überraschungen, ein kleines Zeichen hier und dort kann aufgebaute Spannung entladen und Ausdruck für eine bedingungslose Liebe sein.

» Ehe-Seminare, -Abende oder Bücher über Partnerschaft sind für viele Paare wie ein Streichholz, das die Liebe oder das Ehe-Lagerfeuer neu zum Brennen bringt.

» Wenn Sie Schmerzen oder unangenehme Gefühle haben beim körperlichen Miteinander, dann fangen Sie an, mit Ihrem Mann darüber zu sprechen. Machen Sie sich gemeinsam auf den Weg, so schnell wie möglich Hilfe zu suchen!

» Hören Sie auf mit dem Erdulden oder Vortäuschen! Die Hormone spielen meistens eine Rolle und auch die Verarbeitung vergangener Erlebnisse im sexuellen Bereich oder in der erfahrenen Sauberkeitserziehung. Fehlt Ihnen der Mut oder brauchen Sie beim Verarbeiten vergangener Erlebnisse Begleitung, dann lassen Sie sich von kompetenten Therapeuten und Beratern helfen.

» Nicht zum Höhepunkt zu kommen ist kein persönliches Versagen – weder von IHM noch von IHR. Schwach ist nur derjenige, der nicht den Mut aufbringt mit jemandem darüber zu reden. Auch bei traumatischen Erlebnissen, Unkenntnis von Stimulierungsmöglichkeiten und hormonellen Defiziten ist Hilfe möglich, wenn wir sie wollen. Vom Partner permanenten Verzicht zu wünschen oder (heimlich) zu erwarten ist der falsche Weg!

» Hoffentlich gelingt es uns Frauen immer besser unseren Männern zu sagen und zu zeigen, dass sich ihr Wert für uns nicht im Bett entscheidet.

» Im Anhang ist eine Liste mit empfohlenen Büchern für Sexualität und Partnerschaft. Dort erhalten Sie weitere Hilfen, um Ihr Miteinander gestalten zu können.

Zum Schluss noch einmal eine Ermutigung für uns Frauen: Wir wollen die Hoffnung nicht aufgeben, dass unsere Ehe-Beziehung heilt und gesund wird! Lasst uns wetteifern bis wir Weltmeister im Bestätigen und Anerkennen unserer Männer und Kinder sind. Scheuen wir uns nicht zu einer Therapeutin zu gehen, um die eigene Familiengeschichte aufzuräumen. Wir helfen Ihnen bei der Suche, wenn Sie keine Therapeutin kennen! Auf unserer Internetseite finden Sie entsprechende Links!

Sex und Hormone

14 Rund um die Wechseljahre

Wie schwer fällt es uns Frauen, wenn wir uns mit den Wechseljahren konfrontiert sehen! Niemand *will* in den Wechseljahren sein! Die Kosmetik- und Friseur-Branche lebt sehr gut von der Urangst alt, faltig und grau zu werden. Warum eigentlich? Ist es nicht ein Privileg des Lebens alt werden zu dürfen? Wie viele Frauen auf dieser Welt erleben ihre Wechseljahre nicht? Vermutlich mehr als 50%! Ist uns das bewusst?

Hin und wieder kam es bei den vorausgegangenen Auflagen vor, dass Frauen das Buch enttäuscht zurückschickten, weil angeblich so wenig über die Wechseljahre geschrieben wurde. Sie fanden keine Wunderpille beschrieben, mit der man ohne Gewichtszunahme, Hitzewallung und Schlafstörungen durch die Wechseljahre kommt. Sie haben sich nicht die Mühe gemacht auch die ersten Kapitel des Buches zu lesen, die eine Grundlage geben für das Verständnis der Probleme in der Lebensmitte. Probleme um die Menopause herum haben in den meisten Fällen eine lange Geschichte aus vorausgegangenen Lebensphasen. Genau das wollen wir nicht gerne hören!

Aber es geht auch anders! Ich erlebte diese Phase als ungeheuer spannend, bunt, mit einer erstaunlich beständigen Kraft – solange ich meine enger gewordenen Grenzen akzeptierte. In diesen Jahren war ich fast nie krank und hatte deutlich weniger Probleme mit dem Gefühls-Karussell. Diese Phase genoss ich in vollen Zügen. Genau das wünsche ich Ihnen ebenso – und deshalb ermutige ich Sie dran zu bleiben am Thema!

Viele Leserinnen dieses Buches befinden sich in oder vor dieser Phase und haben sich bisher vielleicht kaum mit den Hormon-Zusammenhängen beschäftigt. Deswegen schauen wir uns in diesem Kapitel das Thema Hormone speziell aus der Wechseljahr-Perspektive an.

Dazu müssen wir noch einmal zurückgreifen auf unsere Hormon-Hauptakteure, die Östrogene und das Progesteron. Für dieses Team sind mit zunehmenden Jahren einige Anpassungsprozesse nötig, um uns Mutterschaftspflichten in späten Jahren zu ersparen. Unser körperliches Grundkonzept ist nicht für unendliche Leistungsfähigkeit und Jugend programmiert. Damit wir nicht in Torschluss-Panik geraten müssen, geht dieser Prozess naturgemäß langsam vonstatten. Mit einer weisen Lebensführung kann diese „Entwicklungsstufe" zu einem farbenfrohen und auch gesunden Lebensabschnitt werden. Die Realität sieht oft anders aus...

Welche „biologischen Stationen" gehören dazu?

Dazu schauen wir uns die 3 Phasen an, die zum körperlichen Veränderungsprozess der Wechseljahre gehören:

    A: Die Prämenopause

    B: Die Perimenopause (die eigentlichen Wechseljahre)

    C: Die Postmenopause

    M = Die eigentliche Menopause (letzte Blutung)

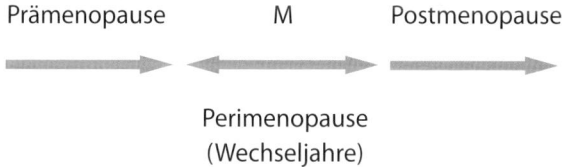

Wie unterscheiden wir diese drei Etappen?

Prämenopause

Mögliche Altersspanne : Vom etwa 30.- 48. Lebensjahr.

  Eigentlich sind Probleme in der Prämenopause genauso wenig natürlich wie das PMS. Also schließt das schon einmal die Behauptung aus, dass massive Probleme in dieser Zeit angeblich zum Frausein grundsätzlich dazu gehören würden!

Die Prämenopause ist eigentlich so etwas wie eine Bilanzrechnung von den bisherigen Jugend- und Erwachsenenjahren. Bis dahin hat uns der Körper eine Art Leistungskredit gegeben, der jetzt in Raten abbezahlt werden muss. Je mehr wir den Kredit ausgenutzt haben, umso höher sind die Forderungen nach Ausgleich in den späteren Jahren. Naturgemäß spielt sich das bei Frauen etwas früher ab, als bei Männern. Ein maßloses Essen, körperliche und seelische Überforderung, ein grenzenloses Vergnügen und selbstbezogenes oder isoliertes Leben in vergangenen Jahren, wird uns genau in dieser Lebensphase die ersten Ratenzahlungen abfordern - ob uns das nun schmeckt oder nicht. Auch eine verführerisch einfache Familienplanung durch massive Hormon-Manipulation im Körper hat einen Preis, der jetzt in der Prämenopause gezahlt werden muss. Noch ist es nicht zu spät, dem Körper sein Recht zu geben und ihn auf die neue Lebensphase angemessen vorzubereiten. Das ist die Chance der Prämenopause. Sie ist für mich eine faszinierende Etappe, wo eine erste große Zäsur und Kurskorrektur möglich ist.

» Noch haben wir viel Kraft übrig, um einen Beruf neu aufzugreifen oder die Arbeitsstelle zu wechseln.
» Noch sind die Kinder im Haus, um sie behutsam zu begleiten und zu prägen.
» Noch sind unsere Gedanken frei für neue Themen, Einsichten und Überzeugungen...

.... vorausgesetzt unser Körper spielt mit!

Was geschieht während dieser Phase im Körper?

Je nachdem, wie wir unser Leben gestaltet haben, werden unsere Organe, Gefäße und Hormone funktionstüchtig sein. Haben wir im Körper durch z.B. langjährige Hormon-Manipulation die körpereigene Progesteron-Herstellung unterdrückt, dann wurden unseren Stresshelfern, den Nebennierendrüsen, viele „Überstunden" abverlangt. Die Eierstöcke wurden vielleicht über mehrere Jahre in die Arbeitslosigkeit geschickt, haben deshalb frustriert ihren Dienst (vorzeitig) beendet und die Nebennieren können nicht mehr. Ähnliches spielt sich ab nach langen Jahren von Ernährungsfehlern und Konsum-Missbrauch. Auch da machen die Nebennieren vorzeitig Feierabend... (übrigens auch bei den Männern!)

WECHSELJAHRE

Das bedeutet: Der Progesteron-Mangel kann immer weniger von anderen Reservequellen notdürftig überbrückt werden. Die Alarmglocken im Körper sind immer öfter zu spüren. Ab einem gewissen Mangel muss der Körper „umstrukturieren" auf die DHEA-Produktionsschiene und damit werden die männlichen Hormone in höherem Maß gefordert. Sehen Sie sich dazu noch einmal die Darstellung an, bei der die Hormon-Umwandlungswege ersichtlich sind (Kapitel 4 „Unser Hormonteam").

Wer in jungen Jahren mit Progesteron-Mangel zu kämpfen hatte, wird feststellen, dass die bekannten Symptome wieder verstärkt zuschlagen. Ist man bisher gut mit Mönchspfeffer (Agnus Castus), Diosgenin oder Nachtkerzenöl und einer sorgsamen Einteilung von Nahrung, Schlaf und Sport zurecht gekommen, scheint dies jetzt schwerer auszugleichen zu sein. Zumindest die Stressanfälligkeit nimmt mit den Jahren um die 40 deutlich zu und damit auch die heftigeren Symptome von PM. Der Körper verwertet die Nahrung bis zu 30% weniger als vor 20 Jahren. Er kann nicht mehr alle Vitamine und Mineralien aus der verdauten Nahrung holen. Die Freude an der Sexualität lässt nach, die Brüste werden empfindlicher, das Übergewicht ist immer schwerer abzustrampeln. Die Blutzuckerschwankungen sind noch deutlicher zu spüren und die Gedanken springen zeitweise wie Flöhe im Stroh...

Doch nach wie vor sind diese Symptome meistens in der zweiten Zyklushälfte zu finden. **Der Unterschied zum klassischen PMS liegt darin, dass immer häufiger die Zyklen ohne Eisprung stattfinden und damit noch weniger Progesteron als früher zur Verfügung steht.** Das bedeutet, dass um den Eisprung herum ebenso bestimmte Symptome wie Bluthochdruck, leichtes Fieber, Kopfweh und „Gewitterstimmung" zu beobachten sind. Dies liegt an einem übermäßigen Anstieg der Eisprung-Hormone LH und FSH. Sie arbeiten schwer, um vielleicht doch noch einen Eisprung möglich zu machen. Bei guten Voraussetzungen schaffen sie es auch noch. Erst wenn mit den Wechseljahren die Östrogene noch weiter absinken, ist die Arbeit von LH und FSH selten erfolgreich. Im Gegensatz zu den Wechseljahren, werden die Zyklen in dieser Phase kürzer als gewohnt. Der Körper bietet alle Kraft auf, um noch Nachkommen zu ermöglichen – bevor es zu spät ist.

Das erklärt, dass mit zunehmendem Alter die Empfängnis-Voraussetzungen ab dem 30. Lebensjahr erschwert sind – besonders für das erste Kind.

Die Blutung ist normalerweise noch an jedem Zyklus-Anfang vorhanden, kann aber sehr unterschiedlich stark auftreten. Die Pille oder eine Spirale als Empfängnisschutz können übermäßig starke Blutungen verursachen, verstärken oder (besonders mit der Hormonspirale) ganz zum verschwinden bringen. **Die synthetisch veränderten Hormone sorgen eventuell für eine massive Verstärkung von PMS-Symptomen.** Konnte der Körper früher vielleicht ganz gut damit umgehen, können jetzt in der Prämenopause die Symptome unerträglich heftig werden. Durch lange Blockierung der Progesteronausschüttung kann im Körper ein deutlicher Östrogenüberschuss entstehen mit entsprechend heftigen Blutungen, Wasseransammlungen oder Kopfschmerzen. Myome sprießen auf so einer Hormongrundlage wie die Champignons bei feucht-warmen Wetter.

Zum Ende der Prämenopause finden sich erste Anzeichen für ein Zurückgehen von Östradiol und Östriol. Sie machen sich leise bemerkbar durch Hauttrockenheit, empfindliche Schleimhäute (besonders in der Scheide), leichte Blasenschwäche beim Niesen oder Husten und durch Bindehautreizung. Sinkende Östrogenwerte sind die unmittelbare Folge des seit langem niedrigen Progesteronspiegels und der schwächer werdenden Eierstöcke. Steigt der Progesteronwert wieder an, verflüchtigen sich nach spätestens drei Monaten alle Symptome von Östrogenschwäche.

Manche Frauen beobachten während einiger Jahre der Prämenopause in der zweiten Zyklushälfte sogar eine Besserung ihrer gewohnten Beschwerden. Dafür tauchen plötzlich heftige Symptome unmittelbar nach der Blutung auf, also beim ursprünglich steilen Östrogenanstieg oder während der Zyklusmitte. Dies betrifft besonders sehr schlanke Frauen, die eine Mini-Pille nehmen oder nahmen.

Ich habe den Eindruck, dass Frauen, die relativ früh mit der Pille begannen, auffallend häufig von massiven Prämenopause-Symptomen geplagt werden.

Perimenopause (die eigentlichen Wechseljahre)

Mögliche Altersspanne: etwa 48.- 53. Lebensjahr

In dieser Phase findet der Umzug der Hormon-Produktion statt. Die Eierstock-Hormonquelle wird spärlicher, sodass Östrogene und Progesteron spürbar weniger dem Körper zur Verfügung stehen. Eine Ei-Reifung wird zunehmend unwahrscheinlich. Die Nebennieren übernehmen zunehmend die Aufgabe der Hormon-Ausschüttung. Je nachdem, wie fit die Nebennieren noch sind, macht sich dieser Vorgang bemerkbar durch eine bestimmte Symptom-Sammlung, die bei jeder Frau unterschiedlich stark und kombiniert auftreten kann:

Typische Wechseljahrsbeschwerden

» Hitzewallungen, heftige Schweißausbrüche – auch in der Nacht!
» extreme Blutungen, unberechenbare Zyklen
» Herzklopfen
» Schwindelgefühle
» Kopfschmerzen bis Migräne
» Launenhaftigkeit bis hin zu Depressionen auch in 1. ZH
» Schlafstörungen
» Rückbildung von Scheiden-, Harnröhren- und Harnblasengewebe mit nachfolgender Entzündung
» Trockene Scheide, schmerzhafter Sexualverkehr
» Schlaffwerden von Haut und Brüsten
» Knochenschwund wird verstärkt
» Neigung zum Herzinfarkt oder Schlaganfall
» Schilddrüsen-Chaos

Was passiert dabei in unserem Hormonhaushalt?

Wenn Hormone mit Botschaftern (Botenstoffe) oder Geheimagenten verglichen werden, würde mit den Wechseljahren folgende Situation entstehen: Der General oder Empfänger, der die Geheimbotschaft erhalten soll, ist mit seinem Heer in ein anderes Gebiet gezogen. Die ursprüngliche Festung hat nur noch „Erhaltungsaufgaben". Ein anderer, bereits vorhandener Stützpunkt wurde ausgebaut für die Umsetzung der Befehle von oben. Dieser ist in den Nebennieren von Mann und Frau zu finden. In den Wechseljahren übernimmt die Nebennierenrinde mehr und mehr einen Teil der früheren Hormonausschüttung, aber bei Weitem nicht so viel wie die Eierstöcke. Sind diese Nebennieren durch Überforderung (Übersättigung, Stress, Konsumgifte...) in den bisherigen Jahren erschöpft und wie ausgebrannt, dann verursachen die Wechseljahre mehr (und früher) Probleme als es normaler Weise der Fall sein würde. Zum Progesteron-Mangel kommt dann vielleicht auch noch ein Cortisol-Mangel dazu. Auch die Blutzuckerhormone können in dieser Zeit schlapp machen. Der drastische Abfall vom Progesteron ist von Natur aus eine große Herausforderung für den Körper. Die meisten Frauen rutschen spätestens in dieser Phase zumindest zeitweise in eine Östradiol-Dominanz. Zusätzlich erschöpfte Nebennieren können zur körperlichen Katastrophe führen.

In der Zeit um die Menopause werden Östrogene um ca. 40% weniger produziert, sodass die monatliche Vorbereitung einer möglichen Schwangerschaft immer öfter und schließlich ganz ausbleibt. Wenn wir an den Vergleich von der Gebärmutter als Kinderstube denken: Tapeten und Dekoration werden nur noch selten und bald zum letzten mal gewechselt. Die Gebärmutter-Schleimhaut wird nicht mehr monatlich neu aufgebaut. Während und nach den Wechseljahren wird ein gewisses Maß an Östrogenen zusätzlich aus den Fettzellen unseres Körpers abgeleitet, denn ganz ohne diese Aufbauhormone kommt der Körper nicht aus. **Die zunehmende „Fettpolsterbildung" in der Prämenopause könnte man auch als natürlichen Östrogen-Speicher für die eigentlichen Wechseljahre und die Zeit danach verstehen.** Zu dünne Frauen haben in und nach den Wechseljahren deshalb keineswegs weniger Probleme, sondern müssen mit Östrogen-Mangelsymptomen rechnen. Stark übergewichtige Frauen (und Männer) dagegen leiden eher unter Östradiol-Dominanz-Problemen, haben also zuviel davon. Äußerlich wird das sichtbar an der unterschiedlichen Hautbeschaffenheit von beiden Gruppen. Dünne Frauen zeigen meistens eine stärkere Faltenbildung und trockenere Haut als ihre runden Schwestern.

Da die Östrogene weniger geworden sind, braucht es auch nicht mehr soviel Progesteron wie vor den Wechseljahren, um ein gesundes Gleichgewicht im Körper zu erhalten. Das sieht aber anders aus, wenn wir dem Körper Östrogen-Impulse durch Nahrung oder Medikamente hinzufügen. (Erhöhtes) Östradiol braucht immer Progesteron (nicht Progestine!) als Gegengewicht.

Die letzte Monatsblutung ist die eigentliche Menopause. Ob es wirklich die letzte war, stellt sich erst nach einigen Monaten heraus. Sobald oder solange mit Östradiol oder Hormon-Ersatz-Therapie (HET) die natürliche Menopause überbrückt oder verschoben wird, ist eine regelmäßige Speicheltest-Kontrolle notwendig. Mit einer Hormon-Manipulation können Frauen die Wechseljahre bis zu einem selbst gewählten Zeitpunkt hinausschieben – solange der Körper mitspielt. In USA und Europa hatte man nach der Einführung von HET (Mitte der 60er Jahre) triumphierend verkündet: „Wir können die Menopause abschaffen und Frauen dürfen bis an ihr Lebensende jung und attraktiv bleiben!" Die Euphorie bekam einige Jahre später ihre Rechnung: die gesundheitlichen Nöte der Frauen forderten und kosten bis heute einen hohen Preis. Es werden bis heute erbitterte Diskussionen geführt über Pro und Contra von (unnatürlicher) HET.

Gebärmutterentfernung (Hysterektomie / Ovarektomie)

Wurden Gebärmutter und Eierstöcke operativ entfernt, ist der Körper schlagartig in die Menopause und Postmenopause katapultiert worden. „Nachdem Sie keine Gebärmutter mehr haben, brauchen Sie nur noch Östrogene – aber die müssen Sie nehmen", verkündet so mancher Arzt. Man brauche sich deswegen angeblich keine Gedanken über eine mögliche Krebsgefahr zu machen, denn die Gebärmutter ist ja nicht mehr vorhanden. Diese Frauen erhalten häufig reine Östrogen-Pflaster oder -Tabletten... Wenn dann trotzdem heftige Symptome auftauchen, dann wird dies psychisch entschuldigt: die Frau trauere ihrer Fruchtbarkeit nach und hätte entsprechend psychosomatische Störungen...

> *Fallgeschichte:*
>
> *Frau G. klagte über heftige, periodische Kopfschmerzen, Wasseransammlungen und Stimmungstiefs. Sie erfuhr über einen Vortrag von der Bedeutung des Progesterons. Nach der Veranstaltung fragte sie, ob das auch bei Frauen ohne Gebärmutter eine Rolle spielen kann. Ich zeigte ihr nochmal alle Funktionen und Aufgaben von Östrogenen und Progesteron.*
>
> *Entschlossen ging Frau G. zum Frauenarzt, um mit ihm über ihre Symptome zu sprechen. Sie fragte ihn, ob er ihr nicht mal versuchsweise das Progesteron verschreiben könnte. Er meinte darauf: „Ein Gestagen brauchen nur Frauen mit Gebärmutter. Sie haben keine mehr und deswegen brauchen sie auch kein Progesteron mehr." Zum Glück war die Frau nicht auf den Mund gefallen und fragte zurück: „Und wozu brauchen dann Sie als Mann das Progesteron? Sie haben doch auch keine Gebärmutter!" Diese Frage brachte ihn wohl sehr in Verlegenheit*

und er meinte daraufhin, dass er jetzt keine Zeit mehr habe, um über irgendwelche Philosophien zu diskutieren...
Sie wechselte daraufhin den Arzt!

Generell sind die Wechseljahre keine Krankheit, die bekämpft werden müsste. Es erscheint mir als sehr fragwürdig, unseren Körper künstlich aufzupeppen und unseren natürlichen Zeitplan umzupolen. Ist denn bei der Erschaffung der Frau ein grundsätzlicher Fehler gemacht worden, der die These *„Jede Frau über 40 muss mit synthetischen Hormonen ihre natürliche Hormonproduktion ersetzen"* rechtfertigt? Ich habe mehrfach den Satz von medizinischen Fachleuten gehört: *„Ein Arzt, der einer Frau in den Wechseljahren nicht eindringlich zu HET rät, handelt fahrlässig!"* Glauben SIE das auch? Kann uns die HET das Alter und das Abschiednehmen tatsächlich ersparen? Sollte es nicht heißen: *„Ein Arzt, der einer Frau nicht alle alternativen Behandlungsmöglichkeiten nennt, verstößt gegen die Aufklärungspflicht!"*

Es ist einfach nicht wahr, dass der Alterungsprozess automatisch Krankheit und Gebrechlichkeit bedeutet. Mit unseren abnehmenden Kräften dankbar leben zu lernen, ist die Herausforderung der Wechseljahre. Schon der Name sagt aus, dass sich etwas verändert in uns. Und damit muss sich auch um uns herum einiges ändern: Das Arbeitspensum, die Lebensweise, das Konzentrieren auf Wesentliches im Leben, sind Beispiele. Dieser Prozess schafft zusätzliche Spannung in unserer Familie und am Arbeitsplatz. Auch meine Familie tat sich manchmal schwer damit, dass Mami nicht wie vor 20 Jahren rund um die Uhr zur Verfügung stand, sondern dass sie zeitweise am Ende ihrer Kraft war und so manches liegen blieb oder vergessen wurde.

Hitzewallungen und das Schwitzen

Wenn Sie durch den Tag und die Nacht mehr „schwimmen" als gehen, weil Schweißbäche Ihre Kleidung oder das Bett durchnässen, dann kann sehr wohl behutsam dem Körper mit pflanzlichen Hilfen wie Traubensilberkerze (Cimicifuga) oder Rotklee geholfen werden. Aber vergessen Sie nicht, dass mit der ausbleibenden Blutung gleichzeitig eine wesentliche **Entgiftungshilfe** fehlt, die durch vermehrtes Schwitzen ausgeglichen wird.

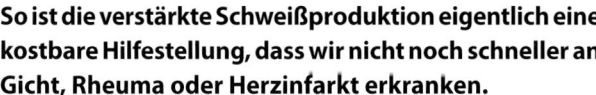

So ist die verstärkte Schweißproduktion eigentlich eine kostbare Hilfestellung, dass wir nicht noch schneller an Gicht, Rheuma oder Herzinfarkt erkranken.

Jede Frau muss ein Gespür entwickeln, ab wann die Symptome zur Plage werden. Es ist ein großer Unterschied, ob ich die Wechseljahre mit pflanzlicher oder hormoneller Unterstützung gestalte und mit beiden Beinen auf dem Boden durchlebe oder ob ich versuche, sie medikamentös wegzuschieben.

Praktische Hilfen wären:
- Möglichst wenig Kunstfasern auf Haut und im Bett. Baumwolle und Leinen bevorzugen!
- „Zwiebel-Kleidung", die man schichtweise am Tag ausziehen kann!
- Dreiviertel Ärmel sind ideal, wenn man abwechselnd friert und schwitzt.
- Nachts keine Schlafanzüge mit langen Hosenbeinen anziehen! Nachthemden sind günstiger zum Abkühlen der Unterschenkel.
- Die Unterarme und Unterschenkel sind unsere Temperaturregler. (Deswegen sind die Wadenwickel bei Fieber eine gute Idee.) Wenn die Hitze kommt, Unterschenkel rausstrecken (deswegen keine langen Hosen!) und Unterarme frei machen.
- Bitterstoffe helfen beim Entgiften und entlasten auch etwas beim Schwitzen (Salbeitee, Wacholderbeeren, Schlehen)
- Fieberkraut-Tee (Mädesüß) hilft super, sollte aber nicht in großen Mengen getrunken werden!
- Wenn Sie mitten in der Nacht aufwachen: Ein paar Baldriantropfen unter die Zunge und so wenig wie möglich herumwälzen. Die typische Schlafposition einnehmen und kontrolliert tief und langsam atmen. Stellen Sie sich dabei vor, die Matratze sei die Hand von Ihrem liebevollen Vater im Himmel, der Sie hält und schützt.

Postmenopause

Sind bis zu zwei Jahre seit der letzten Blutung vergangen, befinden wir uns in der Postmenopause. Der Hormonwechsel ist abgeschlossen und der Körper hat sich mehr oder weniger gut mit den geringeren

Wechseljahre

Hormonmengen arrangiert. Was für die Wechseljahre galt, gilt jetzt erst recht: Dem Körper helfen, so gut wir können! Das Bedürfnis nach Ruhepausen wächst und die Arbeit sollte in kleinere „Scheibchen" eingeteilt werden. Auf keinen Fall nachlässig werden mit körperlicher Aktivität und ausgewogener Ernährung!

Von diesem Umlernprozess sind auch unsere Männer nicht ausgeschlossen. Auch sie erleben die allgemeine Abnahme von Kräften als Vorboten des Alters, wogegen sich so viele mit aller Kraft sträuben. Wir möchten, dass unser Leben noch Bedeutung hat für Familie und Freunde. Wissenschaftler suchen intensiv nach Möglichkeiten, um diesen Alterungsprozess aufzuhalten. Gehirn und Hormone sind dabei im Zentrum der Forschung.

Ich sehe durchaus Sinn darin, Möglichkeiten und Grenzen von Hilfen abzuwägen. In diesem Buch soll es ja um ein Mutmachen gehen, zu den Lebensprozessen in Körper und Seele „Ja" zu sagen. Sie müssen nicht mehr wie eine 25-Jährige die Nächte „durchpowern". Ein 50- jähriger Arbeitnehmer hat seine Qualitäten und Stärken in anderen Bereichen als ein 30-Jähriger. Ja, er/sie ist langsamer und er/sie *darf* langsamer sein – dafür ist er/sie zuverlässiger, sensibler, besonnen und beständiger. Also keine Minderwertigkeitsgefühle ausbrüten, sondern die erworbenen Stärken ausbauen. Wir bringen uns nur in die innerliche Zwickmühle, wenn wir uns mit den jüngeren, schnelleren, angeblich besseren Artgenossen vergleichen, die andere Voraussetzungen haben.

Wenn die Hilfestellungen aus Ernährung, Lebensgestaltung nicht genug greifen, dann zuerst mit Produkten der Pflanzenheilkunde (Pflanzen mit hormonähnlichen Bestandteilen in konzentrierter Form) anwenden. Achtung:

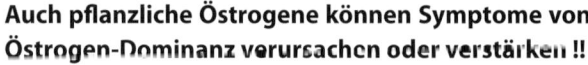

Auch pflanzliche Östrogene können Symptome von Östrogen-Dominanz verursachen oder verstärken !!

Wenn dies immer noch nicht ausreicht, dann natürliches Progesteron ergänzen mit ganz niedriger Dosierung! Bei jeder Hormonhilfe müssen wir bei der Frau an den Zyklusrhythmus denken und eine dementsprechend gestaltete Hilfestellung gestalten!

Auch wenn wir in der Postmenopause sind, bleiben wir bis an unser Lebensende eine Frau und mutieren mit 55 Jahren nicht still, heimlich und leise zum Mann!!

Die genaue Dosierung und „Programm-Gestaltung" der Hormonhilfen sollten Sie mit einer medizinischen Fachkraft oder einer dafür geschulten Beratungsstelle absprechen. Je nach Größe, Gewicht, Stoffwechselstörungen, Autoimmun-Erkrankungen, individueller Anforderung oder Erbanlage können die Dosierungsmengen oder -muster unterschiedlich aussehen. Auf unserer Internetseite **www.Hormonselbsthilfe.de** finden Sie unter dem Link „Berater" vielleicht eine Adresse in Ihrer Nähe!

In den Wechseljahren nimmt die durchschnittliche Hormonmenge langsam ab. Das hat auch Konsequenzen im Anpassen einer eventuellen Progesteronhilfe. **Weniger Östrogene brauchen weniger Progesteron.** Die Wechseljahre sollen ja nicht künstlich nach hinten verschoben werden. Ausgenommen spezielle Fallsituationen (Indikationen) wie akute Osteoporose, Myome oder Krebs lassen eine etwas höhere Dosierung überlegenswert erscheinen. Ich selbst habe nach meiner eigenen Erfahrung den Verdacht, dass unser Körper bei Stress oder Infektionen vermehrt Hormone braucht, um die Zusatzbelastung auszugleichen. Aber bisher habe ich dafür in der Fachliteratur noch keine Hinweise entdeckt. Sowohl Sie selbst als auch Ihr Arzt können durch sensible Beobachtung und sorgfältige Untersuchung das richtige Maß finden. Allgemeine Richtlinien zur Hormonanwendung finden Sie im Kapitel 26 *Hilfe über Arzt und Medikamente*.

Wenn Probleme im Genitalbereich eine zusätzliche Östrogenbehandlung ratsam erscheinen lassen, dann rät *Dr. John R. Lee* auf das Östriol (E3) in Creme-Form zurück zu greifen. Es ist das „ungefährlichste" Östrogen-Familienmitglied und kann direkt in der Scheide oder auf die Haut im Gesicht oder an Armen und Beinen aufgetragen werden.

Die Voraussetzung für eine sinnvolle Hormonhilfe

» Angemessene, ausgewogene, regelmäßige Ernährung, mit mehrfach ungesättigten Fettsäuren!
» Vitamin- und Mineral-Ergänzung in Maßen!
» Übersäuerung vermeiden / abbauen durch basische Nahrung!

- » Zeit- und Krafteinteilung, Ruhepausen einlegen!
- » Bewusst Prioritäten setzen!
- » **Täglich** körperlicher Bewegungsausgleich an frischer Luft, möglichst früh!
- » Ausreichend Flüssigkeit zu sich nehmen!
- » Pflanzen und Nahrungsmittel mit Phyto-Hormonen in Anspruch nehmen!

Wer gelernt hat, achtsam mit seinem Körper und den dazugehörigen Hormon-Schwankungen umzugehen, den wird auch in den Wechseljahren nichts so schnell aus der Ruhe bringen. Indem wir maßvoll leben lernen und uns weniger hetzen lassen, kann unser Alter zu einem wunderschönen Lebensabschnitt werden lassen. Ausführlicher erörtert finden Sie die oben genannten Punkte im letzten Teil des Buches.

Fallgeschichte:
Eine Frau ist von verschiedenen ärztlichen Aussagen und Untersuchungsergebnissen verunsichert und ratlos. Deswegen wendet sie sich an uns. Sie suchte Hilfe für eine Reihe von Beschwerden, die teilweise mit der Gebärmutter in Verbindung gebracht werden. Die sporadischen, z.T. heftigen Blutungen führten zuerst zum Frauenarzt. Nicht mehr hinnehmen wollte die Patientin ihre Depressionsschübe und ihre fürchterlichen Bauchschmerzen, die in bestimmten Zeitabständen einige Tage Arbeitsunfähigkeit bedeuteten. Bei den Untersuchungen kamen die Ärzte zu folgenden Ergebnissen:

Professor der Gynäkologie Nr. 1: „Um alles in der Welt, Sie haben ja eine Gebärmutter, die durch Myome 5 x größer ist als sie sein dürfte. Hier ist Dr. Soundso in der Klinik XY, ein hervorragender Chirurg. Der erlöst Sie von Ihrem Leiden!"

Um von der Notwendigkeit der Operation überzeugt zu werden, sucht die Patientin einen zweiten Facharzt auf, ohne ihm von der ersten Diagnose des Professors zu berichten.

Frauenarzt Nr. 2: „Also ich kann beim besten Willen keine organische Ursache feststellen. Die Gebärmutter und Eierstöcke sind bestens. Stärkere Blutungen sind in den Wechseljahren normal. Bauchschmerzen

WECHSELJAHRE

können auch durch Magen und Darm entstehen. Ich rate Ihnen zu einer Magen und Darmspiegelung bei einem Internisten." Er verschreibt eine Hormon-Ersatztherapie, da in den Wechseljahren viele Beschwerden auf den Östrogenmangel zurück zu führen seien.

Die Beschwerden unserer Frau werden heftiger nachdem sie das Medikament eingenommen hat. Massive Migräne und Wasseransammlungen im Körper kamen mit der Pille dazu.

Arzt Nr. 3: Der Internist findet bei einer Magen- und Darmspiegelung keine krankhaften Veränderungen und schickt die Frau zum Urologen.

Die Untersuchungen kosteten Zeit, Geld und Nerven. Die Beschwerden blieben unverändert.

Arzt Nr. 4: Der Urologe findet auch keine untypischen Veränderungen und verweist auf mögliche psychische Zusammenhänge, da Depressionen mit zu der Symptomsammlung dieser Frau gehörten. Der Verdacht auf psychosomatische Zusammenhänge schien gegeben.

Die Beschwerden blieben – auch nach dieser (unangenehmen) Untersuchung. Zu den Depressionen gesellen sich noch Ängste vor Krebs oder unheilbaren Krankheiten und die Furcht, dass sie der Neurologe in die Nervenklinik überweist...

Arzt Nr. 5: Der Facharzt für Neurologie und Psychotherapie verschreibt Antidepressiva und verweist wieder auf den Frauenarzt. Sie möge sich mit ihrem Frauenarzt beraten, welche andere Hormon-Therapie für sie in Frage kommen könnte....

Gleichzeitig: Verschiedene Heilpraktiker wurden parallel zu Rate gezogen, die mit weiteren teuren Untersuchungen, Therapien und homöopathischen Mitteln der Frau helfen wollten - ohne Erfolg!

Ein weiterer Arzt fühlte sich verpflichtet, sie auf die Tatsache hinzuweisen, dass sie im Vergleich zu anderen Frauen sehr gesund sei und eigentlich zufrieden und dankbar sein müsste...

An diesem Punkt war unsere Patientin überzeugt, dass sie „verrückt" *sei und alle Beschwerden und Schmerzen nur in ihrer Einbildung existierten. Ihr Lebenswille war am Ende. In langen Telefongesprächen konnte ich sie überzeugen, dass es für sie Hoffnung gibt. Wir fanden sogar einen Arzt, der ihr angemessen helfen konnte...*

Frage:

Was hätten SIE dieser Frau empfohlen, nach all der „kompetenten" Behandlung? **?**

(Eine Frau schickte uns das Buch zurück mit der Bemerkung, dass dieses Kapitel über die Wechseljahre viel zu kurz sei! Sie hätte sich mehr praktische Hilfen erwartet. Sollten Sie auch so denken, dann lesen Sie bitte weiter in den Kapiteln 2-7 und 20-29. Sie alle sind auch für das Thema Wechseljahre wichtig! ...und außerdem ist es gemein und unfair, die gelesenen Bücher zurückzuschicken!)

WECHSELJAHRE

15
Osteoporose: Wenn die Knochen brüchig werden

Fall:

Einer Frau wurde im 35. Lebensjahr zur operativen Entfernung der Gebärmutter geraten. Danach wurde eine Osteoporose-Prophylaxe empfohlen. Eine gewisse erbliche Belastung in der Familie war anzunehmen. Bereitwillig nahm sie die verordneten Hormone regelmäßig ein. Dabei handelte es sich um ein bekanntes Östrogenpflaster und ein dem Körper fremdes Gestagen (Progestin) für die zweite Zyklushälfte.

Schon nach kurzer Zeit entwickelte sie extreme Beschwerden. Durch die Warnungen auf den Beipackzetteln verunsichert, suchte sie ihren Arzt auf. Dieser beruhigte sie und meinte, dass die Beschwerden nur vorübergehend auftreten würden. Außerdem solle man den Beipackzettel nicht so ernst nehmen. Die Beschwerden blieben nicht nur hartnäckig, sondern verschlimmerten sich zeitweise so, dass sich die Frau beim Arbeitgeber immer wieder krankmelden musste. Den zwei Hormon-Präparaten wurden schon bald notgedrungen verschiedene Antidepressiva, Schlafmittel und starke Kopfschmerz-Tabletten hinzugefügt. Irgendwann wurde es unserer Frau zuviel und sie setzte auf eigene Faust die Hormone ab. Über einen Zeitungsartikel hörte sie von den alternativen Möglichkeiten einer Osteoporose-Vorbeugung und begann mit Hilfe eines anderen Arztes jeweils im zwei-Wochen-Intervall mit Progesteron. Auf Östradiol wurde bis auf weiteres ganz verzichtet. Seitdem geht es ihr blendend – ohne dass sich die Messwerte der Knochendichte verschlechterten.

Leider ist die Erfahrung dieser Frau kein seltenes Beispiel. In der Osteoporose Behandlung scheiden sich die Geister der Fachwelt.

❓ Wie entsteht Osteoporose?

Um das Ganze verstehen zu können, muss man unsere fleißigen Knochenarbeiter und ihre verschiedenen Aufgaben kennen:

1. Die Osteoklasten

Sie wandern durch unser Knochengerüst-Gebäude und prüfen wie ein Sachverständiger, welche Balken morsch sind und wo weich gewordene Stellen erneuert werden müssen. Dabei packen Sie gleich an und entfernen alles, was nicht mehr einwandfrei belastbar ist. Zurück bleiben kleine Löcher, die geduldig warten, bis endlich der zweite Arbeitertrupp anmarschiert, die:

2. Osteoblasten

Diese füllen die Löcher wieder aus und „zaubern" wie Stuckateure neues (Knochen-) Material hinein. So heilt ein zerbrochener Knochen relativ schnell – zumindest beim jungen Menschen. Werden unsere Knochen und das Drumherum immer älter, bekommt dieser „Renovierungsprozess" ein zunehmendes Problem: Der Abtransport wird fleißig fortgesetzt, aber unsere Osteoblast-Stuckateure kommen nicht mehr schnell genug nach mit dem Wiederaufbau und dem Zukleistern der Knochenlöcher. Außerdem gibt es bei unserem Knochengerüst sehr unterschiedliches Baumaterial. An manchen Stellen müssen die Knochen eine hohe Druck- und Zugkraft aushalten. Deswegen müssen sie besonders fest und stabil sein. Die Knochenarbeiter brauchen 10 bis 12 Jahre um solche Knochenteile 100% zu erneuern. Andere Knochen sind nur Druckkraft ausgesetzt und haben deshalb einen anderen Aufbau. Dazu gehören zum Beispiel die Enden der langen Knochen (von Beinen u. Armen), das Fersenbein und die Wirbelknochen. Bei diesen braucht Meister Osteoklast & Co. nur 2-3 Jahre für die totale Erneuerung! Der Erneuerungsprozess läuft also normalerweise sehr viel schneller ab. Deswegen hat es besonders schlimme Konsequenzen, wenn gerade dort der Abbau schneller vonstatten geht als der Wiederaufbau.

Die nächste Frage lautet dann logischerweise:

Wer oder was reguliert die Anzahl und das Tempo der Knochenarbeiter? ❓

Osteoporose

Die „Osteoklasten-Knochenausputz-Spezialisten" werden unter dem wachsamen Auge von Östrogenen kommandiert. Bisher konnte man nicht eindeutig nachweisen, dass sich auch die Ostoeblast-Stuckateure etwas sagen lassen von den Östrogenen, wohl aber vom Progesteron! Ein klein bisschen auch von Progestinen!

Bei Östrogenmangel nehmen die Osteoklasten überhand und so wird der Knochenabbau schneller vorangetrieben als erwünscht. Aber Östrogene allein können den bereits stattgefundenen Abbau nicht umkehren. Dazu braucht es das Progesteron. Sind die Östrogene viel zu viel aktiv, werden abgestorbene Knochenteile nicht schnell genug aus dem Weg geräumt und die Knochenmasse wird über Jahre hinweg weich wie morsches Holz. Die Substanz bleibt zwar erhalten und auf den Knochendichte-Messungen sieht das relativ unbedenklich aus – aber die Erfahrung zeigt, dass Frauen nach 8 Jahren einseitigem Hormon-Ersatz genauso viele Knochenbrüche haben wie Frauen, die niemals eine Hormon-Pille geschluckt haben! Das sollte uns zu denken geben!

Wenn Sie sich schon ausführlicher mit dem Thema beschäftigt haben, dann sind Ihnen vielleicht auch schon diverse „Osteoporose-Märchen" begegnet. Bei Märchen findet man meistens einen wahren Kern aber im Detail sind sie frei erfunden:

Osteoporose-Märchen Nr. 1:
Osteoporose sei eine Kalzium-Mangel-Erkrankung

Unsere Nahrung in den zivilisierten Ländern hat mehr als genug Kalzium. So entsteht Osteoporose mit Sicherheit nicht durch einen Kalzium-Mangel in unserer Nahrung. Schon allein die vielen Bäuerinnen, die trotz viel Gemüse und frischer Milch mit völlig verkrümmten Rücken ihren Lebensabend verbringen müssen, sind ein guter Beweis dafür. Die Wahrheit ist, dass Osteoporose eine Erkrankung mit extremem Kalzium-Verlust ist, der durch andere Faktoren verursacht wird. Das Kalzium im Knochen geht schneller verloren als es durch die Nahrung aufgenommen werden kann – ganz gleich wieviel Kalziumtabletten Sie in sich hineinschaufeln. Eine wesentliche Rolle spielt dabei die Nebenschilddrüse, die für die Kalziumregulierung im Körper verantwortlich ist.

Osteoporose-Märchen Nr. 2:
Osteoporose ist eine Folge der Wechseljahre

Osteoporose kann bereits 5 - 20 Jahre vor der eigentlichen Menopause deutliche Spuren hinterlassen. Die Wechseljahre können aber sehr wohl den Prozess verstärken und beschleunigen. Werden Frauen durch eine voreilige Hysterektomie relativ früh in die Wechseljahre „befördert", so muss der Körper schon in frühen Jahren lernen, die Knochen unter erschwerten Bedingungen zu erhalten.

Osteoporose-Märchen Nr. 3:
Osteoporose ist eine Östrogenmangel-Erkrankung

(Dies ist eine falsche Schlussfolgerung vom Märchen Nr. 2!) Allen pharmazeutischen Beteuerungen zum Trotz, gibt es aus medizinischer Sicht keine Anhaltspunkte für diese These. Osteoporose beginnt lange bevor der Östradiol-Spiegel in den Wechseljahren leicht zurück geht. Das, was zuviele Östrogene bewirken, ist lediglich ein Verlangsamen des Abbauprozesses für etwa 5 - 7 Jahre. Danach geht es trotz überreichlicher Östrogene mit Schwung abwärts, wenn man nicht.... davon später !

Wer langfristig mit Östradiol-Überschuss und Progesteron-Mangel lebt (z.B. durch Pille oder Hormonspirale), dessen Knochen werden wesentlich langsamer erneuert und dadurch ist die Knochensubstanz anfälliger für Brüche und Schäden! Leider sieht man das in den wenigsten Knochendichtemessungen!

Noch glauben viele Osteoporose-Therapeuten an diese Märchen. In den USA sind die möglichen Langzeitfolgen von langjähriger HET schon sehr viel offensichtlicher. Dort ist man sich inzwischen bewusst, dass man sich mit den Standard-Behandlungen bei Osteoporose in eine Zwickmühle manövriert hat. Aufgrund der drohenden Schadensersatzklagen sichern sich die Ärzte mit folgendem Ratschlag ab:

„Liebe Patientin Soundso, Sie haben die Wahl zwischen:

a) *der Gefahr von Knochenbrüchen (Osteoporose), wenn Sie keine Hormone nehmen, oder...*

b) *einem gewissen Risiko für Krebs, Herzinfarkt, Embolie oder Schlaganfall, wenn Sie („normale" Hormonersatztherapie) Hormone nehmen.*

...wie immer Sie sich entscheiden – ich werde Sie mit den nötigen Medikamenten versorgen." (Ende der ärztlichen Erklärung)

Mit dieser „Aufklärung" ist der Arzt nicht mehr haftbar, denn die Patientin hat sich ja ausdrücklich entschieden! So einfach ist das! Diese schlüpfrige Empfehlung wurde bei einem Ärztekongress in Kalifornien weitergegeben, bei dem heftig über Wirkung und Gefahren von Östrogenen debattiert wurde.

Haben wir tatsächlich die Wahl zwischen Oberschenkelhalsbruch oder Krebs? Was sollte den Patienten geraten werden?

Wichtig ist erst einmal zu verstehen, welche „Bausteine" der Körper für den Knochenbau braucht.

Unsere Knochen brauchen:

- » Vitamin D + Sonne (Tageslicht)
- » Vitamin C - regelmäßig
- » Beta Carotine, B6
- » Zink
- » Magnesium
- » Kalzium
- » Progesteron
- » Bewegung, Belastung
- » eine ausgewogene Schilddrüsenfunktion

OSTEOPOROSE

Ein weiterer Zusammenhang muss hier genannt werden: Die **Fluor**-Behandlung und -Ergänzung. Warum wird genau in den Jahren des Hauptwachstums den Kindern serienmäßig Fluortabletten gegeben, wenn man sicher weiß, dass die Knochensubstanz darunter leidet?? Sogar dem Salz wird Fluor hinzugefügt, damit wir ja genug davon bekommen. Die Zähne werden nicht schlecht wegen eines Fluormangels, sondern wegen Karies, verursacht durch falsche Ernährung und Pflege. Fluor braucht der Körper als Spurenelement, also in winzigsten Mengen! Wir servieren ihm den Giftstoff als „Brotzeit" mehrfach am Tag! Wussten Sie, dass der gleiche Stoff in Sicherheitscontainern unter Tage endgelagert werden muss?? In USA wird die Fluorbehandlung noch stärker beworben. Die Folge sieht man inzwischen relativ oft: weiße Flecken auf dem

Zahnschmelz - die nicht zu entfernen sind! Wenn unser ganzer Körper aus Zahnschmelz bestehen würde, wäre das ja eine grandiose Idee...

Damit ist auch schon ein Wegweiser gegeben, wie wir unserem Körper bei der „Knochenarbeit" helfen können:

Hilfen bei drohender Osteoporose

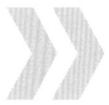

- » Achten Sie auf ausreichend „Bauhilfen" für ihre Knochen! Für Sie sind die Ernährungshilfen und ein Bewegungsprogramm von besonderer Wichtigkeit!
- » Selbst wenn eine Knochendichte-Messung recht bedenkliche Ergebnisse zeigt, keine Panik! Steuern sie systematisch mit etwas Progesteron dagegen. Klären Sie per Speicheltest ab, ob auch Östradiol und Östriol fehlen. Sie werden sehen, nach einigen Monaten verbessern sich die Werte wieder.
- » Wer sich bereits mitten in der unnatürlichen Hormon-Ersatz-Therapie befindet, kann umsteigen (Zyklus-Mitte oder -Ende), indem das Progestin ersetzt wird durch eine angemessene Progesteron-Ergänzung. Die Östrogene können nach und nach angepasst werden an den tatsächlichen Bedarf.
- » Seien Sie als Osteoporose-Kandidatin besonders vorsichtig mit Fluor: in der Küche, beim Zahnarzt und beim Zähneputzen. Wer Sprossen und Keimlinge in der Küche integriert, der hat genug Fluor!

Wundern Sie sich nicht, wenn mit diesen Hilfen auch einige andere Probleme gelöst werden, die Sie bis dahin nicht mit der HET in Verbindung gebracht haben!

OSTEOPOROSE

16
Psychosomatische Symptome bei Hormonkrisen

Die menschliche Persönlichkeit als ein zusammenhängendes Ganzes zu betrachten, ist eigentlich nichts Neues. In der Medizin hat man im Zuge einer immer stärkeren Spezialisierung diese Ganzheit für lange Zeit aus den Augen verloren. Wenn man Magenschmerzen oder Kopfweh hatte, dann wurde eben dieser lokale Schmerz durch Schmerzmittel „therapiert". Dass der Schmerz immer wieder kam, weil der eigentliche Schmerzauslöser nicht gefunden wurde, half allein der „Gesundheits-Industrie". *„Zurück zur Ganzheitsmedizin!"* So lautet die Forderung von Heilpraktikern und Ärzten der Naturheilkunde. Sie haben recht! Auch die Forschungsarbeiten über psychosomatische Störungen gehören zu diesem Kapitel. Sie belegen das enge Zusammenspiel zwischen unserem Körper und unserem Wesen. Stellen Sie sich unser Gehirnzentrum wie ein kompliziertes Zahnradwerk vor, durch das alle wesentlichen Körperfunktionen gesteuert werden. Das „Hormonzentrum-Rädchen" greift dort unmittelbar in das Zahnrad der Gefühlszentrale. Wenn eins dieser beiden Räder ins Stocken kommt oder sich viel zu schnell dreht, ist automatisch auch das andere mitbetroffen. Dies gilt auch für all die anderen, damit zusammenhängenden „Räder", durch die unsere Organe, Kreisläufe und Stoffwechselvorgänge gesteuert sind. Sind unsere Gedanken mit großen Konflikten belastet, dann kann die Atmung flacher werden, die Magensäfte funktionieren nicht richtig, der Darm wird passiv und so kommt ein Problem zum andern. Wenn die organischen Abläufe aus dem Takt kommen, dann ist auch sehr bald die Abwehrkraft (Immunsystem) geschwächt und fordert zusätzliche Hormonhilfen. Dies geht aber meistens auf Kosten der anderen Hormon-Abteilungen und damit ist ein weiteres Problemfeld entstanden. Wenn infolge dessen die Geschlechtshormone mit zusätzlichem PM fertig werden müssen, dann ist es für Körper und Gefühle noch schwerer, wieder in das Gleichgewicht zurück zu finden. Spätestens dann ist kaum noch auseinander zu halten, welche Symptome durch den seelischen Konflikt ausgelöst wurden und welche auf das Hormon-Ungleichgewicht zurück zu führen sind.

Möchten wir, dass Körper und Gefühle im Lot bleiben, dann sollten wir auf die Grundlagen zurück greifen, nach denen unser Leben funktioniert. Sehr einfach ausgedrückt sieht das so aus:

1. Empfangen und aufnehmen (z.B. essen, einatmen)
2. Verarbeiten, individuell umsetzen, umwandeln, sortieren (verdauen, Nährstoffe aufspalten)
3. Abgeben, weitergeben, ausscheiden (Urin, Stuhlgang, Schweiß, ausatmen)

Wird einer dieser Bereiche auf Dauer vernachlässigt, werden sich bald bedenkliche Krankheitssymptome bemerkbar machen. Zu einer gesunden Persönlichkeit gehört aber sicherlich auch ein guter Charakter, eine seelische und verstandesmäßige Belastbarkeit, ein Gleichmaß an Empfangen und Geben von Liebe, ein eigener Wille, die Fähigkeit Entscheidungen zu treffen, ein Mitfühlenkönnen und vieles mehr. Je nach philosophischer oder theologischer Richtung wird der unsichtbare Teil unserer Person umschrieben als Seele (Psyche) und/oder Geist – entweder als eine Einheit oder als zwei miteinander eng verbundene „Abteilungen". Kann es sein, dass in diesem verborgenen Teil unserer Person ähnliche Prozessabläufe wichtig sind, wie in unserem materiellen Körper? Ist das ausgewogene Empfangen, Verarbeiten und Weitergeben im seelischen Bereich in ähnlicher Weise bedeutsam für ein gesundes Persönlichkeitswesen?

? *Sind diese drei Schwerpunkte in Ihren vergangenen in gleicher Weise zum Zug gekommen?*

Könnte ein „zu-viel-geben-müssen" oder ein „nicht-loslassen-können" eine Verstopfung begünstigen?

Hat eine versteckte Bitterkeit oder Ärger im Beruf (unverarbeitete Gefühle) mit Stoffwechselstörungen zu tun?

Schauen Sie sich die unten aufgezeichnete Grafik genau an. In welchem Bereich sehen Sie bei sich Nachholbedarf?

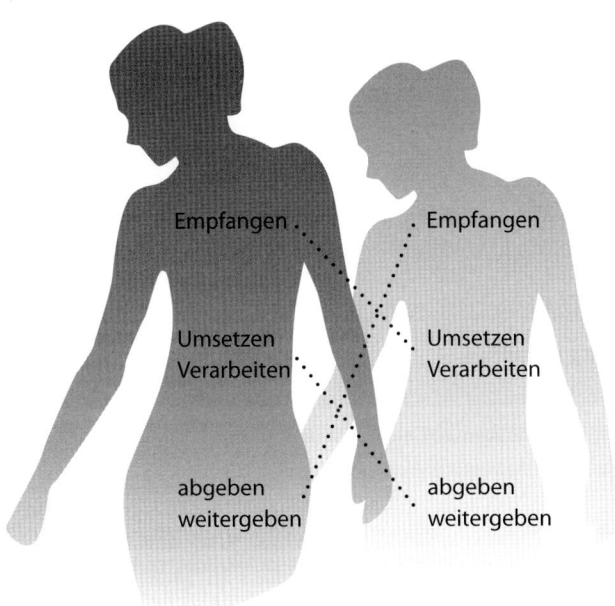

Viele zwischenmenschliche und seelische Probleme haben ihre Wurzeln in der rechten Kette. Wenn nun die rechte (unsichtbare) Seite vernachlässigt oder von Konflikten überlagert wird, hat das unmittelbaren Einfluss auf die linke, materielle Körper-Seite. Wir sprechen dann von „psychosomatischen Störungen". Über die Stresshormone versucht der Körper zumindest für eine begrenzte Zeit zusätzliche Kräfte für die Notlage zu mobilisieren. Aber das SOS-Programm der Stress-Hormonabteilung fordert beim DHEA und beim Progesteron einen hohen „SOS-Zoll". Das wiederum lässt die Immunabwehr sinken.

Fallbeispiele:

> » *Empfängt ein junges Mädchen nicht genug Aufmerksamkeit und Liebe oder fühlt es sich abgelehnt, kann ein übermäßiger Appetit und Heißhunger den seelischen Hunger ausdrücken.*

> » *Wenn ein Kind seltsame Lungenprobleme entwickelt, weil es mit (frommer) Dauerkontrolle in der Familie wenige Möglichkeiten zum Verarbeiten, Austoben und „sich Luft machen" hatte, dann ist das ein weiteres Beispiel für solche Zusammenhänge.*

> » *Im Hormonbereich kann dies ebenso zutreffen. Ein Teenager, der miterleben muss wie sich seine Eltern auseinander leben, wehrt sich vielleicht unbewusst gegen ein Erwachsenwerden. Der „Raum der Sicherheit" in der Kinderwelt wird nicht verlassen Die weibliche Körperprägung bleibt (kindlich) zurück oder tendiert in die männliche Richtung.*

> » *Ein Mädchen, das vergewaltigt wurde, kann ähnliche Fehlentwicklungen zeigen oder tendiert zur „Vermännlichung", indem wenig weibliche Wesenszüge entwickelt werden. Eine harte Wesensschale schützt so die verletzte Seele der Person.*

> » *Eine erwachsene Frau, die eigene Bedürfnisse (Empfangen) verdrängt (um sich weitere Enttäuschungen zu ersparen) und sich nur noch aufs Geben konzentriert (um wenigstens so Anerkennung zu erhalten), wird irgendwann verhärten – erst seelisch und dann körperlich.*

In solchen Fällen ist die hormonelle Hilfe eher eine zweitrangige Maßnahme oder Unterstützung für die Aufarbeitung der seelischen Konflikte. Solange die Wurzel des Problems nicht erkannt und geheilt ist, sind andere Hilfsmaßnahmen unzureichend oder werden nicht helfen. Auch seelische Wunden sind heilbar, wenn sie mit einer sinnvoll angelegten Therapie angegangen werden. So schmerzlich dies sein mag und so sehr Sie sich vielleicht davor fürchten – es steht in keinem Verhältnis zu der Befreiung hinterher. Um Ihre Vergangenheit nicht nur zu akzeptieren, sondern tief aufzuarbeiten, zu sortieren und verarbeiten, braucht es vielleicht Hilfe durch gute Bücher oder Einzelgespräche. Wer in dieser Richtung Hilfe sucht, möge sich an Therapeuten wenden, die nicht nur die Not aufzudecken wissen, sondern die durch den Prozess der inneren Heilung hindurch führen können. Innere, seelische Verwundungen haben ähnliche Störkraft wie unangemessene Hormone. Sehen Sie mögliche Ursachen für Ihre körperlichen Probleme in unverarbeiteten Erfahrungen, Minderwertigkeitsgefühlen, Verletzungen oder verdrängter Vernachlässigung, Scham oder Misshandlung, dann machen Sie sich auf den Weg. Es gibt kein besseres „Investment" für Ihre Zukunft und Familie!

Grenzen der psychologischen Hilfe

Sehr viele Frauen berichteten mir von ihrer verzweifelten Suche nach professioneller Hilfe für ihre zahlreichen Beschwerden. Nachdem Hausarzt, Frauenarzt, Internist, Herzspezialist, Urologe und Heilpraktiker trotz aller Kompetenz nicht helfen konnten, kam irgendwann der Satz: „Ihr Problem ist psychisch!" Die Diagnose lautet dann vielleicht: Psychosomatische Störung (angeblich aufgrund von unverarbeiteter Vergangenheit, Ablehnung der Frauen-Rolle usw.). Ich bestreite keineswegs, dass dies Faktoren sein können. Wenn aber die eigentliche Ursache des Problems bei einem völlig aus dem Gleichgewicht geratenen Hormonsystem zu suchen ist, dann sollte zuerst dort und auf schnellstem Wege auf dieser Ebene Ordnung geschaffen werden! Wenn der Körper nicht genug „Hormon-Baustoffe" über die Nahrung erhält, um selbst ausreichend Hormone bilden zu können (oder fragwürdige Hormon-Medikamente beteiligt sind), dann können Sie zehn Jahre zum Psychologen laufen und es wird sich nicht viel ändern an Ihrem Leiden! Dies betrifft hormonale Depression, Ängste, Panikgefühle, Aggression, verbale Gewalt und unberechenbare Gefühlsäußerungen. Dazu gehören auch psychosomatische Körperreaktionen, wie Magenschmerzen, Kopfweh, Bluthochdruck usw.. Um dabei Ursache und Wirkung unterscheiden und richtig zuordnen zu können, braucht man 2-3 ausgefüllte Beobachtungstabellen *(siehe Beobachtungshilfen, Bezugsquelle im Anhang!)*. In vielen Fällen sollte auch die Schilddrüse gründlich untersucht werden! Gibt es mehrere Hinweise auf eine hormonale Ursache, ist zuerst die praktische Hormon-Hilfe nötig.

Wer ganz schnell Hilfe braucht, kann bei der Hormonselbsthilfe oder über Email einen Fragebogen für die individuelle Beratung anfordern. So können Sie selbst entscheiden, welche Probleme für den Psychotherapeuten übrig bleiben.

Seit man als Betroffene den Speichel-Hormontest selbständig durchführen kann, ist eine weitere Möglichkeit gegeben, Aussagen und Diagnosen von medizinischen Fachleuten zu hinterfragen, wenn sie (zu schnell?) mit dem Psychologen winken.

17

Hormonale Depression
und Stimmungssschwankungen

Nicht alles, was im Volksmund „Depression" genannt wird, entspricht der gleichnamigen Arzt-Diagnose. Oft handelt es sich eher um eine sogenannte „Stimmungsschwankung". Eine **Depression** lässt am Leben verzweifeln. Todessehnsucht, Lebensmüdigkeit (Suizidgedanken) machen sich in der Gedankenwelt breit. Alles Leben scheint wie von unsichtbarer Hand gefesselt und verdunkelt zu sein.

Dieses Thema gehört zu den dunkelsten Symptomen von einem durcheinander geratenen Hormonsystem. Betroffen sein können Frauen, Männer, Jungen und Mädchen sobald sich die Pubertät ankündigt. Genauso gilt dies für Student(inn)en, die unter außergewöhnlichem Prüfungs- oder Leistungsstress stehen. In der Schwangerschaft und erst recht unmittelbar nach der Geburt, können sich dunkle Depressionswolken zusammenschieben. Das gleiche gilt bei Schwierigkeiten am Arbeitsplatz, familiärer Überforderung und wirtschaftlicher Not. Ganz gewaltig können Frauen von hormoneller Depression betroffen sein, wenn sie die Gebärmutter und Eierstöcke entfernt bekamen oder einer HET (Hormonersatztherapie) mit synthetisch veränderten Hormonen zustimmten. Die Wechseljahre oder die Andropause beim Mann dürfen dann auch nochmal versuchen, unser Stimmungsbarometer ins tiefe Minus zu ziehen. An den Beispielen ahnen wir, dass es verschiedene Auslöser geben kann. Schauen wir uns kurz unterschiedliche Ursachen bei Depressionen an:

Wir unterscheiden generell zwischen 3 Hauptgruppen von Depressionsursachen:

1. Die situationsbezogene Depression,

ausgelöst durch äußere Umstände, Situationen wie Trauerfall, Krankheit, Überforderung, Konflikte am Arbeitsplatz, zerstörte Zukunftsperspektive oder Beziehung, Verluste aller Art u.ä..

2. Die biochemische Depression,

ausgelöst durch Medikamente, Drogen, Alkohol oder vererbte Fehlfunktionen im Körper. Gehirnfunktionen, die für die Gefühlssteuerung verantwortlich sind, wurden dabei geschädigt oder beeinträchtigt.

3. Die hormonale Depression,

ausgelöst durch ein Ungleichgewicht der Hormone. Das können einzelne Mangelzustände oder ein Zuviel von bestimmten Hormonarten sein. Sie können sich bemerkbar machen:

- » in der Pubertät
- » vor der Menstruation
- » bei Hormonmangel in der Schwangerschaft
- » im Wochenbett
- » nach einer Hysterektomie,
- » in der Prämenopause
- » in/nach den Wechseljahren
- » im sogenannten Burnout
- » bei einseitiger Ernährung

Auch Männer können davon betroffen sein – von der Pubertät bis zur Krise nach der Lebensmitte! Diese Aufzählung betrifft die Geschlechtshormone.

Es gibt darüber hinaus noch andere Hormon-Ursachen von Depression, die unabhängig von bestimmten Lebensphasen auftreten kann, z.B. ein Mangel an Schilddrüsenhormon T3 (Trijodthyramin). Dazu gibt es beachtenswerte Untersuchungen von *Dr. med. J. Feldkamp*. Sie wurden in der Fachzeitschrift *„Der Allgemeinarzt"* (18/05 Seite 12-13) erörtert – falls Ihr Arzt nachlesen möchte.

Die Hormone spielen bei Depressionen eigentlich immer eine Rolle. Das Gefühlszentrum ist so stark verzahnt mit einer ganzen Reihe von

Hormonale Depression

unterschiedlichen Hormonarten. Im Bild gesprochen: Die Windrichtungen mögen verschieden sein aber der Sturm hat in etwa gleiche Auswirkungen. Doch für die Schutzmaßnahmen ist es wichtig zu wissen, wo die Windböen herkommen. So auch hier: Wenn ich weiß, dass eine Frau völlig ausgebrannt, erschöpft und überladen ist von Sorgen, Nöten, Druck oder Leistungsforderungen, dann muss das anders behandelt werden, als z.B. eine alkoholabhängige Depression. Frauen, die durch die PM-Schwäche oder „Postnatale Depression" in das tiefe Gefühlstal rutschen, kann am einfachsten und schnellsten geholfen werden, indem genau dieser Mangel gezielt behoben wird.

Jeder davon Betroffene **muss zum Arzt**! Auch Frauen mit hormonaler Depression! Es kann Situationen geben, die Hilfe durch einen Klinik-Aufenthalt oder ein angemessenes Antidepressivum erfordern. Gleichzeitig würde ich so schnell wie möglich den Zyklus-Rhythmus feststellen, einen Speichel-Hormontest und ausführliche Schilddrüsentests (FT3, FT4, TPO) veranlassen und mit entsprechenden naturidentischen Hormonen ausgleichen – je nachdem, was die Tests und Symptommuster ergeben haben. Schrittweise sollten auch alle praktischen Hilfen (Bewegung, Ernährung, gezielte Nahrungsergänzung, Zeiteinteilung, Licht) ergänzend dazu kommen.

Eine Depression ist in mancher Hinsicht mit einer Gefangenschaft vergleichbar, die etwas Ausweisloses an sich hat. **Stimmungsschwankungen** gleichen eher einer Achterbahnfahrt. Sie lassen unsere Gefühle und Launen tanzen: Müdigkeit, Lustlosigkeit, schlechte Launen, Schuldgefühle, Aggressionen oder Passivität gehören dazu. Wir haben Durchhänger, sind schlecht drauf, sind leicht reizbar, fühlen uns schnell angegriffen oder verkriechen uns in unser unsichtbares Schneckenhaus. Nicht nur Teenager kennen dieses gelegentliche Null-Bock-Gefühl!

Ein schwankender Blutzuckerspiegel kann solche „Launen" zusätzlich verstärken. Wer unter diesem krassen Auf und Ab der Gefühle leidet (und seine Angehörigen dazu), der kann mit den Tabellen in der Beobachtungsmappe untersuchen, ob bestimmte Tageszeiten in häufigerem Zusammenhang mit den täglichen „Sturmtiefs" stehen. Überprüfen Sie selbst, ob kleine Zwischenmahlzeiten solche Gefühlsausbrüche wenigstens teilweise abfangen können.

PMS-Stimmungsschwankung innerhalb eines Tages

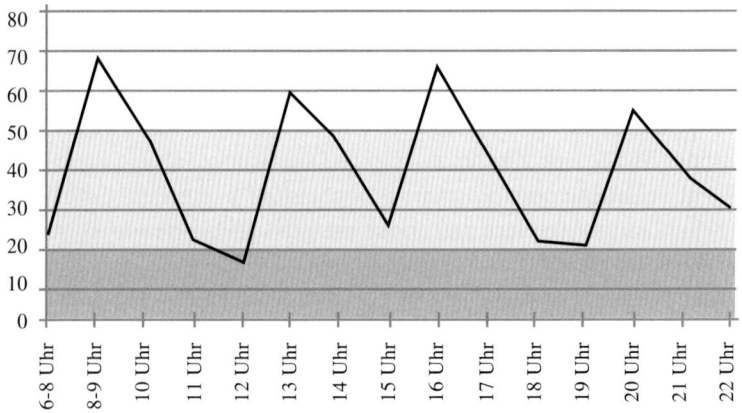

Der Mittelwert unserer Gefühle pro Tag kann auf einer Skala von 10 - 100 bewertet werden. War es ein sehr guter Tag mit ausreichender Geduld und angemessenen Reaktionen, dann würde ich den Tag mit 90 bewerten, als gutes Normalmaß. Wenn man „super gut drauf" ist, dann sind es ganze 100 Punkte. Ein Tag, wo wir des öfteren unsere Stirn in Falten legen, die Aufregungen etwas tiefer als sonst in uns hineinrutschten und unsere Gedanken lange daran „herumgeknabbert" haben, bekommt nur 60 Punkte. Bei 50 Punkten geht es uns nicht gut. Lebensbedrohlich wird es unter 20 Punkten.

Absacken der Stimmung in der zweiten Zyklushälfte (PMS)

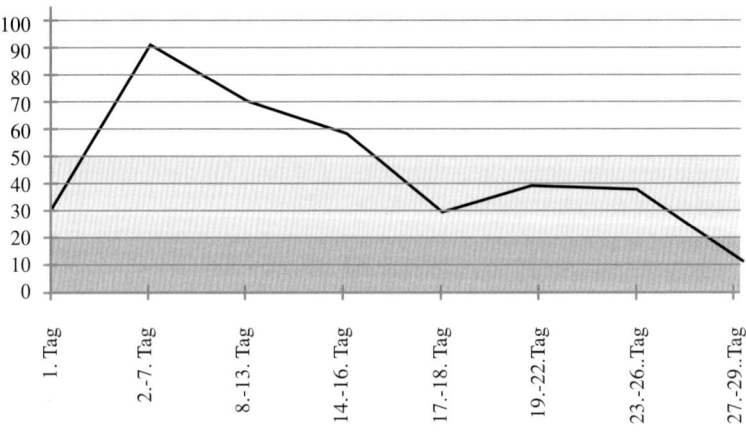

Hormonale Depression

Wenn Sie über den ganzen Zyklus hinweg jeden einzelnen Tag bewerten und die Tagespunktzahl aufzeichnen, dann wird bei mehreren Zyklen wahrscheinlich ein Grundmuster erkennbar sein, wenn Hormone in ihrem Körper ein Ungleichgewicht haben. Bevor Sie die Tabellen für die Selbstbeobachtung nutzen und mehrmals kopieren, bitte rechts oben Ihren sechsstelligen Geheimcode eintragen, damit er auf allen Kopien vorhanden ist. Er sollte identisch mit der Zahlenfolge auf Ihren anderen Beobachtungstabellen oder dem Fragebogen sein. Falls Sie Beratungshilfe bei der Interpretation und für Selbsthilfemaßnahmen wünschen können beide Tabellen zu Rate gezogen werden. Bitte schreiben Sie auf keine Tabelle Ihren Namen! Wenn die Daten zu statistischen Zwecken verwendet werden, dann möchte ich Ihre Anonymität gewährleistet wissen – erst recht bei Zugriff von Unbefugten!

Eine „Manische Depression"

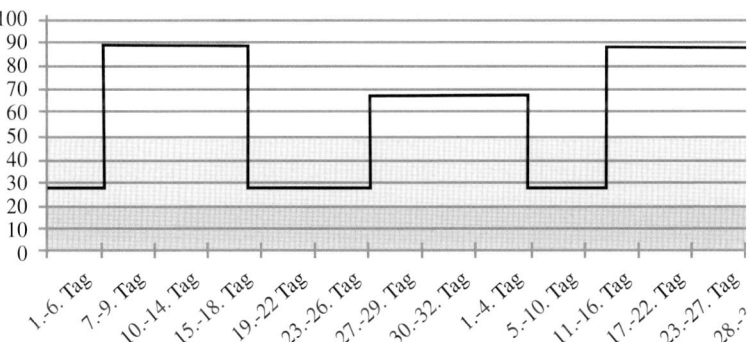

...wird sich nicht eindeutig an Zyklusphasen binden. Es können die Hoch- und Tiefphasen in sehr unterschiedlichen Zeitspannen und Zeitlängen zu beobachten sein. Unbedingt die Beobachtungstabellen führen, um unterscheiden zu können!

Eine situationsbezogene Depression

(z.B. nach einem Todesfall in der Verwandtschaft) kann zusätzliche Verstärkung bekommen von einem Hormonmangel. In der Grafik würde sich das ungefähr so zeigen:

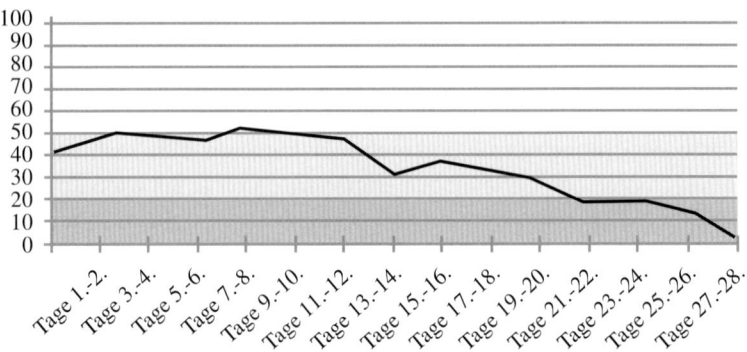

Bei Depressionen

Sollten Todeswünsche, extreme Antriebsschwäche, Verzweiflung und Tötungsgedanken auftreten, dann *unbedingt zum Arzt!*

Befinden Sie sich in der 2. ZH, in der Prämenopause, in den Wechseljahren, nach einer Geburt oder Hysterektomie oder in der Schwangerschaft, dann ist es sehr wahrscheinlich, dass ein Ungleichgewicht ihrer Hormone die Depression zumindest verstärkt, wenn nicht verursacht. Bitte gehen Sie nicht davon aus, dass Ihr Arzt diese Zusammenhänge genauso sieht. Deswegen sollten Sie nicht locker lassen, bis alle erforderlichen Tests gemacht sind und daraufhin für SIE sinnvolle Medikamente eingesetzt werden können! Zusammen mit Ihrem Arzt sollten Sie einen Behandlungsplan ausarbeiten, der natürliche Hormonhilfen und für die Übergangszeit eventuell auch eine vorübergehende oder befristete Einnahme von einem Antidepressivum vorsieht. Je nach dem Maß ihrer Betroffenheit müssen Sie einen Weg finden, der zunächst akute Gefahr ausschließt - sei es durch stationäre oder medikamentöse Hilfe.

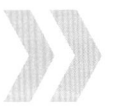 **Es ist keine Schande, Hilfe von einem Facharzt für Psychiatrie zu suchen. Es ist eher eine Schande, mögliche Hilfe zu ignorieren, weil falscher Stolz oder falsche Scham den Weg zum Arzt verhindert!!**

... das ist die eine Seite.

Wie oft erzählen mir Frauen, dass sie solche Hilfe gesucht haben und mitten in der Situation des Zusammenbruchs und der Hilflosigkeit behandelt wurden wie ein Stück Vieh. Ja, es ist schlimm, was Menschen anderen Menschen antun können – auch in Kliniken und Sprechzimmern. Das heißt nicht, dass wir von diesen Negativbeispielen auf alle anderen Ärzte und Therapeuten schließen dürfen. Es gibt gute Fachleute!!

Alternative Hilfen und Tipps

» In den Beobachtungshilfen finden Sie verschiedene Kopiervorlagen von Monatstabellen für die Selbstbeobachtung – speziell für Stimmungsschwankungen und Depression. Damit können Sie z.B. die Gefühlsschwankungen sowohl an einem Tag als auch innerhalb eines Monats (-zyklus) notieren. Auch für Frauen ohne Regel-Blutungen finden Sie dort eine Vorlage!

» Das Johanniskraut kann bei Stimmungsschwankungen beruhigen. Aber es ist selten in der Lage eine „ausgewachsene" Depression abzufangen. Als begleitende Unterstützung darf es genauso in Anspruch genommen werden wie das Borretschkraut aus dem Gemüsegarten. Sie haben die Wahl von säuberlich abgepackten Kapseln mit einem Konzentrat oder Sie brühen sich einen frischen Kräutertee auf. In Apotheken und Teeläden finden Sie hilfreiche Teemischungen für dunkle Tage und Stimmungstiefs. In hoher Dosierung kann es einen Hormonmangel verstärken, weil der gesamte Stoffwechsel (inklusive Hormon-Ausschüttung!) „beruhigt" wird!!!

» Depressionen und Stimmungsschwankungen sind Symptome von Östrogendominanz. Sehen Sie mögliche Gründe für einen Hormonüberschuss oder einen Hormonmangel? Die Liste von Auslösern und Verstärkern für Hormonschwankungen (Kapitel 6) noch einmal durchgehen!

» Je nach dem Ergebnis Ihrer Tabellen-Eintragungen ist eine Hormon-Hilfe zu erörtern. Wann, wieviel und womit muss mit Fachleuten geklärt werden.

» Immer wieder begegnen mir Ehepartner, die einen sensiblen Blick haben für die nahende, schwarze Wolke in ihrer Partnerin. Diese feinen Beobachtungen können eine Hilfe sein, um rechtzeitig mit den Hilfsmaßnahmen einsetzen zu können. Wenn Sie mit so einem Partner oder Ehemann gesegnet sind, dann entwickeln Sie ein gemeinsames Konzept!

- » Warme Getränke anstatt kaltem Wasser!
- » Gute, für Sie schöne und „helle" Musik hören!
- » Setzen Sie sich viel ans Fenster, um möglichst reichlich Sonne und Tageslicht auf die Netzhaut zu bringen!! Auch an nebeligen November-Tagen raus aus dem Haus und im regnerischen Februar einen durchsichtigen Schirm benutzen.
- » Das Vitamin D und die B-Vitamine spielen in der Stimmungswelt eine wichtige Rolle.
- » Achten sie darauf, nicht zu frieren oder zu hungern! Das kann alles nur noch schlimmer machen.
- » Versuchen sie täglich(!) aktive Bewegung – möglichst gleich nach dem Frühstück raus an die frische Luft.
- » Lange, heiße Kräuter- oder Natronbäder mit fester Bürstenmassage, in Kombination mit einigen Basentee-Tagen bringen Schlacken in Bewegung. Ein durch Schlacken lahmgelegter Stoffwechselprozess begünstigt Stimmungsschwankungen und Depression.
- » Vermeiden sie große, schwere Mahlzeiten. Statt dessen öfter eine kleine Zwischenmahlzeit und leicht verdauliche Gerichte.
- » Alles, was zusätzlich belastet vermeiden! Achten sie auf ausreichend Kalium, Zink und Magnesium.
- » Tryptophan (eine Aminosäure) ist ein natürliches Antidepressivum. In der Nacht wird es in Melatonin (Schlafhormon) umgewandelt. Sobald Tageslicht die Netzhaut berührt, entsteht daraus Serotonin, das Glückshormon. Besonders enthalten ist Tryptophan in der Cashewnuss und im Kakao! Daher der Schokohunger an grauen Tagen!! Man kann Tryptophan auch über Medikamente einnehmen, die in jeder Apotheke ohne Rezept erhältlich sind. Serotonin wird im Blut getestet.
- » Warnen muss ich alle, die eine lange und intensive Cortison-Behandlung verordnet bekamen! Zu hohe Cortison-Anwendungen können massive Depressionen und Psychosen auslösen!
- » Diabetes-Patienten sind bei häufigem Unterzucker besonders anfällig für massive Stimmungsprobleme!
- » Das Gleiche gilt für Patienten mit Autoimmunstörungen, Ebstein-Barr-Virus, Borrelliose und andere immunologischen Katastrophen.

Hormonale Depression

» Wenn es über Hilfen durch Entgiftung, Nahrungsergänzung und Hormonausgleich nicht recht weiter geht, dann nicht aufgeben! Weiter suchen!!

Welche Ärzte haben heute noch Zeit für eine gründliche Anamnese, ein Abtasten von psychischen Altlasten, im Zusammenhang mit gegenwärtigen körperlichen Schwächen? In diesem Bereich möchten Hormon-Selbsthilfeberater und Heilpraktiker ihre Mediziner-Kollegen ergänzen. Ideal wäre dabei das sensible Zusammenspiel von Medizin, Psychologie und Laborleistung.

Leider erreichen uns immer wieder traurige Erfahrungen, die deutlich machen, wie einseitig Patienten bei Depression behandelt werden. Auch auf Heilpraktiker-Seite sind hormonelle Zusammenhänge bei Depressionen noch nicht überall bekannt.

Mir ist eine Untersuchung bekannt, die in einer Nervenklinik in England durchgeführt wurde. Bei allen weiblichen Patienten wurde ein Hormonspiegel gemacht (per Blut-Serum). Ergebnis: Mehr als 75% dieser Frauen zeigten gravierende Hormon-Mangelwerte im Steroid-Bereich! Mir ist nicht bekannt, welche Konsequenzen diese „Entdeckung" nach sich zog...

Zusammenfassung

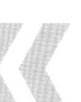

» Die „Hormonale Depression" kann nicht durch Antidepressiva geheilt werden.

» Genaue Beobachtung und Aufzeichnung sind unverzichtbar!!!

» Treten Probleme überwiegend in einer bestimmten Zeit im Zyklus auf, lassen sich Rückschlüsse ziehen zum entsprechend dominierenden Hormon dieser Phase. Dabei kann es sich um einen Mangel oder Überschuss handeln.

» Tests: Mit Speichel-Hormontest Geschlechtshormone überprüfen und Dosierungen überwachen! Schilddrüsentests von FT3, FT4, TPO, TRAK, TGAK verlangen und mit gleicher Blutabnahme zusätzlich Prolaktin und Serotonin messen lassen.

» Die praktischen Hilfen unbedingt beachten, sonst nützt der Rest der Therapie wenig!!

- » Tryptophan!? In Bananenmilch, Cashewnüsse und Beinwell!
- » Immunologische Probleme können ebenso eine Rolle spielen!
- » Wir suchen dringend Psychotherapeuten und Nervenkliniken, die Hilfestellungen mit „Natürlichen Hormonen" integrieren!
- » Sollten bisherige Anwendungen und praktische Hilfsmaßnahmen keine Erleichterung bringen, dann mit einer Fachkraft weitere Ursachen hinterfragen.
- » Geben Sie NIEMALS die Hoffnung auf! Gott hat immer noch einen Weg! Auch dann, wenn wir keinen mehr sehen! Und wenn das Loch noch so schwarz ist in dem Sie versunken sind – unter diesem Loch ist eine große, väterliche Hand!

18

KOPFSCHMERZEN UND HORMONE

Kopfschmerzen aller Sorten gehören zum besonders „treuen Gefolge" von Hormonschwankungen. Manche Frauen können unterschiedliche Arten von Kopfweh den jeweiligen Zyklusphasen zuordnen. Andere Leidensgenossinnen können kein bestimmtes Zeit-Muster erkennen. Diese regelmäßig wiederkehrenden Migräne-Attacken schicken viele Frauen auf die verzweifelte Suche nach Hilfe. Nicht alle finden sie im Hormonbereich – aber sehr viele! Um die mörderischen Schmerzen zu beseitigen, müssen wir verstehen, wo die Ursachen liegen können. Hier sind die Haupttäter:

Hormonabhängige Kopfschmerzen

Ursache: Östrogen-Dominanz / Progesteronmangel

Erhöhtes Östradiol (Östradiol-Dominanz) bindet Salz im Körper! Zusätzlich fördert es die Speicherfähigkeit von Wasser, Kupfer, Fett u.a. im Körper. Kopfschmerzen werden häufig verursacht durch Wasseransammlung im Gewebe. Je mehr Salz im Körper eingelagert ist (anstatt ausgeschieden zu werden), um so mehr wird Wasser wie bei einem Schwamm aufgesogen und festgehalten – auch im Kopfgewebe. Aber durch die feste Schädeldecke gibt es für die feinen Gefäße keine Ausdehnungsmöglichkeit. So entsteht durch die Ausdehnung der Gefäße ein Druck, der sich durch typische Druckschmerzen bemerkbar macht. Die gleiche Ursache wird auch verdächtigt, Schwindel, Konzentrationsschwäche und Krämpfe zu verursachen.

Kopfschmerzen

Den gleichen Effekt haben wir, wenn in der zweiten Zyklushälfte das Verhältnis von Östradiol zum Progesteron zu niedrig ist. Es könnte in der Hochlage bis zu 1:150 (-200) sein. Ich habe inzwischen viele Speicheltests ausgewertet, wo ein unauffälliger (nicht zu hoher!) Östradiolspiegel einem zu niedrigen Progesteronwert gegenüber stand. Auch das ergibt eine Östradiol-Dominaz. Eines der vielen Symptome ist Kopfschmerz (oder Migräne).

Handelt es sich um einen generellen, vielleicht genetisch bedingten Progesteronmangel, dann sind häufige, krampfartige Schmerzen ein Thema. Herz- und Kopf-Blutgefäße sind sehr anfällig für Krämpfe (Spasmen). Speziell die Migräne scheint mir häufig mit einem Progesteron-Mangel zusammen zu hängen – besonders am Ende vom Zyklus. Allerdings gesellen sich dabei auch noch die heftigen Wehenhormone und das Prolaktin dazu. Genau dieses Team scheint mir bei vielen Migräne-Patienten eine wesentliche Rolle zu spielen.

Ursache: Zu hohe Schilddrüsenaktivität

Ganz gleich, ob die Schilddrüsen-Überfunktion durch zu hohe Medikament-Dosierungen entstand, durch heiße Knoten oder durch Stress bedingte SD-Reaktion – eines der typischen Erkennungszeichen sind Kopfschmerzen. Wenn der Kopf 1-2 Stunden nach Einnahme vom SD-Medikament zu dröhnen anfängt, dann war die Dosis sehr wahrscheinlich zu hoch – auch wenn der Doktor meint, dass Sie diese Tablette unbedingt nehmen müssen. Ihr Körper ist dann offensichtlich anderer Meinung. Es kann durchaus sein, dass der Arzt teilweise Recht hat – zumindest was die Tagesdosis betrifft. Aber der Körper möchte vielleicht erst einmal behutsam anfangen und die Tagesration auf 2-3 kleine Portionen aufgeteilt haben. Warum denn nicht?

Ursache: Stress (körperlich oder seelisch)

Stress in jeder Form lässt uns auf Hochtouren laufen. Die Hormone Cortisol und Adrenalin treiben Herz, Kreislauf, Stoffwechsel und Schilddrüsen an, um den „gehobenen Ansprüchen" gerecht zu werden. Mit dem damit verbundenen hohen Blutdruck wird mehr Blut ins Gehirn „geboxt". Das Ergebnis ist dann das gleiche wie bei Überzucker und SD-Überfunktion.

Ursache: Zu niedriger oder zu hoher Blutzucker

Bereits 5% Unterzucker kann Gehirnnerven schachmatt setzen. Ein Unterzuckerwert löst SOS im Körper aus und er reagiert mit erhöhtem Blutdruck um möglichst schnell mehr Blutvolumen ins Hirn zu pumpen. Genau das erzeugt wiederum den Druckschmerz unter der Schädeldecke. Beachten sie deshalb bei den Aufzeichnungen auch die Intervalle von den Mahlzeiten.

In gleicher Weise kann ein stark erhöhter Blutzucker einen hohen Blutdruck und Kopfschmerzen im „Kombipack" verursachen.

Ursache: Kreislaufschwäche und Sauerstoffmangel

Liegen oder sitzen wir für längere Zeitspannen, wird die Atmung flach und der Kreislauf macht schlapp. Die Sauerstoffversorgung durch das Blut lässt nach und damit fangen die Nervenzellen das Kribbeln an. Mangelnde Durchblutung und zu niedriger Kreislauf lässt im Körper ebenso diverse SOS Lampen blinken. Die Alarmsignale wie Kopfschmerz und Übelkeit zwingen uns zu schneller Abhilfe: Raus an die Luft, Gähnen und tiefes Durchschnaufen, Lockerungsübungen, Gymnastik, eine Runde um den Block – eben eine kleine Pause einlegen.

Ernährungsbedingte Kopfschmerzen

Ursache: Mineral- / Enzym- / Vitamin- Mangel (...oder zuviel davon!)

Wer z.B. zu wenig Magnesium oder zu viel zusätzliches Kalzium einnimmt, kann sich manchmal nicht mehr retten vor massiven Kopfschmerzen. Ausgewogene Ernährung und Vorsicht bei Nahrungsergänzungsmitteln sollte eigentlich selbstverständlich sein!!!

Das Problem bei der **Überdosierung** besteht darin, dass Nahrungsergänzungen anfangs sehr gut vertragen werden – auch wenn sie viel zu hohe Tagesmengen beinhalten. Eine Überdosierung macht sich manchmal erst nach Wochen oder Monaten bemerkbar und deshalb werden sie selten als Verursacher verdächtigt. Wer über lange Zeit mit Nahrungsergänzungen arbeitet, sollte unbedingt nach 3 Monaten per Test überprüfen ob die „Speicher" nicht längst überlaufen!

Umweltbedingte Kopfschmerzen

Ursache: Vergiftungen (z.B. Amalgam) / Allergien

Dazu zitiere ich Fr. Dr. W. Behnke (aus der Zeitschrift „Der Allgemeinarzt 11/95, Fortbildung S. 1223): *„Das Quecksilber aus zahnärztlichem Amalgam ist vielfach Ursache für Kopfschmerzen und Migräne."*

Auch Umweltgifte kommen in Frage! Reizstoffe können versteckt sein in: Luft, Wasser, Pflanzen, Holz, Möbel, Teppich, Kleidung, Hausstaub, Nahrungsmittel, Getränken, Kosmetik, Farben, Abgasen, Plastikbehältern, Raum-Dekor und -Duftstoffen.

Ursache: Starkstromleitungen / Funkstationen

Dieser Bereich wird immer lauter verdächtigt und verursacht zu Recht heftige Diskussionen in Städten und Dörfern. Ich glaube, dass zumindest unsere Schwachstellen im Kopf davon beeinflusst werden können.

Medikamentbedingte Kopfschmerzen

Ursache: Medikamente und Wechselwirkungen

Auf vielen Beipackzetteln von Medikamenten stehen Kopfschmerzen als *„mögliche Nebenwirkung"*. Deswegen sollten Sie überprüfen (lassen), ob Ihre Schmerzen in Zusammenhang mit einer Medikament-Einnahme stehen könnten. Manchmal ist es der Patient, der den Arzt darauf aufmerksam machen muss...

Organisch bedingte Kopfschmerzen

Ursache: Krankhafte Veränderungen im Gehirn/Kopf

Besonders beim untypisch heftigen oder lang andauernden Kopfschmerz sollte möglichst schnell ein Neurologe aufgesucht oder eine Magnetresonanz-Aufnahme (MR) vom Kopf gemacht werden. Wir denken nicht gerne an Schlaganfälle oder **Gehirnblutungen**. Aber wir dürfen sie nicht ausschließen bei der Aufzählung von Ursachen. **Nervenschmerzen** (Neuralgien) die vom Gesicht oder Nacken in den Kopf strahlen, gehören genauso zu dieser Ursachengruppe, wie Verkrampfungen im Kopfbereich, die durch Kiefer-Probleme oder Halswirbel-Schiefstellungen verursacht werden.

Hilfen bei Kopfschmerzen und Migräne

Die einfachste Hilfe besteht immer darin, die Ursache des Problems zu erkennen und zu beseitigen. Das ist nicht immer so einfach! Kommt die Migräne immer mit dem Beginn der Regelblutung, dann wissen wir vielleicht inzwischen, dass die Hormone eine Rolle spielen könnten. Aber sollen wir dann einfach die Regel „ausschalten" durch eine hoch dosierte Pille? Oder was ist mit den Kopfschmerzen, die immer nur früh nach dem Aufwachen auftreten, weil der Cortisol-Spiegel oder das Schilddrüsen-Medikament zu hoch ist? Manchmal ist eine regelrechte Detektiv-Arbeit nötig, um Zusammenhänge heraus zu finden. Im Blick auf mögliche hormonelle Faktoren Ihrer Kopfschmerzen helfen wir Ihnen gerne mit einer individuellen Beratung.

Hier schon mal einige Tipps:

» Der Zeitpunkt von regelmäßig wiederkehrenden Migräne-Attacken oder Kopfschmerzen ist von großer Bedeutung. Auf jeden Fall sauber aufzeichnen, da dies für effektive Maßnahmen Voraussetzung ist!!

» Weniger Salz, aber mehr mit Gewürzen und Kräutern kochen. In unseren Nahrungsmitteln ist mehr als genug natürliches Salz vorhanden. Konservenbüchsen, Hartkäse, Cornflakes, Toast, Laugenbrezeln, Grillsoßen, eingelegte Heringe und geräuchertes Fleisch enthalten sehr viel Salz.

» „Alle drei Stunden etwas Stärke-haltiges essen" ist die Devise! Für Sie erst recht! Beachten Sie das Kapitel über die Ernährung mit der Bedeutung vom Blutzuckerspiegel!

» Stress in jeder Form ausgleichen lernen. Siehe Kapitel über Hilfen durch andere Lebensgestaltung und Stressmanagement. Innerliches Verkrampfen, hetzen und sich jagen lassen ist Gift für Sie.

» Gehören Sie zu denjenigen, die alles ganz besonders genau nehmen? Das erzeugt Druck! Lassen Sie sich im Extremfall von Therapeuten helfen!!

» Regelmäßige körperliche Bewegung an der frischen Luft!

- » Mindestens 2 Liter trinken!!
- » Magnesium und Zink ergänzen – sofern notwendig!
- » Japanisches Heilpflanzenöl im Nacken und an den Schläfen fördert die Durchblutung.
- » Nach den Beobachtungsbögen die schwierigen Tage notfalls mit Progesteron abfangen – aber erst wenn alle anderen Schwachpunkte zuvor erledigt sind!
- » Langfristig Amalgam-Zahnfüllungen austauschen lassen von Ärzten, die mit einer sachgemäßen Technik vertraut sind!!
- » Giftstoffe ausleiten mit viel Wasser, Entschlackungstees, Natronbädern, Vitamin C und etwas Selen. Selen nur kurzfristig ergänzen!
- » Insektensprays, Gartengifte, Pilzsprays u.ä. vermeiden.

19 Krebs und Hormone

Krebs gehört sicherlich zu den großen Herausforderungen des neuen Jahrtausends. Aus den USA kommen beängstigende Zahlen: Schätzungen von Ärzten sagen aus, dass inzwischen jeder zweite Amerikaner im Lauf seines Lebens an einer Krebsart erkrankt. In Deutschland spricht man schon davon, dass jeder Dritte betroffen ist oder sein wird. Es drängen sich Fragen auf:

Wodurch wird diese Volkskrankheit ausgelöst?

Wo sind die versteckten Ursachen für ein ganzes Volk?

Wo sind Zusammenhänge von Umwelteinflüssen, Lebensweise, Nahrung und breitflächigen Tendenzen in der Medikamentierung eines Volkes?

Mögliche Ursachen?

Im Kapitel 6 haben wir uns schon ausführlich mit Ursachen von Hormonstörungen beschäftigt. Krebs ist eine der schlimmsten Folgen von Hormonstörungen. Könnte es u.a. an dem auffallend sorglosen Umgang mit Hormonen liegen, der bei Geburtenkontrolle, Viehhaltung, Schädlingsvernichtung, Kosmetik und Düngung zu beobachten ist? Ein Küken soll mit 39 Tagen schlachtreif sein? Kein Problem mit Xeno-Östrogenen und tonnenweise Soja als Futterbeigabe! Im Hühnermist sind noch so viele Östrogen-Reste enthalten, dass er von amerikanischen Farmern als willkommenes Zusatz-Futter für die Rinder- und Schweinezucht verwendet wird...! 3-5 Ernten pro Jahr auf gleichem Boden? Wachstumshormone im Dünger machen es möglich! So wird mit versteckten Hormonbeigaben über verschiedene Kanäle ein ganzer Kontinent versucht. Wie wir bereits gelernt haben, sind Hormone (besonders Östradiol-Valerat) von ungeheurer Wirksamkeit.

Hormone sind in der deutschen Landwirtschaft offiziell verboten. Wie wird das bei uns und in den europäischen Nachbarländern überprüft? Was kommt bei uns vom internationalen Handel unkontrolliert oder versteckt über den Ladentisch? Hormone generell sind in so winzigen Mengen nur schwer und teuer nachweisbar. Alle hormonwirksamen Xeno-Hormone, die in uns hinein oder an unsere Haut kommen, können zur Krebsentwicklung beitragen.

Landeplatz für Krebs: Die Zelle

Um die Zusammenhänge zwischen Hormoneinfluss und Krebs besser verstehen zu können müssen wir uns kurz mit einer normalen Körperzelle beschäftigen. Jede Zelle, die durch Zellteilung zum Leben erweckt wird, kommt mit einer ganz speziellen Fähigkeit an einen ganz bestimmten Platz – sozusagen mit einer eingebauten Programmierung oder Berufung. So gibt es sehr einfach veranlagte und höchst komplizierte Artgenossen. Die einfachen Zellen haben die Eigenschaft, dass sie sich auch einfach und schnell vermehren können. Die hoch spezialisierten Facharbeiter-Zellen sind dagegen viel schwerfälliger und langsamer im Vervielfältigen. Eine kranke Einfach-Zelle vervielfältigt sich sehr viel schneller als eine erkrankte Spezialzelle. **Brustkrebszellen verdoppeln sich in 3 Monaten, Prostatakrebszellen dagegen brauchen ca. 5 Jahre!** Bestimmte Hormone, (wie z.B. das Östradiol und HGH) fördern und regen die Zellteilung und damit das Wachstum an. Progesteron wirkt in dieser Eigenschaft eher bremsend. **Einfache Zellen haben ein besonderes Ohr für die Östrogen-Kommandos. Komplizierte Zellen (z.B. Nervenzellen) reagieren besser auf das Progesteron.**

Nun hat jede Zelle ein Innenleben, in dem verschiedene Gene die Aufgaben der Zelle und ihre Lebensdauer ziemlich genau vorgeben (sozusagen das Lebensprogramm der Zelle). Die reguläre Lebensdauer einer Zelle wird durch das Gen p53 gesteuert. Es sorgt dafür, dass nach festgelegter Zeit wieder Platz geschaffen wird für neues, frisches, gesundes, unverbrauchtes (Zell-)Leben. Ein geheimer Verbündeter dieses Gens ist das Progesteron. Aber jede Zelle hat auch ein kleines Hintertürchen (das Gen Bcl 2), das die Lebensdauer der Zelle um einiges verlängern kann.

Dazu braucht es eine enge Zusammenarbeit mit dem Östradiol. Beide Funktionen haben ihre Berechtigung und wirken im gesunden Menschen in ausgewogenem Takt, indem Leben, Wachsen und Sterben der Zellen jeweils zur rechten Zeit geschieht. Wird aber auf der einen oder anderen Seite lange und kräftig geschoben, dann kommt dieses Gleichgewicht in eine gefährliche Schieflage. Da unser Körper aber nicht als Mimose geschaffen ist, hat er einige SOS-Mechanismen erhalten (damit durch kurzfristige Schlamperei dem Krebs nicht gleich Tor und Tür geöffnet sind). Diese Mechanismen dienen sozusagen als Türriegel. Damit diese Türriegel auch funktionieren brauchen wir folgende Helfer:

1. **Ungesättigte Fettsäuren** (Omega 3 Fettsäure, kalt gepresste Öle, Fisch, Gemüse, Nüssen, Samen und Getreidekernen)
2. **Aminosäuren** (in Knoblauch, Zwiebeln, Hülsenfrüchten und Kohlarten)
3. **Progesteron** als Bremse und Gegenpol der Wachstumshormone

Diese drei verhindern eine Fehlentwicklung von gesunden Zellen in kranke (Krebs-) Zellen. Ist Progesteron nicht ausreichend vorhanden, leben viele einfache Gewebezellen zu lange und teilen sich zu schnell. Fehlen dann auch noch über längere Zeit die ungesättigten Fettsäuren und Aminosäuren, dann ist der Weg frei für die krankhafte Entwicklung oder Veränderung von gesunden Zellen.

Ist Progesteron eine natürliche Waffe gegen Krebs?

Um diese Vermutung zu belegen, wurden ausführliche Studien durchgeführt, z.B. von einem Herrn L.D. Cowan. Ergebnis: **Die Brustkrebshäufigkeit bei Frauen mit zu geringen Progesteron-Werten war um 5,4 mal höher als bei Frauen mit vergleichsweise normalen Progesteron-Werten – unabhängig von verschiedenen Altersgruppen und Lebenssituationen! Als auch andere Krebsarten in die Untersuchung mit einbezogen wurden, war der Unterschied sogar um das Zehnfache höher!!** Dr. David Zava, Laborarzt in den USA, hat vermutlich die umfangreichsten Erfahrungen mit Speichel-Hormontests. Er hat bei mehreren tausend Krebspatienten routinemäßig den Verhältniswert vom Östradiol zum Progesteron erfasst (so wie das bei Speicheltests, die über *CenSa* oder die Hormonselbsthilfe bestellt werden, automatisch im Testbericht angegeben wird). Dabei stellte er fest, dass seine meisten

Kunden einen zu niedrigen Progesteronwert hatten, um die Östradiol-Impulse auszugleichen.

Eine andere Serie von Studien zeigte, **dass Krebsoperationen, die in einer Zyklusphase mit hohen Progesteronwerten eine deutlich geringere Rückfallquote aufwiesen, als Eingriffe zu einem Zeitpunkt mit niedrigem Progesteronwert.** In einer Ausgabe von der Zeitschrift „Journal of Woman's Health" 1996 veröffentlichte Dr. W. Hrushesky, aus NY-Albany, sieben bekannte Mechanismen, die beweisen, dass Progesteron die Entwicklung von Krebszellen oder Metastasen verhindert. Ähnliche Zusammenhänge belegen Studien aus England, die 1996 im „British Journal of Cancer" von Dr. P.E. Mohr veröffentlicht wurden.

Was gibt es sonst noch Wissenswertes zum Thema Krebs?

» Frauen aus den „zivilisierten" Staaten stehen einem sehr viel höheren Krebsrisiko gegenüber, als Frauen aus armen Ländern.

» Schwangerschaften vor dem 30. Lebensjahr haben einen gewissen Schutzfaktor. Unterbrochene Schwangerschaften bieten diesen Schutz nicht, sondern werden mit einem größeren Risiko in Verbindung gebracht.

» Eine Entfernung der Eierstöcke mag einen gewissen Krebsschutz bieten, der aber durch eine Östrogen-/Progestin-Medikamentierung wieder aufgehoben wird.

» Männer mit einer Östrogentherapie leben genauso wie die Frauen mit einem deutlich erhöhten Brustkrebsrisiko.

» Das häufigste Alter, in dem Brust- oder Gebärmutterkrebs auftritt, ist ca. 5 Jahre (oder mehr) *vor* der Menopause. Dies ist eine Zeit, in der ein durchschnittlich wesentlich niedrigerer Progesteronwert bei vielen Frauen nachgewiesen werden kann.

» Eine Studie von H. P. Leis aus dem Jahr 1966(!) mit 158 Frauen in den Wechseljahren ist interessant: Sie bekamen zu den gewohnten Östrogenen das Progesteron als Gegenpol (anstatt eines Progestins). Obwohl 11% dieser Frauen eine erhebliche Erbbelastung (mehrfache Krebsfälle in der Familie) hatten, erkrankte keine der 158 Frauen innerhalb von 14 Jahren an Brustkrebs.

KREBS

Unsere Veranlagung in den Genen spielt eine wichtige Rolle! Man geht davon aus, dass Umweltfaktoren ebenso wichtig sind. Untersuchungen mit eineiigen und zweieiigen Zwillingen machten deutlich, dass neben der Umwelt auch der Verlauf der Schwangerschaft mindestens eine ähnliche Rolle spielt. Östradiol-Dominanz in den (ersten?) Schwangerschaftsmonaten scheinen da besondere Tragweite zu haben – sowohl für die Mutter als auch für das Kind. Ein hohes Geburtsgewicht wird in Verbindung gebracht mit einer Tendenz zur Schilddrüsen-Unterfunktion und einem erhöhten Krebsrisiko. Wenn Frauen erschreckend schnell nach einer Geburt Krebs in massiver Form entwickeln, dann liegt das vermutlich an einem zu schwachen Abwehrsystem der Mutter in der Zeit speziell nach der Geburt. *Dr. Bieger*, ehemaliger Leiter einer großen Laborpraxis in München, wies auf folgendes hin:

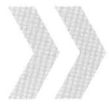

> **In der Schwangerschaft kann ein mehr oder weniger ausgeprägter Immundefekt auftreten, der eine Tumorbildung unmittelbar nach der Entbindung begünstigen kann.**

Wir wollen mit dem Speicheltest prüfen, ob solche jungen Mütter außer dem Progesteron-Mangel noch andere Hormon-Auffälligkeiten bestätigt bekommen – bevor es zu spät ist! Ich vermute eine Progesteron- und DHEA-Schwäche gegenüber einem hohen Östradiol-Spiegel als heimlichen Krebs-Impuls.

Als *Tamoxifen* (als „Anti-Krebs-Mittel") auf den Markt kam, wurden Vergleichsstudien durchgeführt. Dabei wurde durch Tierexperimente nachgewiesen, dass ein erhöhter Östradiolspiegel im Körper weniger Brustkrebs bewirkt, wenn entweder *Tamoxifen* oder Progesteron dazu gegeben wird. (Studie v. A. Inoh) Obgleich *Tamoxifen* gewaltige Nebenwirkungen hat, wurde es der große Renner im Kampf gegen Krebs. Das natürliche Progesteron, das bei angemessener Dosierung keine negativen Nebenwirkungen hat, fiel einfach unter den Tisch.

 Wie wirkt *Tamoxifen*?

Tamoxifen ist ein patentiertes, von Chemikern erfundenes, „schwach wirksames" Östrogen! Sie fragen sich vielleicht „*Wie bitte? Östrogene sind doch eher Krebs verursachend! Wieso wird dann gerade damit gearbeitet?*" Dahinter steckt die Idee oder Annahme, dass ein schwaches Östrogen die Empfängerzellen im Körper besetzt, damit die körpereigenen, starken Östrogene nicht landen und (noch größeres) Unheil anrichten können.

Krebs

Diese These versuchte man mit einem sehr kurz angelegten Versuch zu beweisen, indem man 13 000 (!) Frauen entweder ein Placebo-Präparat oder *Tamoxifen* verabreichte. Von der Placebo-Gruppe entwickelten 154 Frauen Brustkrebs, von der Tamoxifengruppe „nur" 85. (Dass von der *Tamoxifen* Gruppe außerdem 33 Frauen Gebärmutterkrebs entwickelten, im Gegensatz zu 14 in der Placebogruppe war anscheinend nicht der Rede wert). Man begründete den vorzeitigen Abbruch der Studie damit, dass man der Placebo-Gruppe den „Segen" von *Tamoxifen* nicht mehr vorenthalten könne. Zwei länger angelegte, europäische Studien zeigten darüber hinaus, dass der etwas schützende Effekt von *Tamoxifen* bei Brustkrebs nach ca. 5 Jahren verschwand. Sowohl in Tierexperimenten als auch in Fallstudien mit Frauen wurde deutlich, **dass die unnatürliche Verdickung der Gebärmutter-Innenwand eine typische Konsequenz von** *Tamoxifen* **war und bis heute ist.** Also besitzt dieses Medikament genug Östrogenwirkung um als Krebs-verursachend zu gelten! Dies wurde von der Weltgesundheitsorganisation (WHO) bestätigt! Abgesehen davon hat *Tamoxifen* noch einige Nebenwirkungen:

» Es verdreifacht sich das Thrombose-Risiko (Lungenembolie, Schlaganfall).

» Es erhöht deutlich das Risiko an Blindheit oder Leberschäden zu erkranken.

» Tatsache ist, dass niemals eine generell niedrigere Sterblichkeitsrate bei Frauen durch *Tamoxifen* nachgewiesen wurde – mit Ausnahme von einem leichtem Brustkrebs-Schutz innerhalb von fünf Jahren. All das weiß man seit mindestens 1980!

Brustkrebs

Dr. John R. Lee und Dr. Hanly erwähnen einen interessanten zusätzlichen psychischen Verstärker für Brustkrebs:

Man hat Persönlichkeitstypen ausfindig gemacht, die in besonderer Weise anfällig sind für Brustkrebs: Frauen, die immer nur an andere denken und die eigenen Bedürfnisse völlig aus den Augen verlieren, **die immer zu geben bereit sind, aber gleichzeitig nicht empfangen können, sind besonders anfällig für (Brust-)Krebs.** Wer das Ausstrecken nach Stille, Entspannung, die Sättigung des eigenen Hungers immer verdrängt, wird früher oder später innerlich verhärten - seelisch, geistlich und körperlich. Der Krebs ist dann eigentlich ein dramatischer, körperlicher Hilfeschrei und Ausdruck der Seele... Mutter Theresa hat sehr darauf geachtet, dass sie und ihre Mitschwestern sich Zeit nahmen zum Erholen, Auftanken und Entspannen! Sie wusste warum!

Ebenso extrem wichtig ist der natürliche Bezug zur eigenen Brust mit ihren typischen, zyklischen Veränderungen. Ich bin immer diejenige, die die eigene Brust am Besten kennen muss! Nicht der Arzt oder die Ärztin! Ich allein weiß, wie sich der getastete Bereich von innen anfühlt, wie er auf Berührung oder Druck reagiert. Unmittelbar um die Brust herum und auch im Achselbereich sind viele Lymphknoten die regelmäßig abgetastet und sanft massiert werden sollten. (*Siehe auch die Hinweise zu MamaCare auf unserer Internetseite*)

 ## *Mammographie – ja oder nein?*

Feldzüge der Mammographie-Appelle rollen über unser Land. Sehr oft werde ich gefragt, was ich davon halte. Inzwischen gibt es dazu interessante Studien und Wissenschaftler, die über den Preis der Programme kritisch berichten. Schwedische Wissenschaftler überprüften z.B. die Wirksamkeit der so genannten Brustkrebsprophylaxe für Frauen mit hohem Brustkrebsrisiko. Die Studie mit 2000 Teilnehmerinnen spricht mehr als eine lange Abhandlung über Vor- und Nachteile der Reihenuntersuchung per Röntgenstarhlen: 1000 Frauen wurden mit zwei Mammographien pro Jahr versorgt, weitere 1000 nur mit konventionellen Früherkennungsmaßnahmen. Im Beobachtungszeitraum von 12 Jahren konnte in der Mammographiegruppe einer Frau das Leben durch diese Früherkennungsmaßnahme gerettet werden. Dem gegenüber stehen 6 Frauen die an den Folgen der vielen Mammographien starben. Frau Prof. Mühlhauser (Universität Hamburg) sagt: „Man muss bei der Brustkrebsuntersuchung davon ausgehen, dass mindestens 30 von 100 Krebs-Diagnosen sogenannte Überdiagnosen sind." Mit Überdiagnosen sind Fälle gemeint, bei denen ein Krebs diagnostiziert wurde, der nie zu einem Problem geworden wäre – wenn man ihn nicht gefunden und massiv bekämpft hätte (Operationen, Bestrahlungen, Chemotherapien). Der Gynäkologe Prof. Volker Zahn (München) geht sogar soweit, dass er jede Mammographie ohne ernsten Krebsverdacht einen medizinischen Kunstfehler nennt. Der Strahlenmediziner Prof. Lengfelder schätzt die Todesrate aufgrund überflüssiger, unnötiger Mammographien auf 20 000 bis 30 000 pro Jahr (!) – im wesentlichen Frauen.

Krebs

Zervix-Krebs

Allein in Deutschland erkranken jährlich um die 6500 Frauen an Zervix-Krebs. Als „Vorbeugemaßnahme" werden wir Frauen einmal pro Jahr zur Krebsvorsorge gebeten um dort einen sogenannten PAP-Abstrich machen zu lassen. Die Probe wird vom Arzt zum zytologischen Labor geschickt. Dort versucht man so viele Tests wie möglich im kurzer Zeit abzuwickeln – je mehr Testberichte durchgeführt werden, umso höher ist das Einkommen. Die dafür eigens ausgebildeten Zytologen sind immer weniger gefragt – es gibt billigere Arbeiter(innen) dafür!

Um 40 Frauen mit Gebärmutterhals-Krebs zu entdecken, müssen 600 000 Frauen regelmäßig untersucht werden. Bei 15 Frauen wird der Krebs auf diese Weise nicht erkannt. Dem gegenüber stehen mehr als 100 000 Fälle, bei denen der Test positiv gewertet wurde – ohne dass die Diagnose zutraf. Das nennt man schlicht einen „medizinischen Irrtum". Eine Frau wird mit dieser (falschen) Diagnose zu fast allem bereit sein: Konisation, Gebärmutter-Entfernung, Bestrahlung und Medikamenten-Tortour.

Der neuste Hit: die „Zervix-Krebs-Spritze"!

Junge Mädchen zwischen 12 und 18 Jahren können nun in den Genuss eines „Krebs-Vorsorgeprogramms" kommen, indem sie 3 Spritzen bekommen. Damit soll angeblich das Auftreten von Zervix-Krebs verhindert werden. Eine Frau berichtete mir, dass sie von der Frauenärztin an ihre Verantwortung als Mutter erinnert wurde. Sie solle die Chance der so wichtigen Vorbeuge-Maßnahme doch wahrnehmen und die „Spritzen-Kur" durchführen lassen. Die Mutter fühlte sich in einer Gewissensnot und bat um Bedenkzeit. Sie sollte 500.-€ Vorkasse zahlen und erst nach der erfolgten dritten Impfung würde sie das Meiste davon zurück erstattet bekommen. Wie nett!

Die Ursache für diese Krebsart ist leicht zu erklären: *Smegma* heißt die stark riechende Schmiere, die sich unter der männlichen Vorhaut sammelt. Wenn diese Substanz mit dem Zervix-Bereich in Berührung kommt, entsteht dort ein Nährboden für das Papilloma-Virus, das den Krebs in Gang bringt. Der Impfstoff bekämpft diesen Virus. (Was er außerdem noch killt, bekommt man nicht gesagt...) Deswegen könnte man ja ganz einfach die Männer aufklären. Wie wäre es mit dem Slogan: „Ihr Männer der Nation! Das Leben Eurer Geliebten ist in Gefahr! Deswegen wascht Euch täglich unter der Gürtellinie und Vorhaut!" Oder wie wäre es mit: **„Zervix-Krebs der Frau ist vermeidbar durch saubere Männer!"** Bei Nonnen und Ehefrauen von beschnittenen Männern kommt Zervix-Krebs äußerst selten vor! Aber wer will das schon hören?

Gebärmutter-Krebs

Diese Krebsart gehört von Natur aus zu den seltenen Krebsarten. Die einzig bekannte Ursache dafür ist eine Östradiol-Dominanz, was gleichzusetzen ist mit einem PM. Gebärmutter-Krebs wächst auffallend langsam und bildet kaum Metastasen in anderen, weiter entfernten Körperteilen. Erst als in den 70-er Jahren die HET so richtig ins Rollen kam, stieg die Häufigkeit von Gebärmutterkrebs um das 6 - 8 fache Maß an. Dies führte dann zur Weiterentwicklung von der 2-Phasen Therapie, wo den Östrogenen ein (synthetisches) Progestin dazu gefügt wurde. Damit konnte diese Krebsart etwas eingedämmt werden. Dass Progestine viele andere Nebenwirkungen haben, war einfach der Preis, den die Frauen „schlucken" mussten...

> *Fall:*
>
> *Sechs Frauen haben unabhängig voneinander von ihrem Arzt eine klare Krebsdiagnose ihrer Gebärmutter erhalten. Sie wurden aufgefordert so schnell wie möglich eine Gebärmutter Entfernung durchführen zu lassen. Auf verschiedenerlei Art erfuhren sie von den Progesteron-Erfahrungen und wandten sich in letzter Hoffnung an Dr. Lee. Nach sorgfältiger Prüfung der jeweiligen Krankengeschichte und unter strenger Beobachtung wurde das gesamte Hilfspaket der natürlichen Krebsbekämpfung gestartet. Alle sechs Patientinnen hatten nach 6 -18 Jahren keinerlei Krebsbefund mehr und ihre Gebärmutter haben sie alle behalten!*

Welcher Arzt und welche Frau hätte zu so einem behutsamen Weg den nötigen Mut?

Krebs in den Eierstöcken

Im Gegensatz zum Gebärmutterkrebs vermehren sich Krebszellen in den Eierstöcken in beängstigendem Tempo. Bei 70 - 80% von Patientinnen mit Eierstock-Krebs haben sich zum Zeitpunkt der Diagnose

Krebs

bereits Metastasen in anderen Körperteilen gebildet. Das dafür typische Alter ist um das 50. Lebensjahr – also mitten in den Wechseljahren. Zunächst gutartige Zysten sind in diesem Stadium durchaus häufig. So lange sie im Entstehen sind und auch während ihrer Auflösungsphase können sie allerhand Unannehmlichkeiten verursachen:

> » stechende Bauchschmerzen
> » Krämpfe
> » Blähungen
> » Verstopfungsgefühle
> » unregelmäßige Blutungen.

Diejenigen Frauen, die trotz vieler Bauchbeschwerden vom Arzt über 35 Jahre hinweg vertröstet wurden, dass diese Beschwerden zum Frausein dazu gehören würden, sollen nun auf einmal verstehen, dass genau diese Symptome „Alarmstufe ROT" sein können… ? Dies ist dann der Fall, wenn sich die zunächst gutartigen Zystenzellen unter oben genannten Bedingungen in bösartige Zellen verwandeln. Bitte unbedingt regelmäßig zum Arzt, wenn in den Wechseljahren und kurz davor oben genannte Symptome zu beobachten sind! Immer die Eierstöcke mit besonderer Sorgfalt (per Ultraschall) untersuchen lassen. An dieser Stelle wäre auch immer ein p53-Antikörpertest angebracht als Früherkennungsmaßnahme.

Herausragend gefährdet sind alle Frauen, die durch späten Kinderwunsch oder ausbleibende Empfängnis über längere Zeit Fruchtbarkeitshormone eingenommen haben. Am stärksten betroffen sind Frauen, die keine Schwangerschaft durchlebt haben.

Prostatakrebs

Um Zusammenhänge zwischen Gebärmutter und Prostata zu finden, muss man zurück in die erste Entwicklungsphase des Menschen, in die embryonale Phase. Zu diesem Zeitpunkt entwickelt sich aus der gleichen Urzelle die Gebärmutter beim Mädchen und die Prostata beim Jungen. Beide Organe reagieren in sehr ähnlicher Weise auf bestimmte Hormone. Daher auch die Annahme, dass eine vergrößerte oder von Krebs betroffene Prostata im Östrogenüberschuss (oder im PM) eine Ursache haben kann.

Da sich Prostata Krebszellen ähnlich langsam entwickeln wie in der Gebärmutter, kann man bereits bei den ersten Beschwerden sofort mit Progesteron, Testosteron und dem ganzen dazugehörigen Hilfsprogramm dagegen steuern. Sie finden mehr zu diesem Thema in unserem Buch „*Wie Männer stark bleiben...*" (Anhang)

Tipps für die Brustpflege und Krebsvorsorge

- » Beim täglichen Waschen und Duschen kann man kreisende Brusmassagen zur täglichen Routine werden lassen.
- » So eine liebevolle „Behandlung" in das Liebesspiel mit einbeziehen. Zusammen mit guten, kalt gepreßten Ölen ist das in mehrfacher Hinsicht eine Wohltat.

- » Enge Bügel-BHs nur zu besonderen Anlässen tragen! Zu enge BHs können die wichtigen Lymphknoten und -gefäße unterhalb der Brust abdrücken, die für die Entgiftung und Ausscheidung von Schlacken wesentlich sind! Nehmen sie sich Zeit zum Kauf von bequemen BHs!! Unbedingt anprobieren! Auf eine Körbchen-Innenlage aus Baumwolle achten! Die Haut muss atmen können! Wenn wir wissen, dass Synthetik zum Teil Xeno-Östrogene enthalten, dann sollten wir doppelt wachsam sein, bei dem was wir täglich unmittelbar auf der Brusthaut tragen!
- » In der Nahrungszusammenstellung auf reichlich ungesättigte Fettsäuren und Aminosäuren achten (siehe oben)! Schrot und andere Ballaststoffe in den Speisezettel aufnehmen. Viel trinken und reichlich Vitamin C, Magnesium, Zink und Enzyme aufnehmen. Sprossen und Keime dienen als gute natürliche Quelle für Spurenelemente.
- » Reduzieren von: Zucker, Weißmehl-Produkten, gesättigten Fettsäuren, Büchsenessen und fettem Fleisch. Weniger Schweinefleisch!
- » Mehr Fisch essen (u.a. wegen der wichtigen Omega 3-Fettsäure)!
- » Vermeiden sie alle Sorten von Unkraut- oder Schädlingsvernichtungsmittel, Pilzsprays und Chemikalien, die Dioxin enthalten.
- » Bei einer Krebsdiagnose würde ich sofort einen Speichel-Hormontest durchführen und mit Progesteron ausgleichen. Aber ich würde um alles einen riesen Bogen machen, was auch nur im Entferntesten mit Östradiol oder Progestinen zu tun hat. Die Dosis richtet sich nach den

Symptomen von Östradiol-Dominanz. Die minimalste Dosierung, die diese Symptome beseitigt ist die richtige.

» Wenn Sie einen Termin zur Krebsvorsorge wahrnehmen wollen, dann 2-3 Tage zuvor keinen „Geschlechtsverkehr" durchführen. Die Stimulierung könnte den Test positiv anspringen lassen – und Sie würden zu den so erschreckend vielen Frauen gehören, die mit einer Fehldiagnose fertig werden müssen.

Wer nach einer Krebsdiagnose wie vor einer Wand steht, dem helfen wir gerne mit einer individuellen Einzelberatung. Gemeinsam können mögliche Strategien erörtert werden. Wir suchen gemeinsam nach Antworten auf die Fragen: » Welche Ursachen mag meine Krebserkrankung haben?

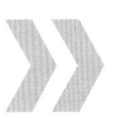

- » Was muss ich meiden? Welche Tests machen Sinn?
- » Was muss ich mit meinem Arzt besprechen?
- » Welche Alternativen gibt es?
- » Welche Literatur steht mir zur Verfügung?
- » Welche Ärzte sind bereit, einen behutsamen Weg mitzugehen?

Auf unserer Internetseite finden Sie dafür aufgeschlossene Ärzte.

Toxikologen wissen ebenso um Zusammenhänge zwischen Krebs und einer starken Verschlackung des Bindegewebes, also einer langfristigen Übersäuerung. Regelmäßige Entschlackung oder gar Entgiftung durch schonende Ausleitung dient den meisten Menschen!

20
Beobachtung und Aufzeichnung

Um Hormonprobleme erkennen zu können (und von anderen möglichen Ursachen zu unterscheiden), braucht man die genaue Beobachtung der auftretenden Symptome und die entsprechende Aufzeichnung in Tabellen. Nach Aufzeichnungen von 3 – 4 Zyklen oder 90 Tagen werden Sie Symptom-Muster erkennen.

Es ist nicht unbedingt jedermanns Sache, dauernd auf den imaginären Bauchnabel zu gucken, um zu meditieren, wie es uns heute geht. Drehen wir uns dann nicht zu sehr um uns selbst? Steigern wir uns vielleicht in eine verzerrte Wahrnehmung hinein und sehen nur noch „Hormon-Gespenster"? Diese Bedenken sind nicht aus der Luft gegriffen. So manche Frau, die dieses Buch in die Hand bekommt, wird eine Phase durchleben, wo tatsächlich bei jedem kleinsten „Zipperlein" eine Hormonstörung befürchtet wird. Ich kann Sie aus eigener Erfahrung beruhigen – das legt sich. Es ist gerade die Beobachtung und das sensible Wahrnehmen der Körperveränderungen, die uns mit der Zeit ein Gespür geben für den Unterschied zwischen einer „hormonellen Warnsirene" und einem zufälligen Unbehagen.

Wenn Sie (ähnlich wie ich) um alles, was nach Formeln, Rezepten und Tabellen riecht, von Natur aus einen großen Bogen machen, dann haben Sie mein vollstes Verständnis! Tabellen finde ich schrecklich! Aber irgendwann waren meine Symptome noch schrecklicher als das Tabellenausfüllen. Erst als ich damit anfing, habe ich wirklich begriffen, was Sache ist! Deswegen kann ich Sie nur ermutigen, die Beobachtung nicht so lange vor sich her zu schieben, wie ich es getan habe! Man kann das ja auf die Zeit beschränken, in der Symptome einem das Leben madig machen. Sobald es uns besser geht und wir wieder normal „ticken", erübrigt sich das Ausfüllen. Andere dagegen finden das Beobachten

Beobachten und aufzeichnen

und Notieren so spannend, dass sie Kurven und Aufzeichnungen von mehreren Jahren sammeln.

Warum und wozu die Beobachtungen aufzeichnen?

» Je besser wir in der Lage sind, Auffälligkeiten schriftlich festzuhalten, desto leichter kann man spezifische Hormonstörungen erkennen.

» Ein schriftliches Festhalten gibt uns (und dem Arzt) einen Überblick, welche Symptome in regelmäßigen Abständen unser Leben beeinträchtigen und welche nur sporadisch ein Thema sind. Wiederkehrende Symptome in bestimmten Zyklusphasen, Tageszeiten oder Jahreszeiten geben Hinweise auf spezielle Störungen im Hormonsystem.

» Was wir nicht aufschreiben, verschwimmt in der Erinnerung und ist ungeeignet für eine solide Diagnose.

» Für ein sinnvolles, natürliches Ausgleichen und Gegensteuern im Hormonbereich sollten wir wissen, ob und wann ein Eisprung im jeweiligen Zyklus stattgefunden hat.

» Sie werden vom Arzt nicht so schnell in die „Psycho-Schublade" gesteckt, wenn Sie genaue Aufzeichnungen mitbringen. Wir werden ernster genommen – und damit sind die Chancen (ein kleinwenig) besser, angemessen behandelt zu werden.

» Man kann auf einen Blick den Erfolg oder Änderungsbedarf bei der bisherigen Behandlung erkennen – ohne viele Erklärungen! (Doktoren haben selten Zeit, lange Erklärungen und Beschreibungen anzuhören!) Vielleicht müssen Sie auch ein wenig nachhelfen, dass der Fachmann weiß, worum es geht...

» Wir Frauen und unsere Familien können mit den Stimmungsschwankungen besser umgehen, wenn uns die typischen Zyklusphasen bewusst sind.

Mit den Aufzeichnungen können Sie deutlich machen, dass Sie vermutlich nicht in die Nervenklinik gehören und auch keine „eingebildete Krankheit" haben. Versuchen Sie es wenigstens 3 Monate lang! Selbstbeobachtung kann eine ganz neue Erfahrung und Entdeckung bedeuten. Suchen Sie sich einen Verbündeten, der Sie immer wieder ermutigt und nachfragt (z.B. der Partner).

Und wenn ich schon lange keine Blutungen mehr habe, was soll / kann ich denn dann machen?

Für Sie speziell ist die Tabelle 1 B gedacht. Eine Frau ohne deutliche Menstruation fängt an einem beliebigen Tag mit der Aufzeichnung an. Ist ein Blatt voll, beginnt man das nächste Blatt und kennzeichnet es mit Zyklus Nr. 2. Nach 3-4 solch ausgefüllter Tabellen kann man sie der Reihe nach aneinander legen. Können Sie Teile eines wiederkehrenden Musters erkennen? Manche Frauen finden auf diese Weise Ihren ursprünglichen Zyklus-Rhythmus wieder. Ein großer Vorteil besteht darin, dass Sie so im Takt mit den wiederkehrenden Symptomgruppen gegensteuern können.

Und wie ist das, wenn meine Zyklen verschieden lang sind?

Ohne Pille ist es selten, dass Frauen immer gleich lange Zyklen beobachten. Viele Faktoren spielen eine Rolle beim Ablauf von unserer Zyklus-Uhr. Lassen Sie sich deshalb nicht verunsichern, wenn Ihre Zyklen in Länge und Erscheinungsbild leicht variieren. Bis zu drei Tagen Unterschied ist noch völlig im Normalbereich. In der **Beobachtungsmappe** finden Sie die sogenannte **Blutungsübersicht Tabelle 3**. Sie soll helfen Blutungslänge und Zervixschleim deutlich zu machen. Sind die Eierstöcke unterschiedlich fit, kann man das mit dieser Tabelle heraus finden. Diejenigen Zyklen, die vom schwächeren Eierstock geprägt sind, brauchen vermutlich mehr Nachhilfe als die anderen.

Kann ich so eine Tabelle mit zum Arzt nehmen?

Aber sicher! Erörtern Sie mit ihm Ihre Beschwerden. Nehmen Sie Ihre Originale auf jeden Fall wieder mit nach Hause!!! Sie selbst sollen ja erkennen können, an welchen Tagen die größten Probleme „zu Hause" sind. Entsprechend rechtzeitig kann dann ausgeglichen werden. Wenn ich z.B. herausbekommen habe, dass die rasch aufeinander folgenden Blutungen eigentlich Zwischenblutungen sind, die unmittelbar mit und nach dem Cervixschleim auftreten, dann muss ich eine Hormon-Dosierung individuell anpassen und eine abrupte Verringerung von *Cimicifuga* oder Östriol in der Zyklusmitte meiden. Mit den Aufzeichnungen kann man dem Arzt ebenso beweisen, ob seine Medikamentierung positive oder negative Einflüsse hat! Sie werden ernster genommen, wenn Sie nicht nur von „ich glaube" oder „ich denke" erzählen. Mit den sauber geführten Tabellen sollte eigentlich jeder Arzt erkennen können, was Sache ist. Da die Zyklen keineswegs alle gleich sind, bedarf es ein wenig Zeit und Erfahrung um Beobachtungen und Aufzeichnungen zuzuordnen. Aber es ist so einfach, dass sie es selbst lernen können!

Diese Tabellen sind für spätere Veränderungen in den Wechseljahren von unschätzbarem Wert!! Erst recht, wenn Sie parallel dazu Labor-Ergebnisse haben. Symptommuster, die wir heute nicht entschlüsseln können, führen nach einigen Monaten vielleicht auf die richtige Fährte! Auch die spätere Vergleichsmöglichkeit von Mutter zu Tochter ist äußerst interessant!

Haben Sie schon daran gedacht, dass es Ihrem Ehemann/Partner leichter fällt sie zu verstehen, wenn er so eine Tabelle vor sich sieht. Als Tüpfelchen vom können Sie ihm eine eigene Spalte überlassen, wo er seine Bemerkungen und Beobachtungen ausdrücken kann. Aber das ist schon eher was für fortgeschrittene „Tabellenfreaks"... Auf diese Weise bleiben Sie beide im Gespräch.

Auch in der Beziehung von Mutter und Tochter ist das eine Variante. Je schneller Sie sich aus der Ecke des Verdrängens und des Versteckspiels wagen, um so besser! Es kann ebenso deutlich machen, was für ein kompliziertes Wunderwerk unser Körper ist und wie wichtig es ist, sorgsam damit umzugehen.

Und wenn niemand in Ihrer Umgebung mit so einer Tabelle etwas anfangen kann – tun Sie es wenigstens für sich selbst! Sich selbst verstehen lernen, kann falsche Selbstanklagen und Ängste zum Schweigen bringen.

...und los geht's ! So fangen Sie am besten an:

1.) Sie bestellen sich die Beobachtungshilfen (Anhang), sofern Sie diese nicht schon haben – oder Sie entwerfen sich selbst auf Ihrem PC so eine Tabellen-Übersicht.

2.) Sie besorgen sich einen Din A 4 Ringordner mit einem Register. Die Abteile können beschriftet werden mit: Ausgefüllte Tabellen, Kopiervorlage / Tabellen, Packungsbeilagen, Test-/Arztberichte, Sonstiges.

3.) Sie entscheiden, welche der Tabellenarten in nächster Zeit verwendet werden sollen:

Tabelle 1A für alle, die Regelblutungen haben.

Tabelle 1B für alle, die keine regelmäßigen Blutungen haben.

Tabelle 1C ist für alle, die eine Körpertemperatur-Messung parallel mitbeobachten wollen. Das ist unbedingt nötig beim Thema Kinderwunsch, bei der „Natürlichen Empfängnisregelung", bei der Frage, wie oft /ob ein Eisprung stattfindet und beim Verdacht auf Schilddrüsen-**Unter**funktion.

Tabelle 2 A dient bei der Frage nach typischen Symptommustern im psychischen Bereich **im Lauf eines Tages**.

Tabelle 2 B macht typische Symptommuster im psychischen Bereich **im Lauf eines Monats** deutlich.

4.) Wichtig ist, dass Sie sich auf dem Blatt notieren (u. festlegen!), wie die Steigerung oder Heftigkeit der Symptome zum Ausdruck kommen soll. Es hat sich bewährt mit geraden Strichen (I) oder Kreuzen (x) zu arbeiten. Wer es noch genauer haben möchte, kann eine Bewertung von 1 bis 10 benutzen, wobei 1 = „ganz schwach" und 10 = „nicht zu überbieten" bedeutet.

5.) Oben rechts auf der Tabelle tragen Sie Ihren Code ein, eine sechsstellige Zahl, die Ihnen geläufig ist (Hochzeitsdatum, Jahrgänge der Kinder, eigener Geburtstag, Telefonnummer). Anschließend können Sie die Tabelle beliebig oft kopieren, gleich alle lochen und im Ordner abheften.

6.) Die aktuelle Tabelle am besten auf den Nachttisch oder im Bad an die Wand hängen und immer einen Stift dazu legen. So fällt es leicht, am Abend vor dem Ausknipsen der Bettlampe noch schnell ein paar Symptome festhalten.

Schlussfolgerungen aus der Beobachtungstabelle

» Haben wir keinen deutlichen Temperaturanstieg in der Zyklusmitte und keine dauerhafte Temperaturhochlage in der 2. ZH, dann hat in dem betreffenden Zyklus kein Eisprung stattgefunden. Dies bedeutet automatisch, dass viel zu wenig Progesteron ausgeschüttet wurde, um die Östrogene auszugleichen. Vermutlich kann der Körper ein einmaliges Ausbleiben vom Eisprung gut ausgleichen. Sollten sich solche Zyklen aneinander reihen, dann wird sich dies durch Symptome bemerkbar machen... oder Sie tun etwas dagegen!

» Nimmt die Körper-Temperatur am Ende der 3. Woche bereits stetig ab, dann kann das ein weiteres Indiz für einen schwachen Eierstock und/ oder Progesteron-Mangel sein. Beides steht in engem Zusammenhang mit PMS, Empfängnisproblemen und weiteren Hormonstörungen!! Sehen Sie sich dazu die Tabellen-Beispiele im Anhang an.

» Beobachten wir an vielen Tagen im Monat eine auffallend niedrige Körper-Temperatur, dann wäre eine Schilddrüsen-Untersuchung sinnvoll (SD-Unterfunktion?).

» Können wir in bestimmten Zyklusphasen wiederholt gleiche Symptome beobachten, dann hat uns das etwas zu sagen. Überlegen Sie (oder fragen Sie uns bei einem Beratungsgespräch), welche Hormone in dieser Phase wichtig sind. Wenn wir in diesen Bereichen in behutsamer Weise mit pflanzlichen oder körper-identischen Hormon-Impulsen ausgleichen, dann könnte das in kürzester Zeit Abhilfe schaffen.

» Wenn bestimmte Symptome immer zusammen auftreten, wie z.B. Kopfschmerz, Tinnitus, Verspannungen, Unruhe und Zittern können Hinweise für gezielte Untersuchungen gegeben sein.

Hier noch ein paar Tipps:

» Gehen Sie im Kapitel 3 *„Symptome von Hormonkrisen"* die Liste der körperlichen oder psychischen Symptome durch. Kennzeichnen Sie diejenigen Punkte, die Ihnen oft zu schaffen machen mit einem Kreuz (x) und diejenigen, die Sie hin und wieder oder selten an sich beobachten mit einem Kringel (o). Entscheiden Sie, welche der massiven Probleme (x) Sie in die Beobachtungsliste eintragen wollen. Sie können auch eine Spalte mit „Sonstiges" benennen und darin gelegentliche Beobachtungen mit Anfangsbuchstaben festhalten.

» Tragen Sie die Stundenanzahl von Sport, körperlicher Bewegung, Stress, Streit und Schlaf in die unterste Zeile ein!

» Auch das Notieren von Medikamenten und Nahrungsmittel-Reaktionen kann wesentlich helfen beim Zusammensetzen unseres „Hormon-Puzzles"!

» Aufzeichnungen vom genauen Einsetzen von Schmerzen (Uhrzeit!), Blutung oder Krämpfen können zusätzliche Information für Diagnose und Therapie geben!

» Wenn Sie durch den Mittelschmerz den Zeitpunkt des Eisprungs feststellen können, dann sollten Sie dies unbedingt in der Beobachtungstabelle mit einem „M" vermerken.

» Dies gilt auch für die glasige, eiweißartige Schleimabsonderung (Zervixschleim) in den fruchtbaren Tagen! Beides ist von großer Bedeutung für Frauen mit Kinderwunsch, bei der Geburtenkontrolle und in den Wechseljahren! Das Schleimsignal spielt eine wichtige Rolle beim Dosierungswechsel zwischen erster und zweiter Zyklushälfte.

» Die Tage um den Eisprung sind zusätzlich am Muttermund zu ertasten. In den unfruchtbaren Tagen fühlt sich der Muttermund an wie eine Nasenspitze. Markieren Sie diese mit einem Punkt in der Spalte in der Sie auch die Blutung aufzeichnen. An den Tagen von Empfängnisbereitschaft öffnet sich der Muttermund und wird fast so weich wie eine Lippe. Dies kann in seinen Veränderungsstadien mit einem entsprechenden Kringel festgehalten werden. Dabei werden Sie beobachten, dass der Cervixschleim meistens an den gleichen Tagen zuhause ist, wie die Kringeltage mit dem weichen Muttermund! Hier können wir unsere Männer aktiv in die Familienplanung mit einbeziehen! Warum den Ehemann nicht mitfühlen, mittasten und zuordnen lassen??

Nochmal zur Wiederholung für alle, die nicht an die Zyklusbeobachtung gewöhnt sind: **Der Zyklus beginnt mit der Regelblutung und damit ist der 1. Zyklustag logischerweise der erste Tag mit deutlicher Blutung!** Mit der nächsten Blutung in ca. 4 Wochen fangen Sie eine neue Tabelle an!

BEOBACHTEN UND AUFZEICHNEN

21

HILFE DURCH UMDENKEN

Wenn sich etwas *gründlich* ändern soll, dann muss es im Kopf beginnen, in unserem Denken. So wie unsere Hormone vom Kopf aus gesteuert werden, so muss auch unser Handeln dort bestimmt werden. Wir unterscheiden uns vom Tier u.a. durch unseren Verstand – an dem wir unter Hormonmangel vielleicht schon manchmal gezweifelt haben... Wenn Umstände und andere Menschen über unser Handeln und Denken bestimmen, dann haben wir unsere Freiheit verkauft oder abgegeben. Deshalb möchte ich Sie ermutigen, bevor Sie sich schnell auf alle praktischen Tipps stürzen - erst mal in Ruhe nachzudenken und Bestandsaufnahme zu machen.

?
» *Wo sind wir eigentlich mit unserem Leben gelandet?*
» *Sind wir da, wo wir sein wollen?*
» *Können Sie ohne verlegen zu sein in den Spiegel schauen?*
» *Können Sie sich selbst in die Augen sehen?*

Selbstannahme und innerer Frieden sind eigentlich Voraussetzung für ein Leben im Gleichgewicht. Wohl dem, der sich angenommen und geliebt weiß. Wer in diesem Bereich Nachholbedarf spürt, der findet im letzten Kapitel eine Möglichkeit um da hinein zu wachsen.

Gehen wir einmal davon aus, dass Sie dieser inneren Ausgewogenheit zumindest in den Zeiten der Hormon-Turbulenzen recht weit entfernt sind. Heftige Gefühle sorgen für innere Gewitter, die sich vielleicht zu unpassender Zeit und am falschen Ort entladen...Kaum ist es passiert, lauern die Selbstvorwürfe oder Anklagen in unseren Gedanken und Ängste aller Regenbogenfarben schillern im Gemüt. Was nun?

Um das Ganze möglichst konkret durchspielen zu können, werde ich zwei Szenen unseres Alltags herausgreifen. An ihnen möchte ich deutlich machen, was sich in unserem Kopf abspielen sollte, um das automatische Abspulen unseres gewohnten Gedankenprogramms zu unterbrechen.

Szene A: *Ich bin am Aufwachen. Die Augen sind noch zu, da schwirren auch schon die ersten trostlosen und depressiven Gedanken durch den Kopf: „Schreck, oh Graus – was wird das wohl wieder für ein Tag? Ach, wenn ich doch nur liegen bleiben könnte! Warum geht es mir so schlecht? Was habe ich verkehrt gemacht? Womit habe ich das verdient?"*

Szene B: *Nehmen wir an, soeben hat sich in mir ein Gewitter entladen, ich habe mein Kind angefaucht wie eine Raubkatze und ihm auch noch den liegengelassenen Schuh an den Kopf geworfen. Das Kind verzieht sich heulend in sein Zimmer und brüllt vielleicht auch noch durch die Tür: „Ich hasse dich!"*

Ich erschrecke vor mir selbst, weil ein liegengelassener Schuh eigentlich in keinem Verhältnis steht zu der Reaktion, die ich an den Tag gelegt habe... **Warum habe ich bloß wieder so heftig reagiert? Warum habe ich mich nicht besser unter Kontrolle? Was bin ich für eine schlechte Mutter! Mein Kind wird mich immer mehr hassen und auf die schiefe Bahn geraten – und ich bin schuld... Ich hasse mich !** Und jetzt?

Beginnen Sie in Gedanken ein Selbstgespräch oder schreiben Sie sich einen Brief. Halten Sie sich dabei an den folgenden Wegweiser:

Negative Gedanken unter die Lupe nehmen:

1.) Was programmiert die Botschaft?
2.) Befehlen Sie dem Gedanken zu stoppen!
3.) Verwandeln Sie den Gedanken vom Minus (-) zum Plus (+)!
4.) Orientieren Sie den neuen Gedanken nach Ihrer Zielvorstellung

Nehmen wir uns die beiden Szenen vor.

Szene A

1. Was programmiert die Botschaft?
» Der Tag wird grausam !!
» Wenn ich liegenbleiben würde, dann ging es mir besser !
» Ich habe es irgendwie verdient !

3. Den Gedanken vom – zum + verwandeln:
» Ich freue mich auf das, was der Tag an Gutem bringt - selbst wenn es nicht viel ist.
» Ich lasse mich überraschen, ob nicht doch auch etwas Erfreuliches auf mich zukommt.
» Wer weiß, was ich Interessantes verpasse, wenn ich nicht gleich aufstehe?

4. Orientiere den neuen Gedanken nach Zielvorstellung:
» Ich will einen guten Tag!
» Ich will meinen Teil dazu beitragen, dass es sogar ein sehr guter Tag wird (und bitte um die Kraft dazu.)
» Ich freue mich auf die Tage, die mir leichter fallen werden, auf schöne Ereignisse.
» Ich schaue mir meine Liste mit Zielen oder Pflichten durch und suche mir für den Tag erst mal eine aus!
» Ich überlege mir eine ganz individuelle Freude für den Tag: Ein Blumenstrauß, eine Stunde lesen, eine kleine Köstlichkeit, etwas auf was ich mich freuen kann.
» Ich werde versuchen eine liebe Person anzurufen.

Szene B

1. Was programmiert die Botschaft?
» Ich bin eine schlechte Mutter.
» Mein Versagen wird zum Schicksal für mein Kind.
» Ich bin schlecht.

Hilfe durch Umdenken

2. Befehle dem Gedanken zu stoppen!

» Halt! Runter von der Anklagebank! Hier spricht die Verteidigung!
» Wer oder was beurteilt, ob ich eine gute / schlechte Mutter bin?
» Auch eine gute Mutter hat Grenzen und macht Fehler.
» Mit wem vergleiche ich mich? Mit „Superfrau"?
» Ich bin nicht schlecht, weil ich falsch reagiere! Falsch zu reagieren heißt noch lange nicht falsch zu sein!

3. Den Gedanken vom − zu + verwandeln

» Ich bin so froh, dass mein Kind kein Weichling ist! Es vergibt und versteht! Deshalb werde ich mich entschuldigen – ohne wenn und aber!
» Ich schreibe mir jetzt auf, wie ich hätte besser reagieren können und bespreche es mit meinem Kind. Ich bin gespannt wie es reagiert und was es dazu sagt!
» Ich bin geliebt und ich werde lieben! Auch wenn ich heute mehrmals neu damit anfangen muss!

4. Orientiere den neuen Gedanken nach Zielvorstellung

» Ich will eine gute Mutter sein.
» Ich werde Kontakte suchen, die mir beim Überwinden helfen.
» Ich werde mit meinem Kind ehrlich über meine Grenzen und Schwächen sprechen.
» Wir wollen einander immer wieder neu ermutigen, liebevoll und respektvoll miteinander umzugehen.
» Wenn ich alleine nicht klar komme, dann lasse ich mir von .... helfen.

Weitere Beispiele von typischen Anklage-Sätzen:

» Wenn ich doch eine bessere Hausfrau, Ehefrau, Angestellte wäre!
» Die Welt wäre unkomplizierter ohne mich; ich mache alles nur noch schlimmer!
» Ich fühle mich wie eine alte Frau: zu schwach um das Leben zu mei-

stern! Unbeholfen, wirr, schwer von Begriff, vergesslich, es geht nur noch bergab...

» Keiner hilft mir, keiner versteht mich...

» Wenn es so viele junge Arbeitslose gibt, dann wird man mich bald abschieben....

Selbstanklagen, Selbstvorwürfe, Selbstmitleid, ...nicht als billige Ausrede und Entschuldigung benutzen, sondern bewusst und entschieden ablegen und nach vorne sehen! Veränderung ist auch für SIE möglich, wenn SIE wollen!

Wenn Sie immer wieder in alte Gedankenmuster hinein rutschen, dann können sehr tiefe Verletzungen (z.B. Missbrauchserfahrungen, Ablehnung) die Ursache dafür sein. Diese sind mit reiner Willenskraft nicht immer aufzuspüren oder gar zu überwinden. Gönnen Sie sich dabei Hilfe von Beratern und Fachleuten, die Ihnen einen Weg zur inneren Heilung zeigen können.

Wer in negativen Gedankenrillen hängt, braucht Bestätigung und das Gefühl des Angenommenseins. Wo sind Gruppen oder Freunde in Ihrer Nähe, die Ihnen diese Bestätigung geben können? Wenn Sie keine haben, dann gehen Sie aktiv auf die Suche danach in Gemeinden, Selbsthilfegruppen oder Verbänden!

...und noch eine Frage:

Wieviele Menschen sind und werden vergiftet durch Neid und Eifersucht!?

22
Hilfe durch sinnvolle Ernährung

Die meisten Frauen denken, dass sie sich im Prinzip gesund ernähren. Naja, ein bisschen schlampern hier und da macht ja nichts...

Wenn ich von mir auf andere schließe, dann überspringen viele Leserinnen genau deshalb dieses Kapitel. Die eigenen, vermeintlich so gesunden Essgewohnheiten zu hinterfragen, liegt uns ganz und gar nicht – stimmt's? Wenn man sich auf dem Buchmarkt umsieht, dann scheinen zum Thema Ernährung regelrechte „Religionskriege" ausgebrochen zu sein. Die unendlichen Erörterungen über unsere ach so schlechte Ernährung hängen mir schon lange zum Halse raus... Keine Sorge, ich liefere Ihnen jetzt nicht noch eine zusätzliche „Hormon-Diät" dazu.

ABER...

...oft gibt es eine weite Kluft zwischen dem, was wir eigentlich wissen (oder wollen) und dem, was wir tatsächlich umsetzen. Bei mir ist das jedenfalls so. Unter Zeitdruck ist der Salat das erste, was „unter den Tisch" fällt – von frisch geputztem Gemüse ganz zu schweigen... Ich vermute, dass zumindest ein Teil unserer Hormonprobleme sozusagen „hausgemacht" sind. Lebenswichtige Elemente unserer Nahrung und Lebensweise werden mehr und mehr vernachlässigt. Der Körper kann sehr lange ein bestimmtes Zuwenig oder Zuviel ausgleichen und kompensieren. Er hat für solche Fälle viele verschiedene Vorratszentren eingebaut. Erst wenn diese Depots zu Ende gehen, werden Symptome sichtbar oder spürbar. Der Haarausfall kann so ein SOS-Zeichen sein, weil in den Haarwurzeln wichtige Vitamine und Mineralien eingelagert sind, die sich der Körper in „Notzeiten" z.B. für die Knochenversorgung holt. Notzeiten sind für den Körper auch dann angebrochen, wenn er hauptsächlich von süßer Kost, Pizza, Currywurst-Brötchen oder Nudeln leben muss.

Lassen Sie mich die großen Abteilungen nennen, denen wir zugeordnet sein könnten:

- » Die unregelmäßigen „Husch-husch-Köche".
- » Die ernährungsbewussten Küchenheld(inn)en.
- » Die Kantinen- und Steh-Kaffee-Hektiker.
- » Die Diät-Pilger.
- » Die Wahllos-Fresser.
- » Die Freunde mit dem süßen Zahn.
- » Die Körner- und Stengel-Spezialisten.
- » Die Betroffenen von Diät-erforderlichen Krankheiten.
- » Die Gruppen mit Ess-Störungen.

Kurz gefasst könnte man sagen: Für unseren Körper sind 3 Aspekte in Bezug auf Nahrung wichtig:

WANN esse ich?

WIE esse ich?

WAS esse ich?

WANN: Esse ich unregelmäßig, in großen Abständen, überspringe ich Mahlzeiten, gönne ich mir Zwischenmahlzeiten oder esse ich spät in der Nacht?

WIE: Esse ich im Stehen, neben der Arbeit, mit Genuss oder hektisch und unter Zeitdruck?

WAS: Esse ich nur spezielle Diäten? Schaufle ich wahllos in mich hinein – einfach alles was da ist? Bevorzuge ich nur die „schnelle Küche"? Bekommt mein Körper überwiegend kalte Mahlzeiten oder hauptsächlich süße bez. salzige Speisen? Esse ich nur Rohkost? Ist meine Speiseauswahl in bestimmter Richtung einseitig?

Wenn wir unsere Hormone ins Gleichgewicht bringen wollen, dann müssen wir uns mit allen diesen drei Aspekten auseinandersetzen – aber besonders mit unserer Speiseauswahl.

Welche Nahrungsbausteine brauchen unsere Hormone?

Unser „Hormonkostüm" stellt gewisse Ansprüche an unsere Nahrung. Werden diese nicht wenigstens hin und wieder erfüllt, dann müssen wir mit „Hormon-Streik-Signalen" im Körper rechnen. Die wichtigsten Bestandteile sind:

- » Kohlehydrate
- » Enzyme, Mineralien, Spurenelemente
- » Vitamine
- » Proteine und Aminosäuren
- » Pflanzen-Hormone
- » Ballaststoffe
- » ungesättigte Fettsäuren
- » ausreichend Flüssigkeit

Bedeutung von Kohlehydraten

Kohlehydrate sind Energie-Lieferanten – ein Teil davon dient als Nachschub für unseren Blutzuckerspiegel. Wie bei allen Ernährungsbausteinen kommt es auch hier auf das richtige Maß an. Zuviele Kohlehydrate sind genauso bedenklich wie zuwenige davon. Ganz besonders gilt das für Kohlehydrate, die aus Stärke bestehen. Um das zu verstehen, erkläre ich erst einmal die Bedeutung vom Blutzuckerspiegel für unsere Hormone.

Bedeutung vom Blutzucker-Spiegel für die Hormone

Damit unsere Gehirnzellen fleißig arbeiten und regulieren können, brauchen sie eine möglichst gleichmäßige Versorgung mit Blutzucker. Kommt dieser Energie-Nachschub (über den Blutkreislauf) ins Stocken oder wird er in sehr unregelmäßigen Schüben geliefert, bekommt unser „Gehirnmotor" Schwierigkeiten. Das kann sich u.a. in mangelnder Hormon-Ausschüttung oder -Regulierung bemerkbar machen. Da unser gesamter Körper vom Gehirn gesteuert ist (bez.sein sollte), hat eine mangelhafte Blutzucker-Versorgung weitreichende Folgen.

Für Kandidaten mit Hormon-Problemen bedeutet eine Unterversorgung von Blutzucker, dass die Hormon-Steuerung ins Schleudern gerät – erst recht, wenn man mit den Mahlzeiten schlampt. Deshalb ist es für uns wichtig zu wissen, wie man eine möglichst gleichmäßige Blutzucker-

Hilfe über Ernährung

Versorgung durch unsere Ernährungsweise fördert.

Gleichmäßige Blutzuckerversorgung

Im Körper werden Kohlehydrate („Brennstoff") in Zucker und Blutzucker umgewandelt. Die verschiedenen Sorten vom „süßen Glück" werden in folgende Gruppen zusammengefaßt:

1. **Einfachzucker** (kürzester, heftigster Brennwert)
    z. B. Traubenzucker (Glucose)

2. **Zweifachzucker** (kurzer, heftiger Brennwert)
    z. B. Haushaltszucker, Milchzucker, Malzzucker

3. **Mehrfachzucker** (langer Brennwert)
    Getreide- oder Kartoffelstärke sind der wichtigste Mehrfachzucker. Er wird im Mund und Magen zu Einfachzucker umgewandelt. Über Blut und Leber wird er weiter verarbeitet und verteilt.

Einfach- und Zweifachzucker lassen den Blutzuckerspiegel rasch in die Höhe schnellen. Nur der Fruchtzucker (Fructose) wird langsamer als Haushaltszucker resorbiert. Wenn wir kein ausgeklügeltes Steuersystem hätten, das den Blutzucker (BZ) reguliert, würden wir nach jedem Essen in einen Zuckerrausch verfallen mit verheerenden gesundheitlichen Folgen. Damit dies nicht passiert, wird jeweils entsprechend viel Insulin von der Bauchspeicheldrüse ausgeschüttet, um den Zuckerspiegel im Blut nach unten zu drücken (und so dagegen zu steuern). Ab einem im Gehirn „programmierten" Wert wird die Absenkung gestoppt und andere Hormone sorgen für einen Blutzuckeranstieg bis das Insulin wieder gefordert ist. Während Insulin das einzige BZ-Senkungshormon ist, gibt es mehrere Hormone, die den BZ-Wert anheben können: Das Glukagon, Wachstumshormone, Cortisol und vor allem das Stress-Hormon Adrenalin. Mit Hilfe dieser Hormon-Zusammenarbeit steuert der Körper alle gegessenen oder gespeicherten Energien. Das Hungergefühl dient dabei als Signal für gewünschten Nachschub.

Wenn wir nun mit einer Eisbombe und Eierlikör eine Megaportion Zweifachzucker konsumieren, dann steigt unser Blutzuckerspiegelwert sehr schnell und steil nach oben. Um das Schlimmste zu verhindern, muss der Körper viel Insulin ausschütten um entsprechend heftig die anrollende

Blutzuckerwelle zurückzuhalten. Durch die Wucht des vielen Insulins rutscht der Wert aber schnell in die SOS -Zone von zuwenig Blutzucker und wiederum schnell und heftig reagieren Glukagon, Adrenalin & Co. Bei viel Zuckergenuss entsteht auf diese Weise eine heftige Berg- und Talfahrt der Blutzuckerversorgung im Gehirn.

Jedes mal, wenn der Blutzuckerwert in die Bereiche „zuwenig" oder „zuviel" rutscht, dann geht es uns nicht gut: Wir schwitzen, es wird uns schlecht oder schwindelig, Kopfweh macht sich bemerkbar oder wir schlafen schlecht, Ängste überfallen uns oder die Aggression schießt aus uns heraus. Betroffen sind fast alle Körperfunktionen, die vom Gehirn gesteuert werden. Dazu gehören auch die vielen verschiedenen Steuermechanismen unserer Hormone.

Wenn „Frau Insulin" und „Herr Adrenalin" Großeinsatz haben, dann müssen die anderen Funktionen hinten anstehen. Wir verursachen im Körper sozusagen eine „hausgemachte Stresszeit", wenn wir viel Zucker zwischen die Zähne schieben. Dazu zählen auch die süßen Limonaden und alkoholischen Getränke. Ein Liter Cola hat z.B. ca. 50 Zuckerstückchen intus! Besser ist stärkehaltige Nahrung, die eine sehr viel längere, langsamere Aufspaltung hat und so für ein geruhsames, geschwungenes Auf und Ab unseres Blutzuckerspiegels sorgt. Deshalb:

Alle 3 Stunden etwas essen !

Empfehlenswert sind drei Hauptmahlzeiten mit drei kleinen Zwischenmahlzeiten. Besonders hilfreich ist ein kleiner Happen oder einige Nüsse vor dem Zubettgehen. Kein Überspringen von Mahlzeiten (Frühstück!) bis eine offensichtliche Hormon-Störung ausgeglichen ist! Ein paar Kräcker helfen in der Nacht oder vor dem Aufstehen bei Kreislaufschwäche durch Unterzucker.

Stärke ist reichlich vorhanden in Wurzeln, Knollen u. Samen, wie z.B. in Getreide, Reis, Kartoffeln, Mais, Cashew-Nüssen, Maronen, Pinienkernen, dicken Bohnen, Kichererbsen, Brot und Gebäck.

Hier zwei Schaubilder, die den Unterschied verdeutlichen:

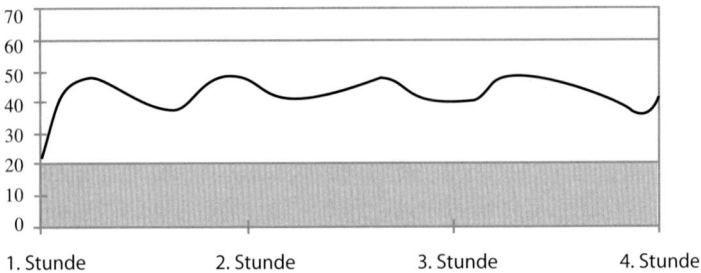

Gesunde Blutzuckerregelung

Unsere Bauchspeicheldrüse besitzt eine faszinierende Fähigkeit, Tag und Nacht den Blutzuckerspiegel auszugleichen. Die Regulierung geschieht mit dem Insulin als BZ-Senker. Für den BZ-Anstieg sorgen Adrenalin, Wachstumshormone, Glukagon und Cortisol. Dieses Team sorgt für einen ausgewogenen BZ-Spiegel – hier die gestörte Weise.

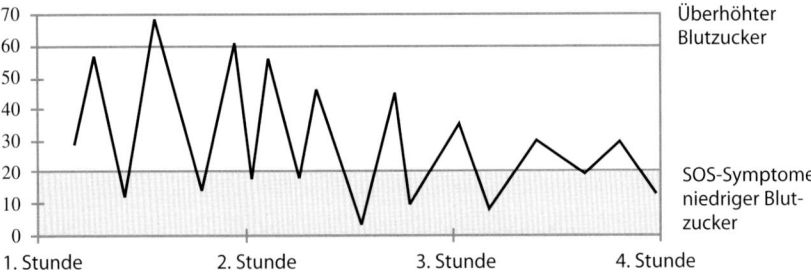

Gestörte Blutzuckerregelung

Heftige Blutzuckerschwankungen bei Mahlzeiten mit viel Zucker durch hohe Insulin- und Adrenalin-Ausschüttung. Eine kranke oder schwache Bauchspeicheldrüse ist weniger (oder nicht mehr) in der Lage auszugleichen.

Den BZ-Spiegel kann man sehr gut mit einem kleinen Blutstropfen messen. Ein Diabetiker muss das täglich mehrmals durchführen. Er weiß am besten, wie wichtig eine sorgfältige Überwachung für ihn ist. Stimmt der Zuckerwert nicht, dann bedeutet das gravierende Symptome: die Unterzuckerung, eine Stoffwechsel-Entgleisung und im schlimmsten Fall der gefürchtete „Zucker-Schock" oder eine Bewusstlosigkeit.

Wichtiger Hinweis für Diabetiker:

Wer mit Diabetes 1 oder Diabetes 2 kämpft, muss auch die Geschlechts- und Schilddrüsen-Hormone aufmerksam überwachen lassen. **Eine Östradiol-Dominanz hat unmittelbaren Einfluss auf die BZ-Regulierung! Ergänzung mit Progesteron kann die Insulin-Wirkung deutlich verstärken oder verändern!** Das bedeutet: Solange Progesteron in behutsamer, zyklusgemäßer Weise angewendet wird, braucht man weniger Insulin als in Zeiten der Östradiol-Dominanz! Wird deutlich zu viel und im falschen Takt Progesteron (oder Progestine) verabreicht, kann das genau umgekehrt sein. Es wird dann mehr Insulin benötigt und somit wird die medikamentöse BZ-Regulierung zum Drahtseilakt. In der Schwangerschaft ist bei Diabetikern eine sehr wachsame Überprüfung in besonderem Maß geboten.

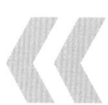

Zucker und Hormone

Da Zucker keine oder kaum Mineralien und Vitamine enthält, wird er manchmal als „leere Kalorie" bezeichnet. Aber um den Zucker zu verarbeiten, verbraucht der Körper Spurenelemente und Vitamine. So kann es bei übermäßigem Zuckergenuss sehr schnell zu Mangelerscheinungen (trotz Übergewicht) kommen, die sich auch mit ähnlichen Symptomen bemerkbar machen wie andere Hormonstörungen. Besonders betroffen ist das Vitamin B1, das nicht nur zur Zuckerumwandlung gebraucht wird, sondern auch, um Östrogen-Ablagerungen in der Leber zu verhindern! In anderen Worten:

> **Zu viel Zuckergenuss verursacht Vitamin B - Mangel, der wiederum eine Östrogen-Dominanz verstärken kann!**

Auch damit wird unser Hormon-Gleichgewicht gestört!! Aus diesem Grund speziell die Portion Likör und Pralinen am späten Abend in Krisenzeiten weglassen und anstelle dessen lieber zu Nüssen oder Appetithäppchen greifen. Es macht Sinn, die BZ-Versorgung durch kleine Zwischenmahlzeiten zu unterstützen. Dies ist besser als so lange auszuhalten, bis uns der Heißhunger zum nächsten Schokolade-Depot treibt. Erwähnen möchte ich an dieser Stelle, dass bei bestimmten Mangelzuständen im Körper die Fructose-Intoleranz gewaltige Darmbeschwerden machen kann! Also auch Fruchtzucker ist keineswegs für alle Menschen besser als Haushaltszucker!

Dass die Kohlehydrate nicht die einzigen Nahrungsbausteine sein sollten, wissen die meisten von uns. Für unser Hormonsystem brauchen wir zusätzlich und in ganz besonderer Weise Enzyme.

Bedeutung von Enzymen

Im Kapitel über unser Hormon-Team wurden die Enzyme als Zauberer bezeichnet, die ein Hormon in eine andere Hormon-Art verwandeln können. Ohne Enzyme funktioniert kein Stoffwechsel-vorgang keine Immunabwehr und keine Hormon-Umwandlung – um nur einiges zu nennen! Sie gehören zu den wichtigsten Bausteinen des Lebens.

Diese geheimnisvollen Helfer kommen unserem Körper zugute, wenn wir irgend eine Form von Frischkost zu uns nehmen, also alle gewachsene Rohkost: Obst, Gemüse, frischer Press-Saft, Schrot oder Haferflocken. In Reformhäusern kann man Enzym-Präparate in Pulverform oder in Kapseln verpackt in großer Fülle kaufen. Neueste und groß angelegte Studien haben bewiesen, dass Frischkost bei Weitem allen Konzentraten überlegen ist – ganz gleich wie „natürlich" sie bezeichnet werden!

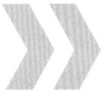

Herausragende Enzym-Weltmeister sind: frische Ananas, Feigen, Papaya, Kräuter, Sprossen, Keime, Beeren, Rhabarber.

Es gibt ein faszinierendes Taschenbuch über die Welt der Enzyme, das Sie im Anhang unter Buchempfehlungen finden. Der Titel heißt: „**Enzyme**" - Die Bausteine des Lebens. Aber Weisheiten aus Büchern nützen unseren Hormonen wenig, wenn wir sie nicht tagtäglich praktisch umsetzen. Deswegen protestiere ich laut, wenn mit Hormon-Medikamenten jongliert wird aber das Thema Enzyme und Nahrung unter den Tisch fällt!

Mineralien, die Diamanten der Gesundheit

Es gäbe viel über Mineralien zu schreiben. Herausgreifen möchte ich nur einige ganz wenige Aspekte. Sie werden in der Fachliteratur sehr polemische Erklärungen finden über diesen Bereich. Hier erst einmal ein süßes Mineralthema: die **Schokolade**. Sie haben richtig gelesen! Eine 100 g Tafel Schokolade hat außer 3-5 Esslöffel (Zweifach-) Zucker und 500 kcal eine beachtliche Menge Magnesium (und Tryptophan!). Deshalb schlägt dieser Schoko-Heißhunger in Zeiten von Frust, Depression und

Erschöpfung besonders zu. Durch spezifischen Appetit und Heißhunger kann der Körper Defizite signalisieren. Was uns wie eine brutale Verführung erscheint, kann eine sehr sinnvolle SOS-Regulierung des Körpers sein – nicht nur in der Schwangerschaft! Ist das jeweilige Defizit beseitigt, wird auch der Heißhunger nachlassen. **Magnesium-Nachschub** durch entsprechende Nahrungsmittel oder Tabletten *plus* ein Sportprogramm kann „Schoko-Pfunde", Depression und Kopfschmerzen verschwinden lassen – sofern sie durch Magnesium-Mangel verursacht wurden!

Magnesium-Mangel macht sich bemerkbar durch:

- » Übelkeit, Erbrechen
- » Kopfdruck, Kopfschmerzen bis Migräne
- » Nervosität
- » Angst
- » Herzrhythmusstörungen
- » Depression
- » Krämpfe und Verspannungen (an allen Körperteilen)
- » Konzentrationsschwäche

Magnesium - Futter

In 100 g:	Magnesium(mg)	in 100g :	Magnesium (mg)
Weizenkeime	336	Reis (unpol.)	119
Mandeln	252	Magermilchpulver	111
Sojamehl	235	Grahambrot	92
Paranüsse	225	Linsen	77
Erdnüsse	181	Roggenmehl	73
Pistazien	158	Eierteigwaren	67
Haselnüsse	150	Mangold	65
Haferflocken	145	Spinat	62
Walnüsse	134	Schokolade	58
Weiße Bohnen	132	Emmentaler	55

Dass Magnesium-Mangel selbst bei ausgewogener Nahrung leicht entstehen kann, liegt zum Teil an unseren Magnesium-armen Böden. Für mich wurde der ausgeprägte Appetit auf Schokolade und Süßes wie ein Sensor für meinen Magnesium- und Tryptophanbedarf. Der Körper ist bei Magnesium auf regelmäßige Nachlieferung angewiesen, weil er dieses Mineral kaum speichert. Es macht deshalb wenig Sinn, große Mengen sozusagen auf Vorrat zu essen. Nur wer sehr oft mit Migräne und Krämpfen zu tun hat, kann kurzfristig besonders hohen Bedarf haben. Wer zuviel Magnesium nimmt, darf sich über Durchfall nicht beklagen. 500 mg Ergänzung sind vielleicht bei Nachholbedarf pro Tag nötig. Aber nach einigen Tagen sollten 150 mg ausreichen – vorausgesetzt, Sie ernähren sich gesund und ausgewogen. Junge Menschen brauchen weniger Magnesium als ältere, bei starkem Schwitzen benötigen wir mehr als beim Sitzen. Es ist deshalb nicht einfach, allgemein gültige Richtwerte anzugeben.

Weitere wichtige Mineralstoffe und Spurenelemente:

Kalzium, Kalium, Natrium, Eisen, Zink, Kupfer, Jod, Fluor, Mangan, Kobalt, Chrom, Selen, Arsen – um einige beim Namen zu nennen.

Alle diese Stoffe sind wichtig für unseren Körper und seine Stoffwechselprozesse – aber in einem jeweils begrenzten Maß. Dazu sollte man wenigstens ein wenig Ahnung haben von den Inhaltsstoffen unserer Hauptnahrungsmittel. Interessant ist dabei, dass typische Nationalgerichte wie Nudeln, Bohnen, Reis, Brot und Kartoffeln sehr schnell zu einer einseitigen Kost verleiten können.

Schauen wir uns einige wichtige Zusammenhänge von Hormon-Störungen und weiteren „Ernährungsbausteinen" an:

Eisen

Frauen mit sehr starken Blutungen rutschen leicht in einen Eisenmangel (Anämie), was behutsamen Nachschub rechtfertigt. Achten Sie auf Ihren Appetit! Der kann ein Wegweiser dafür sein, nach was der Körper hungert! Leber, Gewürz- und Wildkräuter, Feld- und Tomatensalat sind gute, natürliche Eisenspender. Diese gezielte natürliche „Eisen-Nachhilfe" empfehle ich immer zuerst. Besonders bei den Eisenwerten scheint es individuell verschiedene „Normalwerte" zu geben. Wenn Sie Ihren Eisen-

Normalwert testen lassen möchten, wäre es ratsam, in einer „gesunden Zeit" den persönlichen „Richtwert" zu bekommen. Wer zur Blässe neigt, muss noch lange keinen Eisenmangel haben. Besonders bei Kindern und Schwangeren sollte man mit Eisen-Ergänzung vorsichtig sein. Schwangeren Frauen ohne Notwendigkeit und Überprüfung nur auf Verdacht Jod, Eisen und Folsäure zu verordnen, sehe ich als äußerst fragwürdig Praxis an. Hinweisen möchte ich auch auf eine Eisen-Verarbeitungsstörung, die gar nicht so selten ist! Ist die Ergänzung von Eisen notwendig, dann sollte der Wirkstoff Fe (2+) enthalten sein, weil er besser aufgenommen wird als Fe (3+).

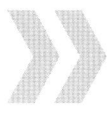

Wichtige Hinweise für Schilddrüsen-Patienten

Wer häufig Symptome einer SD-Überfunktion bei sich feststellt, der sollte besonders vorsichtig sein mit Eisen und Jod! Beides kann die Überfunktion verstärken!

Wer eher zur SD-Unterfunktion neigt, hat sehr wahrscheinlich auch einen niedrigen Eisen- und Ferritinwert. Beide steigen von ganz alleine, wenn die SD Hilfe bekommt!

Bei Hashimoto wechseln sich SD-Über- und Unterfunktion immer wieder ab. Das hat Auswirkungen auf den Eisen- und Ferritin-Spiegel und deshalb sollten beide Werte besonders aufmerksam überwacht werden!

Kalium

Wer sich außergewöhnlich müde und schlapp fühlt, kann versuchen mit Rosinen, Nüssen, Aprikosen, Avokado und viel Bananenmilch als herausragende Kalium-Nahrung Abhilfe schaffen. Dies gilt besonders nach überstandenen Krankheiten, Diäten und in Stresszeiten! Alle, die eine Immunschwäche haben oder unter Erschöpfung leiden, sollten das Kalium nicht aus den Augen verlieren!

Zink

Ein Mangel an Zink macht sich u.a. bei der Immunabwehr, an der Haut und beim Haarwuchs bemerkbar. Das ganze Hormon-System ist angewiesen auf eine ausreichende Zink-Versorgung!

Selen

Am Selen wird deutlich, dass oft die Menge eines Wirkstoffs im Körper über Lebenshilfe und Tod entscheidet. Selen in winzigen Spuren brauchen wir z.B. für die Entgiftung im Körper. Doch wenn das lebenswichtige Mini-Maß überschritten ist und der Körper nicht ausreichend ausgleichen kann, dann werden wichtige Spurenelemente zu Schadstoffen für unsere Gesundheit. So möchte ich vor einer willkürlichen und unkritischen Zufuhr über Tabletten warnen. Da von den Spurenelementen (wie der Name sagt) nur winzige Spuren nötig sind und diese in einer ausgeglichenen Ernährung ausreichend vorhanden sind, sollten Tabletten überflüssig sein.... Die gängige Empfehlung, bei Hashimoto mit hohen Selen-Gaben zu ergänzen, sehe ich mit großen Bedenken!

Fluor

Wussten Sie, dass Fluor ein Abfallprodukt der Aluminium-Herstellung ist und in Sicherheitscontainern und stillgelegten Bergstollen entsorgt werden muss? Ja, es stimmt, dass es als Spurenelement für unseren Zahnschmelz wichtig ist. Es ist z.B. in Seefisch, Gerste, Walnuss, Spinat u. Bohnenkraut enthalten. Aber wir meinen, unserem Schöpfungs-Erfinder etwas nachhelfen zu müssen (weil wir doch viel schlauer sind...) und füttern bereits unsere Säuglinge mit Fluor-Tabletten. Bis ins hohe Alter sollen wir mehrmals am Tag unseren Körper mit Fluor über Zahnpasta und Salz beglücken. Manche Regionen fluoridieren sogar ihr Trinkwasser! Der Zahnarzt meint es obendrein gut mit uns und verpasst uns nach jeder Reinigungsaktion ein Fluor-Konzentrat, das auch noch möglichst lange im Mund bleiben soll.

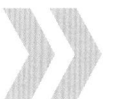

Welche Folgen hat zu hoher Fluorid-Einfluss?

» Fluorid macht alles hart und unelastisch womit es in Berührung kommt: Zahnschmelz, Schleimhaut (Mund, Magen, Darm), Drüsen...

» Knochen werden durch Fluorid unelastisch, leichter brüchig. Seit Kinder flächendeckend mit Fluor-Tabletten und -Pasten behandelt wurden, sind Knochenbrüche rapide angestiegen.

» Zuviel Fluorid erzeugt weiße Flecken auf dem Zahnschmelz!

...und warum steht all das auf keiner Packungsbeilage?

Hilfe über Ernährung

Jod

Was wir vom Fluor wissen, gilt teilweise auch für das Jod: Industrieabfall wird über die Bevölkerung flächendeckend entsorgt. Für alle Frauen, Männer und Kinder, die mit Aufmerksamkeitsstörung, Hashimoto, Basedow oder einer SD-Überfunktionsstörung kämpfen, können solche permanenten Jod-Beigaben katastrophale Auswirkungen haben. Ja, der Kropf ist zurückgegangen durch die Salz-Jodierung. ABER erschreckend viele Patienten haben dafür eine SD-Entzündung.

> *Dazu eine kleine Geschichte aus dem fernen Sibirien:*
>
> *Wir haben bei unseren Einsätzen in Sibirien Kontakt zu einem Kinderkrankenhaus in Novokusnezk bekommen. Die Chefärztin erzählte uns, dass aufgrund der häufigen SD-Unterfunktion die Regierung eine Jodierung vom Brot angeordnet hatte. Je mehr Monate ins Land zogen, umso häufiger wurden Kinder mit massiven SD-Entzündungen eingeliefert – eine Krankheit, die vor der flächendeckenden Jodierung bei Kindern nicht vorkam. Nachdem es von Jahr zu Jahr schlimmer wurde, hat man die Brot-Jodierung wieder zurück genommen. Seitdem verordnet man nur denjenigen Menschen das Jod, die tatsächlich SD-Unterfunktion haben.*

Es ist wahr, dass wir im Inland die Jodversorgung im Blick haben müssen. Leider vergessen wir zu schnell, wie wenig von einem Spurenelement nötig ist, um nicht in einen Mangelzustand abzutauchen. Jod ist am sinnvollsten über Meeresfische, Seetang (Kelp) und Meeresalgen aufzunehmen – **aber VORSICHT mit zu großen Mengen**! Ich erschrecke immer wieder, welch hohe Dosierungsangaben auf Packungen und in Praxen empfohlen werden.

In der Schwangerschaft ist zuviel Jod genauso verkehrt wie zu wenig. **Einer werdenden Mutter ohne ausführliche SD-Überwachung** (mit monatlichen Tests von FT3 und FT4) **blindlings Jod zu verordnen, ist grobe Fahrlässigkeit!** Ich vermute, dass so manche Übelkeit durch zu hohe Jodgaben zumindest verstärkt wird! Umgekehrt liegt es in der Verantwortung eines jeden Menschen, für eine ausreichende Jodversorgung durch Fisch-Mahlzeiten zu sorgen. Ich möchte darauf hinweisen, dass in vielen Nahrungsergänzungen (Tabletten, Säften usw.) reichlich Jod enthalten ist. Das kann sich schnell zur Überdosis summieren!

Fehlende Vitamine bei Hormon-Störungen

Bereits erwähnt war das Vitamin B1, das zusammen mit seinen anderen B-Geschwistern in der Behandlung von Hormon-Störungen eine wichtige Rolle spielt. Der Vitamin B-Komplex gehört (wie das Vitamin C) zu den wasserlöslichen Vitaminen. Vitamin B 6 z.B. ist unentbehrlich für die Funktion der Gehirnzellen. Ein Mangel an B6 wird auch verdächtigt, Ursache für einen erhöhten Prolaktinspiegel (Menstruationskrämpfe!) und für zu wenig Serotonin (Depression) zu sein. Sollte ein hohes Maß an Vitamin B6 notwendig sein, so wird empfohlen, dies in Zusammenhang mit den anderen B-Vitaminen einzunehmen, da sie sich gegenseitig zur Aufspaltung und Weiterverarbeitung brauchen.

Vitamin B – Nahrung:

- » Frischfleisch, besonders Leber, Niere, Rindfleisch
- » Weizen, Roggen, z.B. in Vollkorn- od. Mehrkornbrot
- » Frischgemüse, besonders Kohl
- » brauner Reis
- » Backhefe, Bierhefe
- » Milch
- » Eigelb

Spezielle Vitamin B6 – Räuber:

- » geröstetes oder gepökeltes Fleisch
- » Schlaftabletten
- » Büchsenessen
- » Koffein
- » Wasser in großen Mengen,
- » Alkohol
- » zusätzliche Östrogene (Pille)
- » zu lange Lagerung von Lebensmitteln

Vitamin B – Killer:

- » Koffein
- » Alkohol
- » Nikotin

Auch das fettlösliche *Vitamin A* wird in den USA zur Erleichterung mancher PM-Symptome angewendet (z.B. bei Blähungen und geschwollenen Brüsten). Da es aber im Körper gespeichert und ein Überfluss nicht automatisch ausgeschieden wird, kann es bei einer unangemessenen Anwendung zu vergiftungsähnlicher Überdosierung kommen. Also immer nur nach Rücksprache mit dem Arzt oder einer Ernährungsberaterin anwenden!! Bei regelmäßigem Genuss von kaltgepressten Ölen braucht man sich nicht um zusätzliches Vitamin A kümmern!

Vitamin A - Spender:
- » grünes und gelbes Gemüse, gelbe Früchte
- » Leber
- » Milchprodukte
- » Eigelb
- » kaltgepresste Öle

Natürlich spielen auch all die anderen Vitamine eine Rolle! Besonders das Immunsystem mit seiner ganzen Fülle von Hormonmechanismen ist selbstverständlich angewiesen auf Vitamin C und das Vitamin D. Aber dazu gibt es mehr als genügend Literatur.

Frage:
...und was ist mit den Nahrungsergänzungen,
die man angeblich täglich nehmen muss?

Die Dosierungsanweisungen solcher „Nahrungsergänzungen" erscheinen mir in vielen Fällen äußerst fragwürdig und bedenklich hoch. Viele meiner Beratungskunden haben mir berichtet, dass es ihnen in den ersten Wochen deutlich besser ging. Nach 2-3 Monaten kam oftmals die große Ernüchterung weil die alten Symptome wiederkehrten.

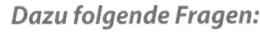

Dazu folgende Fragen:

Verleiten uns die teuren Produkte nicht erst
recht, mit unseren Essgewohnheiten zu schlampen?

Auf was greifen wir zurück, wenn uns in Notzeiten
oder bei finanziellen Engpässen keine
Konzentrate mehr zur Verfügung stehen?

? *Gibt es eigentlich Pflanzen, die so etwas Ähnliches wie „Multi-Vitamin- oder Multi-Mineral-Tabletten" sind?*

Ja, es gibt tatsächlich so etwas wie **„Natur-Tabletten"**! Das sind die **Sprossen, Keime und Wildkräuter**! Inzwischen werden selbst in den großen Lebensmittelketten immer wieder Kresse-Sprossen angeboten. Die asiatische Küche verwendet viel Soja-Sprossen. Als Sprossen-Königin gilt die **Alfalfa-Sprosse**: Eine Tee-Tasse voll davon enthält soviel Vitamin C wie 6 kg Orangen! Für alle Citrus-Allergiker ist das eine gute Nachricht! Keimen lassen kann man aber genauso Weizen- oder Haferkörner, Kichererbsen, Linsen oder Bohnen. Sie enthalten eine Mega-Portion an Mineralien, Enzymen, Vitaminen und die wichtigsten Spurenelemente. *(Siehe im Anhang: „Das große Buch der Sprossen und Keime")* Vermutlich gibt es noch viel mehr Spurenelemente in unserer Nahrung, als uns bisher bekannt sind. Über viel Gemüse und Obst werden wir deshalb sinnvoller und ganzheitlicher versorgt, als durch Tabletten – und wenn sie als noch so „natürlich" angepriesen werden. Um Säfte oder Tabletten herzustellen und haltbar zu machen, müssen immer Verfahren angewendet werden, die wesentliche Elemente der Pflanze zerstören.

Eine Reise durch Feld, Wald und Wiese per Kräuter-Handbuch kann uns ebenso helfen. Darüber lesen Sie ausführlicher im Kapitel 25: *„Hilfe in der Naturheilkunde".*

Proteine und Aminosäuren

Proteine, oder auch Eiweiße genannt, sind ein unentbehrlicher Lebensstoff. Zuviel oder zuwenig Proteine schädigen in gleicher Weise unseren Körper. Die tierischen und pflanzlichen Nahrungsmittel enthalten wechselnde Mengen und sehr unterschiedliche Arten von Eiweiß-Bausteinen. Die Aminosäuren sind die Grundsubstanzen von allen Protein-Arten. Das heißt, der Körper braucht Aminosäuren für eine gesunde Eiweiß-Versorgung. Es sind bisher ca. 25 Aminosäuren in unserem Körper bekannt. Sie haben (ähnlich wie die Enzyme) eine Schlüsselfunktion für die Stoffwechselvorgänge und Hormonbildung. Besonders die Leber benötigt ein ausgewogenes Maß dieser Bausteine um z.B. Glukose herzustellen – was zur Blutzucker-Regulierung wichtig ist. Eine weitere wichtige Aminosäure ist das **L-Thyrosin**, das für die Schilddrüsenhormon-Produktion von entscheidender Bedeutung ist.

Das **L-Tryptophan** bedient als Vorstufe am Tag das Glückshormon Serotonin und in der Nacht das Schlafhormon Melatonin. Interessant ist, dass der Körper solche Aminosäuren selber herstellen kann. Deshalb ist er in diesem Bereich nicht allein von der Nahrungsaufnahme abhängig. Sonst würden wir in Hungerzeiten nicht lange überleben.

Bei pflanzlichen Eiweißträgern haben wir ein besonders ausgewogenes Verhältnis von Aminosäuren, welches für unser Hormongleichgewicht und den reibungslosen Stoffwechsel so immens wichtig ist. Bei zuviel tierischem Eiweiß kann schnell eine einseitige Überversorgung von sehr hochwertigen Eiweiß-Arten entstehen. Je älter wir werden, umso mehr scheinen wir anfällig zu werden für Symptome von zuviel oder zuwenig Eiweiß. Ein Hormon-Chaos in allen Variationen gehört definitiv dazu!

Frage:
...und wo sind solche Aminosäuren und Proteine drin?

Die Aminosäure Tryptophan finden wir besonders in Cashew- und Erdnüssen, Camembert, Emmentaler, Sonnenblumenkerne, Weizenkeime. Die tierischen Eiweißträger sind Fleisch, Fisch, Eier und Käse. Aber auch in Pflanzen, finden wir eine Fülle von verschiedenen Eiweiß-Arten. Hervorheben möchte ich **Comfrey / Beinwell**, **Bohnen, Kichererbsen, Sojabohnen, Linsen.**

Aminosäuren finden wir in allen Arten von Gemüse, Körnern, Nüssen, Sprossen und Früchten!

An dieser Stelle noch ein Wort an unsere Vegetarier und Veganer. Es gibt viele Beweggründe, die Menschen zu einer fleischlosen Kost oder reinen Rohkost motivieren. Zu meiner Kundschaft gehören bei weitem mehr Vegetarier als offensichtliche „Fast-Food-Freunde" und Raucher!

Frage:
Haben vegetarisch lebende Frauen
weniger Hormonprobleme ?

Nein! Der Protein-Mangel führt leicht zu einer zu hohen Hormonaktivität. Wenn man logisch weiterdenkt, dann fehlt dem Körper (bei zu wenigen Proteinen) die Bindungsmöglichkeit von überzähligen Hormonmolekülen. Das heißt: Wir finden beim Speicheltest außergewöhnlich hohe Werte von Geschlechtshormonen, denn es stehen deutlich mehr freie Hormone zur Verfügung! Für eine vorübergehende Phase von Fastenwochen oder Hungerzeiten ist das ein wunderbarer Ausgleichsmechanismus. Aber wenn sich der „Notstand der Mangelernährung" über Jahre hinzieht, dann wird der Körper irgendwann mit klaren Alarmsymptomen (z.B. Hypersensibilität) reagieren.

Pflanzen-Hormone und tierische Hormone

Der Körper bekommt über die Nahrung pflanzliche Aminosäuren und Hormone. Sie sind wichtige Bausteine für die körpereigene Hormonbildung. Sogar über die Haut können wir solche Wirkstoffe aufnehmen. Ich bin sicher, dass wir die wenigsten Pflanzenhormone definieren und benennen können. Auf diesem Gebiet müsste noch sehr viel intensiver geforscht werden. Pflanzenhormone die bereits gut bekannt sind, heißen z.B. **Genistein** und **Diosgenin**. Als **Isoflavone** bezeichnet man alle Pflanzenhormone, die eine östrogenartige Wirkung haben.

Da **Soja** tatsächlich sehr gut mit Isoflavonen ausgestattet ist, wird es besonders oft empfohlen und sehr erfolgreich vermarktet. **Dabei ist zu bedenken, dass auch durch zuviele Isoflavone eine Östradiol-Dominanz entstehen kann.** Dies beobachten wir besonders dort, wo ein Überangebot von Sojaprodukten in der Ernährung zur Regel wird. Das betrifft auch die Tierfütterung!!! Nach der erfolgreichen Mast bekommen wir Rind-, Kalb-, Hühner-, Puten- und Schweinefleisch auf den Tisch, das mit viel „Bio-Soja" gefüttert wurde. In diesem Fall wurde die Hormonumwandlung vom Pflanzenhormon in Östradiol oder Progesteron von der Kuh oder vom Schwein übernommen. Haben wir nach Fleisch-Mahlzeiten mit Brustspannen zu kämpfen, dann waren darin vermutlich eine gute Potion Östradiol enthalten. Das versteckte Östron im Tierfett will ich hier nebenbei auch erwähnen!

In Tiermilch (wie in der Muttermilch) und allen daraus hergestellten Milchprodukten sind sehr wohl nachweisbare Progesteronanteile enthalten! Vermutlich gilt das auch für andere Hormonarten. Deswegen sollte die Ausgewogenheit der Nahrungszusammenstellung die Norm sein. Natürlich können Sie sich gelegentlich eine Sojamilch, etwas Soja-Sprossen oder Tofu schmecken lassen. Aber übersehen Sie nicht das Wörtchen „gelegentlich"! Auch die Schilddrüse wird es Ihnen danken!

Frage:
Wovon hängt es ab, ob unser Körper Pflanzenhormone in menschliche Hormone umwandeln kann?

Nach unseren Beobachtungen gibt es drei wichtige Kriterien für die Hormonumwandlung von Pflanzenhormonen in menschliche Hormonarten im Körper :

1. Wie gesund ist der Darm?
2. Wie gut funktioniert die Enzymarbeit im Körper?
3. Wie gesund ist die Leber?

An dieser Stelle möchte ich nicht verschweigen, dass es in der Fachpresse zu diesem Thema heftige Auseinandersetzungen gibt. Mit dem Speicheltest haben wir ein „Instrument" zur Verfügung, mit dem man ganz einfach nachprüfen könnte.

Bedeutung von ungesättigten Fettsäuren

Ungesättigte Fettsäuren gehören zu den wesentlichen Baustoffhilfen für unseren Körper. So ist z.B. die Linolsäure als Bauelement für die Zellstruktur und die Bildung von Gewebshormonen (Prostaglandine) beteiligt. Diese wiederum verringern Herzprobleme, fördern das Immunsystem, lindern Menstruationskrämpfe und bremsen PM(S)-Symptome. Unser Körper kann solche Fettsäuren nicht selber herstellen, sondern ist dafür auf ausreichende Versorgung durch die Nahrung angewiesen. Kaltgepresste Öle oder Fischöle sind die Hauptlieferanten von ungesättigten Fettsäuren, vielen Pro-Vitaminen und Mineralien. (Pro-Vitamine sind Vitamin-Vorstufen, die erst im Körper „fertig" zusammen gebaut werden) Es ist ratsam den Fetthaushalt mit mindestens...

1-2 Esslöffel kalt gepresstem Öl pro Tag
(Soja-, Lein-, Kürbiskern-, Oliven-, Sesam-, Nachtkerzenöl)

...zu ergänzen. Aber bitte nicht einfach das Öl esslöffelweise pur einnehmen, sondern in Salaten oder mit Quark und anderen Kaltspeisen vermengt zu sich nehmen! Nicht erhitzen – sonst ist der Schatz im Öl verflüchtigt! (Wer sich bei dem Gedanken an Olivenöl-Einnahme schüttelt, der kann sich auch den Körper damit einmassieren.)

Hilfe über Ernährung

Allgemein hingewiesen wird immer wieder auf die Gefahr von zu viel **Cholesterin und erhöhtem Blutfett**. Dem stimme ich zu. Wir müssen aber dabei die verschiedenen Cholesterinarten auseinanderhalten: Es gibt die Braven und die Wilden! Grob gesagt: Je öfter ein Fett erhitzt wird und je fetter der Braten ist, um so schwerer ist es für den Körper, damit fertig zu werden. Wer viel in Kantinen und Restaurants essen geht, sollte bei der Speiseauswahl davon ausgehen, dass alle panierten, frittierten und knusprig gebratenen Speisen mit einem vollgesogenen Fettschwamm verglichen werden können. Für einen sowieso kämpfenden Stoffwechsel wäre das eine zusätzliche Last. Aber: Ein völliges Weglassen von Butter und tierischem Fett ist genauso fragwürdig, denn besonders die Hormonproduktion ist angewiesen auf einen normalen Cholesterinspiegel im Blut (150 - 200 mg / 100 ml Serum). Außerdem kann und darf man bei einem erhöhten Cholesterinwert nicht davon ausgehen, dass immer zuviel Fett in der Nahrung die Ursache ist. Wer einen deutlichen Mangel an einer wichtigen Geschlechtshormonart hat, wird zwangsweise einen auffallend hohen Cholesterin-Wert haben! Das ist ein wichtiger SOS-Mechanismus unseres Körpers! Sagen Sie das Ihrem Arzt! Das erklärt, warum manchmal besonders dünne, sportliche Vegetarier sehr hohe Werte haben. Gerade bei ihnen findet man häufig auffallende Hormonstörungen!

Ballaststoffe

Nicht nur die Niere reinigt und filtert – auch der Darm! Wie wichtig eine regelmäßige und funktionierende Darmtätigkeit ist, weiß jeder, der Probleme damit hat. Der Darmkrebs als schlimmste Folge nimmt deutlich zu – nicht ohne Grund! Einseitige Nahrung mit zu wenig Ballaststoffen und Wasser lassen den Darm müde und träge werden. Je länger die Nahrungsreste in den Darmschlaufen stecken bleiben, um so mehr härtet und gärt das Ganze. Im Darm machen es sich die unbrauchbaren Reststoffe unserer Nahrung so richtig gemütlich und treiben dort ihr Unwesen. Die feine Darmschleimhaut wird so durch Bakterien, Gase und Keime zunehmend gereizt und neigt zu Entzündungen. Eine ausgewogene Nahrung mit viel Ballaststoffen sorgt für einen zügigen Durchmarsch und die braune Masse hat keine Zeit, um auf dumme Gedanken zu kommen....

Nur kurz erwähnt sei der Unsinn, eine Verdauungsträgheit bequem zu beschleunigen, indem man ein Abführmittel „abonniert". Einfache Verdauungshilfen sind:

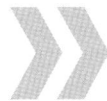

» Joghurt
» Mehrkorn- oder Vollkornbrot
» Flohsamen
» Kleie, Schrot
» Feigen, Früchte, Gemüse
» Leinsamen und Leinöl

Ja, solange Sie ausreichend viel Flüssigkeit dazu trinken! Wer trockene Samen der Nahrung beimengt und gleichzeitig nicht ausreichend trinkt, riskiert einen Darmverschluss.

Die Darmflora ist eine hochkomplizierte Chemiefabrik, deren Gleichgewicht leicht durcheinander gebracht werden kann durch chemische Keulen, zu einseitige Ernährung, zuviel Alkohol, Zucker und schlechte Fette.

Wenn wir dieses Kapitel wenig oder gar nicht beachten, dann fallen wir keineswegs gleich tot um. Das wissen wir – und lumpen fleißig weiter. Was wir nicht sogleich bemerken oder sehen: Der Körper hat nicht nur eingebaute Vitamin- und Mineralspeicher, sondern er kann auch Schadstoffe im Körper lagern. Deswegen müssen wir uns im nächsten Kapitel mit den sogenannten „Schlacken" beschäftigen.

Ausreichend Flüssigkeit – Wasser und Tee

Der Körper schlägt Alarm, wenn er über lange Zeit zu wenig Flüssigkeit bekommt. Unsere Nieren funktionieren als Entgiftungsstation oder Filter, indem sie das Blut von Schadstoffen, Schlacken, gekillten Bakterien und überflüssigen Mineralien und Vitaminen reinigen. Trinken wir zu wenig, dürfen wir uns nicht beschweren, wenn der „Müllhaufen" im Körper zunimmt und mehr oder weniger versteckte Vergiftungserscheinungen auftreten. Wir werden anfälliger für Krankheiten und Entzündungen aller Art.

Bleierne Müdigkeit kann die Folge sein – um nur einiges zu nennen. Und das ist dann nicht nur auf die zweite Zyklushälfte beschränkt! Also:

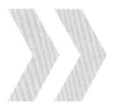

Mindestens 1,5 - 2 Liter pro Tag trinken !

Auch im Winter!!

Dabei ist es bei Hormonmangel-Symptomen nicht ganz egal, **was** wir trinken. Anstatt Kaffee oder schwarzem Tee, empfehle ich zu variieren mit Früchte-Tee, Kräuter-Tee, Grünem Tee oder Milch-Mixgetränken, Buttermilch, Kefir und Wasser mit einem Schuss Saft. Sparsam mit reinen Fruchtsäften umgehen! Sie sind zwar sehr reich an Vitaminen aber auch reich an Fruchtzucker, die den Blutzuckerspiegel nach oben schnellen lassen!

Wer es gewohnt ist, am Tag zwei Liter stilles Mineralwasser zu trinken, kann diesen Abschnitt vergessen. Aber wenn Sie (wie ich) Probleme mit einer ausreichender Trinkmenge haben, dann ist es immens wichtig, dass das Getränk wenigstens gut oder angenehm schmeckt und den Tag über **griffbereit** steht. Um den Überblick zu behalten, kann man sich eine spezielle 2 l (oder 2 x 1 l) Flasche (oder Thermoskanne) am Morgen vorbereiten. Diese Menge muss dann auf die Zeit zwischen der Tasse am Morgen und dem letzten Glas am Abend verteilt werden. Insgesamt sollten es ca. 6 *große* Kaffeetassen oder Gläser sein, die wir pro Tag, zusätzlich zur Nahrung zu uns nehmen. Wem es zunächst schwer fällt ohne Durstgefühl an das Trinken zu denken, der wird feststellen, dass es leichter fällt, wenn die Kannen oder Flaschen in Reichweite stehen. Wundern Sie sich nicht, wenn Sie dadurch etwas abnehmen, denn zuwenig Flüssigkeit triggert SOS-Speicher-Maßnahmen im Körper, die sich nach ausreichender Zufuhr langsam abbauen. Die gesamten Stoffwechselprozesse und Verdauungsmechanismen profitieren davon. Häufige unerklärliche Hungergefühle können übrigens versteckten Wassermangel signalisieren. Deshalb: Bei ungerechtfertigtem Hunger zwischendurch, erst mal trinken! Der Magen wird zusätzlich geschont, wenn extreme Temperaturen bei Getränken oder Nahrung vermieden werden – also weder Kühlschrank-kalt noch kochend heiß.

Praktische Tipps:

» Sprechen Sie sich mit Nachbarinnen ab, wenn Sie Obst und Gemüse verarbeiten oder Sprossen ansetzen. Wenn jeder mit einem Salat nur alle 2-3 Tage dran ist, dann ist das eine wesentliche Erleichterung und vielseitiger ist es auch!

» Eine tolle Idee ist die 1-2 wöchentlich gelieferte Gemüsekiste, die man bei manchen Biobauern bestellen kann.

» Kleine Zwischenmahlzeiten und Getränke griffbereit postieren!

» Immer einen Vorrat von Kräckern, Kornriegeln, verschiedenen Nüssen und „Studentenfutter" daheim haben.

» Wer Brot bäckt: Roggenmehl mit Dinkel mischen!

» Ausreichend Weizen- und Haferkleie oder Schrot verwenden, um die Darmtätigkeit zu fördern.

» Besorgen Sie sich ein gutes Buch über Ernährung!

» Als Zuckerersatz empfehle ich **Agaven-Dicksaft** oder **Stevia**! Stevia gibt es (in Teeläden, Reformhäusern oder übers Internet) als zerriebene Blätter oder Pulver und in Apotheken bekommt man es als Tinktur. Es eignet sich hervorragend als BZ-senkender (!!!), pflanzlicher, kalorienarmer Zucker-Ersatz. 1-2 Tropfen reichen völlig aus, um eine Tasse Tee zu süßen! Dieser natürliche Zucker hat obendrein jede Menge Mineralien, Vitamine und Flavonoide, die für das Immunsystem wichtig sind!

» Einseitige Ernährung – egal durch welche Diät und Kost bringt auf Dauer Hormonprobleme!

» Eine Mineral- und Spurenelement-Blutuntersuchung kann im Zweifelsfall Einseitigkeiten deutlich machen!

» Der Rat von erfahrenen Ernährungsberatern ist meistens wertvoller als die Empfehlungen in den meisten Zeitschriften

» Nahrungsergänzungen sind im Notfall eine Möglichkeit – aber weniger sinnvoll als tägliches Frühstück!

Für Morgen-Muffel:

» Wer früh keinen Bissen herunterbringt, kann seinen Magen durch einen wohlschmeckenden Saft, warmen Tee oder Wasser aufwecken. Stellen Sie sich dazu Glas oder Flasche ins Bad oder auf die Bettablage. Bevor Sie mit der Morgentoilette beginnen, erst ein halbes Glas warmen Tee trinken.

» Einige Dehn- und Streckübungen oder leichte Gymnastik können ebenso den Appetit anregen. Vielleicht noch mit Musik? Danach sind Sie jedenfalls munterer und die Magensäfte sind bereit für ein solides Frühstück. Lernen Sie, den Morgen zu genießen!

» Nehmen Sie sich Zeit für sich – sie kommt nicht von alleine. Das bedeutet mit Sicherheit, den Wecker gnadenlos früher rappeln zu lassen...

» Wenn Sie in Absprache mit einem Ernährungsberater, Arzt oder Apotheker Vitamine in Tablettenform ergänzen, dann ist es ratsam, diese zusammen mit etwas Obst oder Frischgemüse zu sich zu nehmen. So kann mit Hilfe der frischen Vitamine die Tabletten-Ergänzung besser verwertet werden. Diesen Tipp habe ich von einem Extremsportler.

Also doch alles umstellen? Wahrscheinlich nicht alles. Aber vermutlich manches ein bisschen vorsichtiger, sorgsamer, bescheidener, zurückhaltender, bewusster...

Je „zivilisierter" ein Volk ist, umso häufiger sind die sogenannten Zivilisationskrankheiten. Übersättigung, Verwöhnung und Verweichlichung eines Menschen, einer Familie oder Gesellschaft hat auf lange Zeit katastrophale Auswirkungen auf die Widerstandskraft und Leistungsfähigkeit der Betroffenen. Das ist der eigentliche Preis, den wir zahlen müssen – ob wir das wollen oder nicht. Und obgleich wir dies schon viele Male gehört haben, meinen wir immer noch: „Bei mir ist das noch nicht so schlimm. Da gibt es noch *viiieel* schlimmere Schlamper!" Wir werden ernten, was wir säen....

23
Hilfe durch Entschlackung

In unserem Körper gibt es nicht nur *ein* System, das nach einem komplizierten Programm abläuft. Geläufig sind uns vielleicht Nervensystem, Kreislaufsystem, Verdauungssystem und in diesem Buch erfahren Sie viel über das Hormonsystem. Mit dem Verdauungssystem verbunden ist ein weiteres, relativ unbekanntes Entgiftungssystem, das mit den Ausscheidungsorganen eng zusammen arbeitet.

Durch Nahrung, Haut und Einatmung nehmen wir nicht nur lebenswichtige Inhaltsstoffe auf, sondern leider auch jede Menge Schadstoffe. **Unsere Nieren, die Leber, der Darm, die Haut und die Ausatmung sorgen für die erste und schnellste Entsorgung der unbrauchbaren oder schädlichen Komponenten.**

Enthält unser Essen sehr viel Zucker und Bratfett, brauchen wir ein unermüdliches Körper-Chemielabor, das mit starken Säuren die Fette in der Nahrung verdaut, aufspaltet, bindet und verpackt, damit sie für den Körper nicht gefährlich werden können. Je höher der Bedarf an solchen SOS-Säure-Substanzen ist, umso stärker *„übersäuern"* wir. Leider sind diese Säuren auch Substanzen die wieder „entsorgt" werden müssen, weil sie sonst mehr schaden als nutzen. Der Körper ist eigentlich ausgestattet mit vielen Mechanismen, um mit Schadstoffen oder einem Festmahl zurecht zu kommen.

ABER :

Unser Ausscheidungs- oder Abwehrsystem hat Grenzen. Was zu viel ist, ist zu viel! Nur, wohin mit dem Schrott, wenn die Nieren, die Haut und der Darm nicht allen Restmüll ausscheiden können?

So wie wir zuhause Schubladen haben oder eine Rumpelkammer, (in die alles Peinliche schnell verschwinden muss, wenn Besuch kommt) so hat der Körper im Bindegewebe und in der Schleimhaut der Gebärmutter ein relativ großes Depot, wo „Schlacken-Restmüll" zwischengelagert werden kann. Solange das Reinigungssystem funktioniert, wird der übrige „Müll", der nicht schnell genug abtransportiert werden konnte, erst mal chemisch (mit Mineralien) fest verpackt und in Gewebszellen zwischengelagert. Dies geschieht nach einer faszinierenden Prioritätenliste. Zum Beispiel weiß der Körper, dass Schadstoffe im Bindegewebe weniger problematisch sind, als im Blutkreislauf.

Das Bindegewebe funktioniert zwischen Blutgefäßen und Organen sowohl als Isolierung als auch als Schleuse. Es kann wie ein Schwamm zahlreiche Stoffe aus dem Blut und auch aus dem angrenzenden Organ- oder Hautgewebe aufnehmen und solange festhalten bis ein Weitertransport in Richtung Ausscheidung (im richtigen Maß) gewährleistet ist. So ist das Bindegewebe ein wichtiger „Steuermechanismus vor Ort". Wenn dieses Bindegewebe über lange Zeit mit Schadstoff-Schlacken vollgestopft und funktionsunfähig geworden ist, vermehren sich die Schlacken nachweislich auch im Blut und wandern von dort aus weiter zu den Organzellen, wo sie zusätzlichen Schaden anrichten können. So entstehen viele Wohlstandserkrankungen wie Gicht, Arthrose, Herz- und Gefäßkrankheiten oder Demenz.

Dass Schlacken durchaus sichtbar oder spürbar werden können, wissen all diejenigen, die bereits mit Nieren- oder Blasensteinen zu tun hatten. Embolie, Herzinfarkt oder Schlaganfall sind weitere mögliche Folgen einer gravierenden Übersäuerung. Wir haben mit ca. 40 Jahren wahrscheinlich eine ganze Mülldeponie im Bindegewebe, in unseren Organen und Blutgefäßen angesammelt. Besonders schlimm ist es, wenn sich schädliche Metalle in Zellen einlagern, wie z.B. Kupfer, Blei und Quecksilber (Amalgam-Zahnfüllungen!).

Frage:
Und was hat das mit unseren Hormonen zu tun?

1. Unsere Geschlechtshormone sind wesentlich beteiligt in der Immunabteilung. Wenn es im „Körper-Dorf brennt" (weil z.B. die Übersäuerung eine Entzündung im Magen hervorgerufen hat), dann müssen alle

Hormone beim Feuerlöschen helfen! Das bedeutet: für die eigentlichen Aufgaben von DHEA, Progesteron usw. bleibt nicht mehr viel übrig. Die Abteilung der SOS-Hormone fordert alle denkbaren Hormon-Helfer ein. Das ist für den Körper kein großes Problem, wenn es sich lediglich um ein paar Tage handelt. Ernährt sich ein Fräulein allerdings täglich von zwei Tafeln Schokolade und einer Tüte Chips, dann verausgabt sich der Körper in der verzweifelten Übersäuerungsbekämpfung und gleichzeitigen Entzündungsabwehr. Kommt dann auch noch die Pille dazu und allgemeiner Mineralmangel, dann kann sich das zu einer Zeitbombe entwickeln, die beim nächsten Stress-Tag explodiert: psychisch oder / und körperlich!

2. Ein völlig übersäuerter Körper hat irgendwann verschlackte Organe. Besonders die Gebärmutter wird zum willkommenen Müllplatz. Im fortgeschrittenen Stadium sind auch unsere Hormondrüsen von Schlacken belastet, was ihre Funktionstüchtigkeit nicht gerade fördert.

3. Haarausfall und Osteoporose haben in der Übersäuerung und Verschlackung eine mögliche Ursache und mit Sicherheit eine Verstärkung. Wenn im Körper-Mineral-Vorrat Ebbe herrscht, holt sich der Körper die Mineralien aus seinen Mineral-Depots in bestimmten Lagerzellen, z. B. in der Haarwurzel (und die Haare fallen aus). Ganz zum Schluss müssen sogar die eingelagerten Mineralien in den Knochen und Zähnen herhalten. Deswegen müssen wir ganz schnell einige wichtige Fragen stellen:

Übersäuerung (Schlacken) entsteht durch:

- » ZUVIEL Zucker, tierisches Fett und Genussmittel
- » ZUVIEL Hetze, Nervosität, Ärger, Sorgen, Überanstrengung...
- » Liebe Raucher und Alkohol-Freunde – auch Sie sind dabei!
- » ZUWENIG Ausscheidung über Niere (Trinkmenge!), Darm (Ballaststoffe!), Lunge (tiefe Atmung!), Haut (Schweiß)
- » ZUWENIG Ruhe, Ausgleich, Schlaf, Spaß
- » ZUWENIG körperliche Bewegung und frische Luft
- » ZUWENIG Vitamine, Enzyme, Spurenelemente und Mineralien

Was kann ich tun, um Übersäuerung zu vermeiden?

- » WENIG Zucker, tierisches Fett und Genussmittel

- » VIEL trinken und ballaststoffreiche Nahrung
- » Ausgewogene Ernährung mit Vitaminen und Mineralien
- » Ausgewogener Lebensstil
- » Viel bewegen, Sport   ((...äh, hatten wir das nicht schon mal?))

Kann man testen, ob ich „übersäuert" bin ?

Jawohl! Eine nachweisbare Übersäuerung können wir feststellen im Urin oder Blut. Mit einem Teststreifen aus der Apotheke können wir jederzeit den PH-Wert messen. Einige Urin-Tropfen verfärben je nach Säuregrad den Teststreifen. Der Morgen-Urin sollte sauer sein, im Gegensatz zu Proben, die über den Tag verteilt durchgeführt werden. Heilpraktiker und Naturheilärzte, Apotheker und Ernährungsberater können Ihnen dazu noch weitergehende Hilfestellungen geben.

Wie kann man solche Schlacken wieder los werden ?

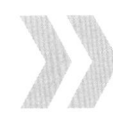

So wie wir in unseren Häusern oder Wohnungen in größeren Abständen einen Großputz veranstalten (um unnötigen Müll los zu werden), so kann man auch im Körper zwischendurch eine Entschlackungskur vornehmen. Die Auswahl von Maßnahmen kann sich sehen lassen:

- » Saft-Fastenkuren, Kräuter-Teekuren, Wacholder-Kur
- » Rohkostdiät und Wildkräutersalate über einige Tage hinweg.
- » Sauna- und Schwitz-Kuren,
- » Natron-Bäder aller Art, Thermalbad-Kur, Moorbäder
- » Einläufe, Darmspülungen
- » Leberkur, Leberwickel
- » Atemgymnastik, Sport aller Art
- » Frieden, Vergebung aktiv suchen und gewähren
- » Basen-Infusionen durch den Arzt oder Heilpraktiker

Bei der Verarbeitung von Schadstoffen und Fetten verbraucht der Körper überdurchschnittlich viel Magnesium und andere Mineralien, um die Säuren zu binden. Ohne diesen Schutzmechanismus würden unsere inneren Organe täglich mehrfach von ätzenden Säuren verbrannt werden. „Ich bin sauer!", sagen wir, wenn wir uns über jemanden sehr ärgern. Es stimmt tatsächlich – Ärger sorgt für Übersäuerung. Die Redewendung

"Da kommt mir die Galle hoch" oder "Da geht mir die Galle über" erzählt ebenfalls von einer Situation, wo die (Gall-) Säure-Ausschüttung auf bestimmte Gefühle folgt. Wenn wir unseren gesamten Körper ins Gleichgewicht bringen wollen, dann dürfen wir die Entschlackung oder die Vermeidung von Schlackenbildung nicht aus den Augen verlieren. Auch in der Kosmetik wird viel vom "Säureschutzmantel" gesprochen und von pH-Hautneutralität. Meistens sind diese Seifen, Cremes und Wässerchen alles andere als "hautneutral". Das wäre aber sehr wichtig für eine gesunde Ausscheidungsfähigkeit der Haut.

Noch ein paar praktische Tipps als Zusammenfassung:

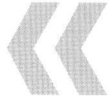

» Besonders bei allen Entzündungsfällen der Haut, bei Pickel, Akne und Aphten (Fisteln) hin und wieder mit verdünntem Natronwasser, Kräutertee oder Kräuter-Auszügen das Gesicht reinigen oder den Mund spülen. Es langt eine Messerspitze auf einem halben Glas Wasser.

» Bitterstoffe bilden ein Gegengewicht zur Übersäuerung. Daher auch die vielfältige Wirkung von Schwedenkräuter-Tinktur, bitteren Kräuterlikören und Wermut, (bitteren) Kräutertees wie Salbei und Wacholder. Sie alle sind stark basisch und hilfreich bei Übersäuerung. Das Gleiche gilt für Natronpulver.

» Birkenblätter haben eine spezielle entgiftende Wirkung. Je mehr Birkenblättertee Sie trinken, umso öfter sollten sie duschen, baden und schwitzen. Unbedingt parallel reichlich Magnesium, Kalzium, Zink und Vitamin C ergänzen. Am besten kombiniert mit viel frischem Obst und Gemüse!

» Einmal pro Woche ein heißes Kräuter- oder/und Natronbad genießen mit kräftigem Abbürsten des Körpers. Dabei zwei leicht gehäufte Esslöffel Natron auf eine volle Badewanne.

» Fastenkuren mit viel Kräutertees und basischen Vollbädern kombinieren – besonders nach großen Festen!

24 Hilfe durch neue Gewohnheiten

Zuerst ein paar Fragen, die uns durch dieses Kapitel begleiten sollen, sozusagen als Richtschnur:

- » *Was tut mir gut? Was genieße ich?*
- » *Wann spüre ich meine Grenzen (Zeit, Kraft, Möglichkeiten)?*
- » *Bei was brauche ich Hilfe? Wer käme dafür in Frage?*
- » *Was brauche ich, um gleichmäßig geben zu können?*

Wahrscheinlich werden unsere Antworten von Zeit zu Zeit unterschiedlich ausfallen. Doch es ist wichtig, dass wir uns in größeren Zeitabschnitten darüber Gedanken machen – BEVOR wir in Problemen versinken! Mit wachsender Familie oder zunehmendem Alter werden unsere Grenzen enger – und das ist NORMAL! Wie gut, wenn uns unsere ersten silbernen (nicht grauen!) Haare daran erinnern, dass wir mit unserem Körper behutsam(er) umgehen sollten, öfter mal eine kleine Pause einlegen und nicht (wie vielleicht früher) die Nächte „durchrackern".

Wenigen Menschen ist bewusst, wie sehr wir von Gewohnheiten geprägt und abhängig sind. Gewohnheiten zu hinterfragen oder gar zu ändern, ist ungeheuer schwer. Alles was für uns „selbstverständlich" ist, hat vermutlich mit den Gewohnheiten unserer Familiengeschichte zu tun. Wir merken das vielleicht am Miteinander einer Hausgemeinschaft oder an den anderen Gewohnheiten des Partners. Um gemeinsame, neue Gewohnheiten einzuüben, braucht es ganz schön Druck. Freiwillig macht das kaum einer.

Wenn unsere Hormonwelt ins Schleudern gerät, der Körper und die Gefühle sich auf wildem Achterbahn-Kurs befinden, dann kann der Punkt gekommen sein, wo wir GEZWUNGEN sind, auf „selbstverständliche Schlampereien" verzichten zu *müssen*. Die Feststellung, etwas aufgeben zu müssen (Rauchen, schlampiges Essen, Bewegungsfaulheit...) ist ein erster kleiner Schritt.

„Jeder neue Weg beginnt mit einem (ersten) Schritt !"

Dieser Satz wird *Charles de Focauld* zugeschrieben, einem von mir sehr geschätzten Ordensgründer. Ich habe es an mir selbst erlebt, wie neue Lebensphasen die Notwendigkeit und Bereitschaft zu neuen Erfahrungen öffneten. Das bedeutete:

» *Vertrautes loslassen und Veränderungen zulassen*
» *Neue Prioritäten setzen und Ziele definieren*
» *Planen und bewusste Schritte gehen*

Ach, wenn das so einfach wäre!

Wenn neue Lebensumstände, Krankheiten oder mangelnde Hormone unsere Gewohnheiten in Frage stellen, dann sollten wir uns sehr genau überlegen, auf welches neue Ziel wir zugehen wollen und welche Schritte dazu nötig sind. Etwas Vertrautes aufhören ist zu schwer, wenn wir es nicht gleichzeitig durch etwas Erstrebenswertes ersetzen. Und dann beginnt das Üben, Üben, Üben, Üben...!

Beispiel:

Ich bin kein Freund von Tabellen – aber ich musste lernen damit umzugehen und entdeckte faszinierende Zusammenhänge meines Hormonsystems. Daraus ergab sich, dass ich dem Körper besser helfen konnte, um wieder leistungsfähig und zuverlässig zu funktionieren. Freiwillig hätte ich das nicht gelernt!

Vieles, was auf den ersten Blick unmöglich erscheint, lässt sich vielleicht mit ein wenig Probiermut wenigstens teilweise umsetzen. Es kann auch sein, dass man erst auf den Geschmack kommen muss, um neue Wege auszuprobieren und dabei Hilfe zu finden. Haben Sie grundsätzlich Angst vor Veränderung oder fühlen Sie sich zwanghaft genötigt, bestimmte, festgelegte Abläufe einzuhalten? Vielleicht kann hier ein Psychotherapeut oder Seelsorger Ihnen Hilfe anbieten.

? *...und wenn es besonders schwer ist?*

Es fällt uns Frauen selten in den Schoß, unsere Bedürfnisse in Sätze zu packen. Nur zu oft bleiben wir in unserem Gefühlsbrei stecken. Das hindert uns zu definieren, was im Moment für uns wichtig ist und wo wir hin wollen. Ich finde es sehr viel leichter, erstmal schriftlich zu formulieren, bevor ich mit jemandem darüber rede. Andere malen ein Bild oder setzen sich an das Klavier. Finden Sie heraus, was Ihnen gut tut, um Entschlüsse und Änderungen reifen zu lassen.

? *...aber wenn mich andere Menschen daran hindern?*

Jawohl, es gibt Schufte, Egoisten und gemeine Menschen - aber ich brauche ihnen noch lange nicht das Recht zu geben, mein Leben zu zerstören. Von Ausnahmen abgesehen, kann ich mich entscheiden, wie weit ich den anderen Menschen oder unschöne Umstände in mich hineinlasse. Ich habe das Recht (und oft die Pflicht!) NEIN zu sagen gegenüber Unrecht, Überforderung oder Missbrauch. Unterordnung und Einordnung hat nichts mit Hörigkeit zu tun !! Hörige Menschen haben verlernt auf ihre Seele zu hören und ihre eigenen Gefühle und Lebensbedürfnisse zu achten. Die gesunde Achtung und Wertschätzung dem Mitmenschen gegenüber beginnt bei meiner Beziehung zu mir und meinen Grenzen und welche ethischen oder religiösen Werte mir bedeutsam sind. Deswegen:

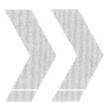

Ich muss von Zeit zu Zeit meine Prioritäten überdenken und eventuell ändern

Beispiele:
» *In Schwangerschaft und Stillzeit haben Freizeitvergnügen einen anderen Stellenwert als in jungen Jahren.*
» *Für die schwierigen Tage im Zyklus werde ich mir nicht einen Großputztag vornehmen.*
» *Die Pflege von Freundschaften bekommt in Tagen der Depression einen ganz anderen Stellenwert. Das ist dann wichtiger als blitzblanke Fensterscheiben.*

Eine Frage dazu:

Von wem lasse ich meine Prioritäten ordnen?

Von der Meinung der näheren u. weiteren Verwandtschaft? Von den Nachbarn, die ja schlecht über einen denken könnten? Oder von meiner Prägung in der Kindheit? Von meinem Wunschdenken oder den Erwartungen an mich selber? Von meinem Hunger nach Anerkennung? Oder von meiner überdachten, bewussten Überzeugung?

Ein paar wichtige Prioritäten-Fragen:
- » *Was will ich jeden Tag schaffen?*
- » *Was will ich jede Woche / jeden Monat schaffen?*
- » *In welchem Turnus sollen Betten bezogen, Fenster geputzt, Keller, Dach und Garage....... aufgeräumt werden?*
- » *Wie ist das mit Zeit für Kinder, Partner, Freunde, Hobby, Besuch, Familienvergnügen,........*

Auf Karteikarten schreibe ich alle Arbeiten, die ich neben der täglichen Routine innerhalb einer Woche oder einem Monat im Haushalt erledigen möchte. Die Karten, die „abgearbeitet" wurden, kommen ans Stoßende, die vordere Karte ist die nächste Aufgabe. Dieses System und viele praktische Ideen habe ich in folgenden Büchern gefunden:

Ticki Küstenmacher: „Simplify your Life"

Sandra Felton: „Im Chaos bin ich Königin", „Im Chaos werden Rosen blühn" und „Ohne Chaos geht es auch".

Schlafgewohnheiten und Entspannung

Unsere Organe sind auf Schlaf- und Ruhephasen angewiesen. Erst recht unser Gehirn! Im Schlaf werden nicht nur Eindrücke verarbeitet, sondern auch manche Hormone in ganz spezifischen Schlafphasen ausgeschüttet. Ist dieses natürliche Wechselspiel z.B. durch späten Alkoholgenuss, reichliches Abendessen nach 20.00 Uhr oder Schlaftabletten gestört, dann kommen wichtige Hormon- und Stoffwechselprozesse aus dem Takt und wir sind am nächsten Morgen nicht zu gebrauchen.... Professor Dr. J. Huber (Wien) weist darauf hin, dass für spezielle Hormone die

Neue Gewohnheiten

Zeit vor Mitternacht besonders wichtig ist. Das widerspricht der These, dass es letztlich egal ist, wann wir schlafen, solange wir genug schlafen. Das ist für diejenigen ein Dauerproblem, die Schichtdienst haben oder rund um die Uhr mit kranken Kindern beschäftigt sind. Das kann über längere Zeiten im Hormonhaushalt negative Auswirkungen haben.

Folgende **Testungen** (per Speichel) sind bei Schlafstörungen ratsam: Cortisol, Progesteron, Östradiol, Östriol und DHEA. Im Morgen-Urin ist das Schlafhormon Melatonin zu messen.

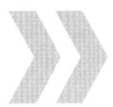

Noch ein paar praktische Tipps für die Schlaf-Gewohnheiten:

» Stellen Sie sich einen großen Kochtopf vor auf Ihrem Nachttisch! Bevor Sie unter Ihre Decke schlüpfen, kommen alle wilden Gedanken in den imaginären Topf und oben drauf legen Sie den Deckel. Ich verspreche Ihnen, die Gedanken und Sorgen werden nicht davon laufen, sondern geduldig darauf warten, bis Sie am nächsten Morgen wieder aufwachen.

» Nacht-Eulen fällt es schwer, früher ins Bett zu gehen. Die innere Uhr in kleinen Schritten l a n g s a m in Viertelstunden-Schritten an frühere Bettzeiten gewöhnen.

» Oft genügt es schon, wenn man sich gemeinsam abspricht, ab wann man den Fernseher abschaltet. Späte Nachrichten oder Börsenberichte, Spätkrimis lieber über Video aufzeichnen, wenn man meint auf die Informationen nicht verzichten zu können. Es macht mehr Sinn, das wesentliche am nächsten Morgen durchzuzappen.

» Mittagsschlaf! Aber nicht länger als 30 Minuten, damit das Aufstehen leichter fällt!

» Auch ein bewusstes Liegenlassen der Bügelberge gehört dazu (z.B. wenn die Kinder schlafen), um selber die Beine hochzulegen oder ein Nickerchen zu halten. Erst recht, wenn die Nacht kurz oder unterbrochen war! In der zweiten Zyklushälfte brauchen wir ein größeres Maß an Ruhepausen.

» Wenn der Mittagsschlaf wenig realistisch erscheint, dann lohnt sich der Versuch, immer wieder zwischendurch für kurze Zeit zu entspannen.

» Der Körper signalisiert meistens mit einem „Toten Punkt", wenn er die Ruhe braucht. Wenn möglich ausnutzen!

» Ich muss entspannen lernen und darf es auch am Tag – ohne ein schlechtes Gewissen haben zu müssen!!

» Wenn Sie lange Autostrecken fahren müssen oder im Büro am Schreibtisch tätig sind, dann kann man nach 1,5 Stunden kurz unterbrechen und die Arm- und Beinmuskeln abwechselnd anspannen und entspannen. Dies gilt auch beim Bügeln, Fernsehen und aller einseitigen Haushaltsarbeit. Wichtig ist dabei, dass wir dem Schmerzsignal zuvorkommen. Also nicht erst warten, bis der Rücken sticht.

Fragen:
Welche Muskelpartien verspannen sich bei mir besonders gern?
Bei welcher Gelegenheit?
Welche Art der Entspannung praktiziere ich?
Welche Art will ich lernen?
Wie / wo?

Erschöpfung und Kopfweh lassen bei Verspannung nicht lange auf sich warten. Entspannen kann man fast überall und in jeder Lage. Voraussetzung ist, dass ich ein Gefühl habe für Muskelanspannung und -entspannung. Dazu braucht man kein Yogameister zu sein. Innerlich und äußerlich loszulassen, tut gut. Äußere Hilfsmittel können Kuschelkissen, bequeme Sofas und Sessel, ein Nackenkissen oder eine Massage-Matratze sein. Auch Gedanken kann man bewusst weglegen und loslassen. Anstatt an die Probleme zu denken, lieber die Lieblings-CD einlegen. Oder: Wollen Sie mal die Stille versuchen?

Gewohnheiten mit Sport und Bewegung

Wichtig für: Sauerstoffversorgung, Durchblutung von Gehirn und Körper, Kreislauf, Verdauung und Stoffwechsel, Venen (Krampfadern), Festigkeit vom Bindegewebe und Entwässerung.

Ohne festen Plan oder festgelegte Termine fast unmöglich! Es gibt immer noch etwas Schöneres und Wichtigeres zu tun als zu schwitzen oder zu laufen!

Wir haben uns tatsächlich einen Hund zugelegt! Seitdem MUSS ich raus an die frische Luft und das tut mir sehr gut. Inzwischen habe ich gelernt, dass die Hormonproduktion auch mit unserer Bewegungsaktivität zusammenhängt. Besonders die Wachstumshormone sind davon betroffen!

Wenn Sie keinen Vierbeiner haben, dann bilden Sie sich wenigstens einen ein. Nennen Sie Ihren imaginären Hund „Ha-eM" (Hormonmangel) und führen Sie ihn jeden Tag (am besten früh) für wenigstens 30 Minuten aus. Sie wissen, wenn der Hund nicht raus kommt, muss Frauchen büßen!!

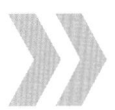

Kleine Tipps:
- » Nageln Sie sich terminlich fest mit regelmäßigem Sport!
- » Bieten Sie sich an, den Nachbarhund Gassi zu führen oder begleiten Sie den/die Hundebesitzer auch bei scheußlichem Wetter.
- » Kaufen Sie sich eine teure Jahreskarte vom Hallenschwimmbad oder Sportverein. Sie muss *so* teuer sein, dass uns jeder unbenutzte Tag reut...
- » Nur sehr konsequente Persönlichkeiten erreichen ihr Ziel mit einem Aerobic-Video oder einem Heimtrainer.
- » Schließen Sie sich zu Laufgemeinschaften zusammen!
- » Gemeinsames Kinderwagenschieben in zügigem Tempo oder regelmäßiger Rundgang sind immer noch besser als gar nichts!
- » Suchen Sie sich eine sportliche Aktivität die Ihnen Spaß macht – mit der Zeit werden Sie merken, wie gut es Ihnen tut.
- » Lassen Sie jemanden regelmäßig nach Ihren Fortschritten fragen.
- » Belohnen Sie sich für das Durchhalten!
- » Haben Sie einen Kellerraum, wo vielleicht eine nackte Wand übrig ist, an die man einen Softball schlagen kann?
- » Auch eine halb hochgeklappte Tischtennisplatte kann behilflich sein, um zu trainieren. In manchem Gemeindezentrum stehen Tischtennisplatten am Vormittag verlassen herum, die man mit Gleichgesinnten nutzen könnte.
- » Wie wäre es mit einem Frauensport 3 x 45 Min. am Vormittag in Ihrem Gemeindezentrum? Das kann mit Musik sein oder mit Hilfe eines

Videos. Sie können verschiedene Sportarten versuchen, z.B. joggen, stramm gehen, gemeinsam ins Bad oder auf das Rad steigen. Als besonderen Angelhaken: Zu Monatsbeginn zahlt jeder einen festgelegten Beitrag ein. Wer einen Monat lang pro Woche 3 x mitgemacht hat, bekommt sein Geld wieder zurück. Wer auch nur einmal fehlte, überlässt der Gemeinde oder einem guten Zweck seinen Beitrag als Spende.

» Es haben sich Sportarten bewährt, die unsere Bauchmuskeln durch schlagende Bewegungen stimulieren, das erwähnte Badminton, Tennis, Tischtennis, Squash, Federball, Weitwerfen. Ich habe den Verdacht, dass sich diese auch auf die Beckenbodenmuskulatur bemerkbar machen. Das ist für die Zeit nach einer Geburt und in den Wechseljahren besonders wichtig.

» Für die Beckenbodenmuskeln und die Bauchregion ist auch eine aktive Sexualität von Bedeutung. Es gibt kaum eine Tätigkeit, die soviel Kalorien und Muskelkraft verbraucht wie ein Orgasmus.

» Wenn Sie eine Sportart suchen, die Ihrer Partnerschaft und Ihrem Körper gleichzeitig dient, dann suchen Sie sich einen (Rock'n Roll-) Tanzkurs in einem Tanz-Sport-Verein, der Ihre Beine in Schwung bringt. Oder Sie gehen (mit Ihrem Mann) jeden Abend eine zügige Spaziergang-Runde um zwei Häuserblocks.

» Ein Muskeltraining ganz anderer Art ist kräftiges Singen!!

» Wer viel herzhaft zu lachen hat, z.B. bei einem „bunten Abend" einer Freizeit, bei einem Familienfest, einem lustigen Spiel oder Film, sorgt nicht nur für fleißige Bauchmuskelarbeit, sondern auch für tiefste, psychische Entspannung! Lachen ist doppelt gesund!

» Wer regelmäßig zur Arbeit oder zum Einkaufen gehen muss, der kann eine Busstation später oder früher einsteigen/aussteigen. Wer gerne mit dem Rad fährt, kann manche Besorgungen auf diese Weise mit Bewegung kombinieren.

» Treppen sind wunderbare Fitnessgeräte, die in den meisten Wohnhäusern und Firmen umsonst zur Verfügung stehen.

» Sicher kann auch ein Training in einem Fitness Center helfen – aber bitte für den Körper und nicht für den Wettbewerb...

Fallgeschichte:
Dr. Lee erzählte mir eine nette Begebenheit von einer seiner Patientinnen. Eine Frau mit extremen PMS-Symptomen suchte bei ihm Rat. Beim Gespräch über ihren Tagesrhythmus wurde deutlich, dass sie keinerlei körperliche Aktivitäten in ihrem Alltag vorweisen konnte. Nach dem Rat von Dr. Lee meldete sie sich sofort beim naheliegenden Badminton-Verein als Anfängerin an. Sie entdeckte bald, dass ihr diese Sportart nicht nur gefiel, sondern dass sie erstaunlich schnell vorwärts kam. Sie trainierte fleißig und es dauerte nicht lange, bis sie zu den Fortgeschrittenen aufstieg und bald sämtliche Frauen im Verein regelmäßig besiegte. Um weiter zu kommen, begann sie gegen die „fortgeschrittenen Männer" zu spielen. Als sie schließlich auch diese besiegte, war sie frei von ihren sämtlichen PMS-Symptomen...

Als ich diese Anekdote bei einem Vortrag weitergab, meinte eine Oberärztin im Publikum: „Na sehen Sie, das ist doch alles psychisch! Nachdem die Frau selbstbewusster war, brauchte sie kein PMS mehr..."

Ist PMS also doch nur psychisch verursacht? Es gibt leider immer noch Ärzte die das so verstehen und überweisen die „rätselhaften Frauen" zum Psychologen oder in die Psychiatrie.

Neue Gewohnheiten

25
Hilfe durch Heilkräuter und Naturheilkunde

„...fragen Sie Ihren Arzt oder Apotheker!" so heißt es immer in der Werbung. Jawohl, die Fachleute für Körper, Seele und Gesundheit sollten uns bei allen Fragen rund um Wirkstoffe und Medikamente kompetent zur Seite stehen... *sollten!*

Unter diesem Kapitel könnte man eine lange Liste anbieten, was als vielversprechende „Generalheilkuren" angeboten wird: Bachblüten, Entspannungsübungen, Kirschenschnaps, Heu- oder Dinkelkissen, Akupunktur und Omas Melissengeist. Alle Versuche, der Menschheit zu helfen, achte ich mit großem Respekt und höre aufmerksam zu. Es fällt mir oft schwer auseinander zu halten, wo Wirkstoffe Heilung anregen und wo die Seele mit der Kraft von Hoffnung und Glaube weiterheilt. Wer will das jemals genau definieren? So vieles ist noch zu entdecken und auszutauschen.

Generell gilt: **Was mir gut tut, muss noch lange nicht allen anderen auch helfen und umgekehrt genauso.** Die Naturheilkunde gewinnt in medizinischen und klinischen Einrichtungen an Boden und Bedeutung. Abgesehen von den heißen Debatten und Streitgesprächen zwischen Vertretern und Kritikern der alternativen Heilmethoden scheint mir ein Aspekt besonders wichtig: Der Respekt und die Achtung vor der Einmaligkeit eines jeden Körpers und seiner geheimnisvollen Abläufe und Zusammenhänge. Was für eine Wunderwelt! Das gilt auch dem faszinierenden Wechselspiel zwischen Seele und Körper. Die Naturheilkunde versucht heute auf diesem breiten Spektrum den ganzen Menschen zu sehen und ihm ganzheitlich zu helfen. Und da ist auch unser Hormon-

Kräuter- und Naturheilkunde

thema mit einbezogen. Jedes medizinische Gebiet hat seine Grenzen – auch die Naturheilkunde. Es geht mir in folgendem Kapitel nicht darum, bestimmte Methoden oder Kuren als Wundermittel anzupreisen. Bei aller Begeisterung über Möglichkeiten alternativer Heilmethoden, sind wir herausgefordert nüchtern und wachsam die Spreu vom Weizen zu trennen. Auch in der Natur gibt es Gift! Für die natürlichen Mittel gibt es genauso ein Zuviel oder Zuwenig mit entsprechenden Folgen! Im Bereich der Naturmedizin tobt leider eine genauso ausgefeilte Marketing-Schlacht wie in schulmedizinischen „Gewässern". In beiden Lagern wird die Not, Hoffnung und Gutgläubigkeit von Kranken ausgenutzt.

Ich höre immer sehr genau hin und frage nach, wenn Menschen von guten und schlechten Erfahrungen mit bestimmten Methoden, Heilverfahren und Medikamenten berichten. Es wäre wünschenswert, wenn solche Erfahrungen auch für Ärzte interessant wären. Sehr oft verschweigen Patienten erhaltene Hilfe aus dem Naturheilkundebereich, da manche „Schulmediziner" bei solchen Berichten die Stirn runzeln oder über den naiven Volksglauben lächeln. In krassen Fällen muss sich der „treulose Patient" sogar Vorwürfe anhören.

Unter dieser unguten Polarisierung von „Schulmedizin kontra Naturheilkunde" leidet unser ganzes Gesundheitswesen. Vorurteile auf beiden Seiten und das Verteufeln der anderen Erfahrung schafft Fronten. Wir Patienten fühlen uns gegen unseren Willen in einen „Krieg zum Wohle der Menschheit" verwickelt und wissen immer weniger, wem wir wann unsere Leiden anvertrauen sollen. Früher ist man zum Dorfarzt gegangen. Der hat uns gesagt, was wir tun sollen und dann ist „es" entweder besser geworden oder auch nicht. Heute haben wir in einem Dorf zwölf Spezialisten (für jedes Körperteil einen) und jeder weiß es besser als der andere... Ohne Untersuchungsgeräte und Medikamente aus der „Roten Liste" kommt ein Schulmediziner heute kaum mehr aus. Ja er ist sogar rechtlich verpflichtet, nach den Vorgaben der „anerkannten" Therapien zu behandeln. Der Naturspezialist oder Heilpraktiker dagegen überzeugt uns, dass alle Schulmediziner völlig falsch liegen und verkauft in Kügelchen verpackt die gesammelten „Energien des Universums".

Es ist heute schwer geworden zu entscheiden, wem ich nun glauben soll und wem nicht. Einander in den unterschiedlichen Aspekten der Heilkunde ernst zu nehmen, fachlich und sachlich nach Wegen zu suchen – ohne dabei den Boden der Menschlichkeit oder der Realität zu verlassen – wo finde ich das? Für mich persönlich ist es wichtig geworden, dass Hilfen naheliegend, einfach, offensichtlich und möglichst für den gesunden Menschenverstand nachvollziehbar sind. Mit den konkreten Hilfen, die Sie in diesem Buch angeboten bekommen, ist man erst einmal bestens beschäftigt.

Ich bin ein großer „Fan" der Kräuterheilkunde. Schauen wir uns zunächst dort nach frischem Wind für „schlappe Hormonfähnchen" um.

Zur Pflanzenheilkunde generell

Um einen Überblick über die unendliche Fülle von Heilkräuter-Weisheiten zu bekommen, bräuchte es ein eigenes Studium. Viele Bücher sind dazu auf dem Markt zu finden. Mir hilft es beim Sortieren der oft widersprüchlichen Berichte, wenn ich von möglichst verschiedenen „Windrichtungen" Literatur zusammensuche. Dabei ist es nicht immer möglich, Übertreibungen und Begeisterung von der eigentlichen Wahrheit zu trennen. Jedem, dem endlich geholfen wurde, gestehe ich diese subjektive Bewertung zu. Wenn dann auch noch viele andere solche Erfahrungen machen (oder negative), dann bekommt das ein ganz anderes Gewicht. Ich habe einige Tipps gesammelt und festgehalten, die mir und meiner Familie gut getan haben. Einiges werde ich Ihnen davon weiter geben. Aber lassen Sie sich locken, sich selber umzuhören und Erfahrungen zu sammeln – vielleicht mit ganz anderen Mitteln! Noch schöner wäre es, wenn Sie uns von dem wissen lassen, was Sie entdeckt, ausprobiert und erfahren haben.

Die hier vorgestellten Symptome und die dazugehörigen Heilpflanzen sind nur ein winziger Teil der Kräuterkunde. Für Anwendungen als Tee, Tinktur oder Küchengewürz, können wir Wildkräuter und Gewürze in der Natur, in Drogerien, Teeläden oder Apotheken finden. Um das Buch nicht in ein Lexikon für Heilkräuter ausarten zu lassen, habe ich nur wenige Anwendungsfälle herausgegriffen, die typische Symptome von Hormonschwankungen sein können. Folgende Tipps ersetzen nicht die individuelle Ursachensuche, Diagnose oder Behandlung von einem Arzt oder Heilpraktiker.

Blähungen und Verdauungsbeschwerden

Die positive Seite von abgehenden Winden ist: Die eigentlich schädlichen Gase entweichen und damit wird der Körper entlastet! Sie sind deswegen eigentlich eine sinnvolle Entgiftungsmaßnahme, die wir uns nicht verkneifen sollten! Aber die Schmerzen, die oft damit verbunden sind, brauchen wir nicht einfach so hinnehmen. Es gibt Hilfe!

In meinem Fall helfen mir am besten Fenchel-, Kümmel- oder Anistees. Die Griechen empfehlen einen Ouzo (Anis-Schnaps). Besonders, wenn man Hülsenfrüchte, Kraut, Zwiebeln oder frisches Brot liebt, heißt es vorsichtig zu sein und nach dem Essen nicht längere Zeit zu stehen oder zu sitzen!!! Wenn die Blähungen schlimm sind, dann lege ich mich auf die rechte Seite. Mit der flachen Hand drücke ich langsam auf meinen Bauch und nehme dann die Hand ruckartig weg, damit die Bauchdecke zurück schnalzt. Ähnlich wirkt eine tiefe Bauchatmung, bei der sich die Bauchdecke deutlich bewegt. Zwischendurch mit der Hand den Bauch im Uhrzeigersinn massieren. Ballaststoffreiche Kost (in Maßen) verhindert eine Verstopfung, die Blähungen noch schlimmer macht. Immer wieder zwischendurch aufstehen, wenn man lange Zeit sitzt. Ist dies nicht möglich, dann können Sie mit (unsichtbarer) Beckenboden-Gymnastik einen ähnlichen Effekt bewirken.

Eine für mich neue Entdeckung für Verdauungsbeschwerden sind Flohsamen, die ähnlich eingesetzt werden wie der Leinsamen.

Brustschmerzen

Nachtkerzenöl! Anstatt Kapseln einzunehmen, reibe ich das Öl lieber direkt auf die Brust. Es ist ohne Rezept in Drogeriemärkten und Apotheken erhältlich. Sie können auch die getrockneten Samen der Nachtkerze in der Kaffeemühle malen und in kaltgepresstem, hochwertigem Öl einlegen und im Kühlschrank aufbewahren.

Bei Entzündungen und Verhärtungen unbedingt vom Arzt kontrollieren lassen! Er kann **Quark-, Zwiebel- oder Schwedenkräuter-Umschläge** empfehlen, um eine Entzündung zu stoppen. Ich trinke in so einem Fall basischen Kräutertee! Brustspannen kann ein Hinweis auf Östradiol-Überschuss sein!!

Handelt es sich um typische PMS-Brustschmerzen und Überempfindlichkeit der Brustwarzen, dann raten Naturheilärzte gerne zu Agnus-Castus-Präparaten (Mönchspfeffer). Alles was die Milchbildung und das dazugehörige Milchbildungshormon (Prolactin) bremst, kann dienlich sein: **Mutterkraut, Frauenmantel, Salbei.**

Entzündungsbereitschaft

Ich habe aus meinen früheren PMS-Zeiten eine generelle Entzündungsbereitschaft in Erinnerung, die vielleicht durch eine zusätzliche Schilddrüsenschwäche begünstigt war. Gelenke, kleine Wunden und Zahnfleisch waren immer wieder rot und schmerzten. Tiefe Pickel und Eiterherde in der Haut tauchten verstärkt auf. In jener Zeit lernte ich die Hilfe meines Spezialöls kennen. Im Sommer setze ich dazu ein Johanniskraut-Öl an: In eine saubere, dunkle Saftflasche kommt kaltgepresstes Olivenöl mit getrockneten Johanniskrautblüten. Nachdem die Flasche einige Wochen im Heizkeller oder in der Sonne stand, fülle ich davon ca. 100 ml in ein dunkles leeres Medizinfläschchen ab und gebe noch einige Tropfen Teebaum-Öl oder/und japanisches Heilpflanzenöl dazu. Dieses Öl verwende ich bei Gelenkschmerzen, Hautproblemen, Mund-Bläschen (Aphten), Entzündungsherden und zur Massage.

Depression

Es gibt ergänzende Hilfen in der Naturmedizin, die in Absprache mit einer medizinischen Fachkraft in Anspruch genommen werden können: Johanniskraut oder einfacher Gartenborretsch als Tee oder Öl. Generell viel trinken und Ballaststoffe essen und nicht vergessen: Mit dem Arzt an mögliche Hormonschwächen denken! *(Mehr dazu im Kapitel 17).* Vielen hilft bei leichten depressiven Gemütsschwankungen ein Haustier, schöne Musik und die freie Natur bei einem morgendlichen Spaziergang. Licht, Licht, Licht! Sobald es hell wird: Raus aus der Bude und Sonne tanken!

Bei schweren Depressionen muss ein Arzt hinzu gezogen werden – der hoffentlich noch mehr Hilfen kennt als nur ein Antidepressivum!

Hilfe für alle Frauenorgane

Der **Frauenmantel** und die **Schafgarbe** haben eine herausragende Bedeutung in der Kräuterheilkunde. Auch das **Mutterkraut** und das **Hirtentäschel** gehören zu den altbewährten Helfern. In Form von Tee oder in kleinen Schnipseln in Salat, Gemüse und Suppe können wir die Blätter vom Frühjahr bis zum Herbst in Anspruch nehmen. Frauenmantel ist in seiner veredelten Form eine dekorative Gartenpflanze. So können Sie Nützliches mit Schönem verbinden. Auch Ingwer und Safran haben vielseitige Wirkungen auf unsere Frauenorgane.

Wer die sogenannten „**Schwedenkräuter**" genauso schätzt wie ich, sollte beim Kaufen der fertigen Tinktur oder Ansetzen der Kräutermischung aus der Apotheke nicht die Billig-Version (ohne **Safran**) nehmen. Gerade die teuren Krokusstempel sind für unsere Geschlechtsorgane wichtig.

Kräuter, die das Nervensystem stärken

...und damit Stressfolgen lindern: **Rosmarin, Melisse, Johanniskraut, Hopfen, Wolfstrappkraut, Baldrian, Weißdorn**.

Meine Heilpraktiker-Freunde würden noch Maca aus Südamerika nennen oder die Ginseng-Hilfen aus dem asiatischen Raum. Wer die Ruhe- und Schlafpausen vernachlässigt sollte erst mal seine Tageseinteilung überdenken, bevor er zu irgend einem Mittel greift!!!

Bei Schwellungen oder Wasseransammlungen

...aller Arten und bei entsprechenden **Spannungsschmerzen** greife ich anstatt zu einer Entwässerungstablette zum **Brennnesseltee**. Drei Tassen pro Tag machen sich schnell bemerkbar und sind meistens genug. Ein Teelöffel **Schwedenkräuter** in einem Glas Wasser oder Tee am Morgen tut mir ähnliche Dienste. Wenn die Schwellungen von einer müden Schilddrüse verursacht werden, dann könnte man mit **Seetang** und **Meeresalgen** nachhelfen.

Für Gelenkschmerzen

...habe ich im Beinwell einen speziellen Helfer gefunden. Diese Pflanze ist für mich etwas besonderes unter den Heilkräutern. Englische Mönche haben aus ihr eine größere Zuchtform entwickelt, die sie Comfrey benannten. Die Salbe für Gelenkschmerzen wird aus der Wurzel gewonnen und ist in allen Apotheken zu haben. Die *Abtei Fulda* ist in Deutschland eine herausragende Adresse für den Bezug von Pflanzen und Fachliteratur – nicht nur zum Thema Comfrey.

Auch das bereits erwähnte Johanniskraut-Öl habe ich gerne bei Gelenkschmerzen eingesetzt.

Bei Trockenheit von Schleimhäuten und Scheide

...helfen mir Öle, die reich sind an Vitamin E und die Ringelblumensalbe. Gutes, kalt gepresstes Olivenöl ist seit Jahrtausenden ein bewährtes Heilmittel bei rissiger, verletzter oder überempfindlicher Haut – besonders auch im Mund und auf der Scheide! Ein besonderer Tipp ist eine Salbe u.a. aus Olivenöl und Beinwell!

In der Naturheilkunde

...spielt die Haut als Aufnahme und Ausscheidungs-Organ eine große Rolle – mit Recht! Über unser größtes Organ nehmen Körper und Seele in gleicher Weise Anwendung und Zuwendung auf. Wenn wir nun den ganzen Menschen im Blick haben, dann können wir auch in diesem Bereich reichlich Hilfen finden.

Kneipp- und Bad-Anwendungen

Waschungen, Teilbäder, Vollbäder sind eine Fundgrube für sich. Es lohnt, sich speziell zu diesem Thema ausführlich zu informieren. Für unsere Zwecke greife ich einige wesentlichen Hilfen heraus, die in besonderer Weise unsere Bemühungen unterstützen, ins biologische und seelische Gleichgewicht zu kommen.

Obwohl in vielen Haushalten das Duschen zur täglichen Gewohnheit wurde, sollte trotz Wasserknappheit hin und wieder ein Bad in der Wanne möglich sein. Anstatt schäumender Seifen und parfümierten Badezusätzen kann man sich in einem Topf Kräutertee-Konzentrat kochen, abseien und ins Badewasser dazugeben. Oder man hängt die Kräuter in einem Leinensäckchen unter das einfließende Wasser. Noch einfacher sind fertige Kräuterzusätze und Mineralsalze aus Drogerien oder Apotheken. Vor oder während dem Bad steigert eine Massage mit Schwamm oder Bürste den gewünschten Effekt. Besonders wichtig ist, dass Sie die Zeit in der Wanne genießen können, so dass die Seele dabei zur Ruhe kommt und das Gemüt tanken kann. Ein Bad oder Teilbad hat immer mehrfachen Nutzen:

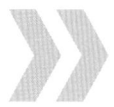

- » Schlacken, alte Haut, Schweißreste und Schadstoffe werden gelöst, abgestoßen und ausgeschieden.
- » Mineralien, Feuchtigkeit, Öle und Vitamine ziehen durch die Haut ein.
- » Die Durchblutung der Haut und Erneuerung von tieferliegendem Gewebe wird angeregt.
- » Heilende oder ausgleichende Substanzen werden vom Körper aufgenommen zur Weiterverarbeitung.
- » Muskeln und Seele werden entspannt....

.... um nur einiges zu nennen!

Es lohnt, sich eingehender mit der Badekultur und ihren vielseitigen Anwendungen zu beschäftigen. Wertvolle Tipps können Sie über Kneippbücher und Apotheker erfahren.

Eine gesteigerte Wirkung haben kalte Güsse, die vorher, dazwischen oder nach dem Bad über Arme oder/und Beine verabreicht werden. Oder wie wäre es mit einer richtigen Wechseldusche: kalt und warm abwechselnd! Danach sind Sie munter!!! Kreislaufschwäche u. Durchblutungsstörungen verschwinden freiwillig nach einer solchen Prozedur... Zugegeben, das ist nichts für „Warmduscher".

Wenn man weiß, wie aufnahmefähig Fuß- und Handflächen sind, dann verstehen wir, warum Fuß- und Unterarm-Teilbäder viel Sinn machen. Auch die alten Sitzbäder hatten sehr wohl ihre Berechtigung – nicht nur für den Bauch und Unterleib!

Eine weitere, ganz andere Form ist das Tautreten in Wiese und Garten! Sobald es die Außentemperaturen zulassen, ziehe ich bei meinem Morgenlauf liebend gerne die Schuhe aus. Das bringt uns zum nächsten Punkt:

Abhärtung kontra Verweichlichung

Gegen eine grundsätzliche Verweichlichung anzukämpfen, lohnt sich nicht nur im Blick auf unseren Kreislauf. Unsere Temperaturregelung im Körper und die Immunstärke ist größtenteils Aufgabe der Hormone. Wenn nun durch eine konstante Wohlfühl-Temperatur dieser gesunde

Kräuter- und Naturheilkunde

Regelungsmechanismus nicht mehr gefordert wird, entwickelt er sich früher oder später zurück. Darunter leidet dann unsere Widerstandsfähigkeit und die Anfälligkeit für Erkältungen und Infekte steigt.

So wird empfohlen, auch an kühlen bis frostigen Tagen für einige Momente auch mal ohne Jacke vor die Tür zu gehen. Wir nehmen auf diese Weise sozusagen ein Luft-Wechselbad. Dies soll nicht länger als 1-3 Minuten dauern. Hinterher wieder gleich ins Warme gehen! So wird unsere Durchblutung und Abwehrfunktion trainiert.

Genauso wichtig ist es, mit angemessener Kleidung auch bei „Schmuddelwetter" einen Spaziergang an der frischen Luft zu machen – und erst danach im Einkaufszentrum! Die Wenigsten von uns dürften dabei so konsequent sein, dass sie dies auch ohne Hund tatsächlich umsetzen. Anders ausgedrückt: Wir sorgen für die Gesundheit unseres Hundes besser, als für die unseres Körpers! Bei mir war es so....

Wärme

Wer mit Hormonschwäche zu tun hat und nicht gerade unter Hitzewallungen davon fließt, muss auf eine angemessen warme Kleidung achten. Schönheit hin oder her – warme Socken an den Füßen können zeitweise genauso wichtig sein, wie alle Nahrungstipps zusammen. Achten Sie darauf, dass Sie nicht frieren! Ein kalter Körper produziert weniger Hormone. Das andere Extrem: Fieber ist nichts anderes als eine natürliche SOS Hilfe, damit mehr Hormone für die Abwehrkräfte produziert werden und der Körper dazu ruhiggestellt wird.

Unsere Körperwärme hängt mit der Durchblutung zusammen. Wenn sie bei langer sitzenden Tätigkeit frösteln, dann ab zur nächsten Treppe. Suchen Sie sich die Toilette, die am weitesten entfernt ist...

Massagen

Es gibt wenige Bereiche in der Medizin, bei denen seelische und körperliche Heilwirkung so nah beieinander liegen wie bei behutsamer Massage. Hier entspannt sich nicht nur das Muskelgewebe sondern auch das Gemüt. So sind viele Masseure gleichzeitig Seelentröster. Sie kennen viele Menschen, die erst über körperliche Nähe und Hautkontakt innere Spannung und Verkrampfungen loslassen können.

Einfache Massagehandgriffe sind nicht schwer zu lernen. Wenn Sie die Möglichkeit haben über einen Kurs (VHS, Gesundheitszentren) Grundtechniken einzuüben, dann kommt das Ihrer Ehe und Familie zuerst zugute. Mit dem Partner oder einer Freundin zusammen, macht so ein Kurs doppelt Spaß und Sinn, denn dann können Sie sich gegenseitig verwöhnen und helfen. Schon kleine Kinder sind sehr empfänglich für eine beruhigende Massage. Warum nicht bei Spannungszuständen von Frauen mit PMS oder in Wechseljahren einige Massageeinheiten in Anspruch nehmen? Ich bin sicher, dass diese Hilfe noch viel zu beschränkt verschrieben und angewendet wird. In der Schönheitskosmetik kennt man die sinnvolle Unterstützung durch Massage! Dort wird das Angenehme mit dem Nützlichen verbunden, indem man Pflegesubstanzen nicht nur auf die Haut aufträgt sonder sanft einmassiert. Genauso lassen sich Tinkturen, Heil- und Pflanzenöle oder eine Heilcreme einmassieren. Durch die Reibung wird die Durchblutung angeregt und damit ziehen die Substanzen schneller und tiefer in die Haut ein. Ich kenne Frauen, die speziell wegen der Kopfmassage zum Friseur gehen!

Wirkstoff-Konzentrate

Nachdem alles sehr schnell gehen muss in unserer Zeit, werden immer mehr Konzentrate für Haushalt und Gesundheit angeboten. Man möchte möglichst schnell zum Ziel und nichts dabei verpassen. Im Bereich Gesundheit muss dann ein Vitaminkonzentrat her und Kräuterextrakt-Kapseln. Selbst das Einschlafen muss mit Schlafmitteln schneller gehen....

Die Naturheilkunde propagiert den sanften, behutsamen Weg, der nicht alles um jeden Preis will. In unserem Leben sind wir bereits so überladen von Reizen, Genüssen, Gaumenfreuden und Vergnügungen, dass wir das Gespür für die natürliche Ausgewogenheit in Körper und Seele oft verlieren. Die Konzentrate locken uns dann in eine zusätzliche Sackgasse: Durch noch mehr „Kraftfutter", Vitamine, Kapseln und Wässerchen können wir ja mit unserem überzogenen Lebensstil weiter machen. Wir „brauchen" dann ja auch nicht so schnell aufzuhören mit Genussgift-Konsum und Dauer-Hochleistung – oder?

Es gibt aber auch Bereiche, in denen Konzentrate helfen, umständliche Vorgänge zu vereinfachen. Ich denke da z.B. an Badekonzentrate, die ein umständliches Hantieren mit großen Teetöpfen erspart. Auch zum Inhalieren und Dampfbad eignen sich einige Tropfen von Pfefferminz- oder Kamillekonzentrat. Doppelt wichtig ist es, bei Konzentraten genau zu dosieren, damit der Körper nicht einem schädlichen ZUVIEL ausgesetzt wird.

Homöopathische oder chinesische Richtlinien

Inzwischen haben viele Homöopathen bei mir die Fachschulung für natürliche Hormonhilfen absolviert. Ich schätze ihre aufmerksame Zuwendung zu ihren Patienten sehr. Sie kennen die Lebensumstände ihrer Patienten. Ihr Dienst ist vergleichbar mit den guten Land- und Hausärzten der alten Zeit. In ähnlicher Weise freue ich mich über die Zusammenarbeit mit Naturheilärzten, die noch mehr Möglichkeiten in der alternativen Behandlung bieten. Sie bringen immer wieder Vorschläge und Erfahrungen ein, wie über Akupunktur, Akupressur, Magneten und klassische Homöopathie alternativ geholfen werden kann. Ich höre diesen Erfahrungen sehr aufmerksam zu und nehme sie ernst.

Deswegen habe ich mich intensiver mit den Hintergründen der einzelnen Lehren befasst. Dabei ist mir sehr schnell klar geworden, dass das Thema „Alternatives Heilen" fast immer religiösen Charakter bekommt, wenn man sich das dazugehörige Welt- und Gottesbild ansieht, aus denen diese Lehren entstanden sind. Wer klassische Homöopathie anwenden möchte, braucht eine lange Ausbildung. Sie umfasst neben der Naturheilkunde zusätzliche Elemente von kosmischer Energie-Lehre und man lernt, dass der Mensch durch die homöopathischen Anwendungen seinen „ursprünglichen Gott-gleichen Status" wiederfindet. Etliche Begriffe der Quantenphysik werden dabei als Beweis der Wissenschaftlichkeit und Wirkung verwendet.

Nur wenige bohren nach oder hinterfragen die Thesen von Sebastian *Hahnemann* und seiner Schüler. Einer, der das in einer Doktorarbeit sehr gründlich getan hat, war Dr. Clemens Pilar. Trotz seines Medizinstudiums war er zutiefst von der Lehre Hahnemanns (dem Erfinder der klassischen Homöopathie) überzeugt. Seine Forschungsarbeit ist bemerkenswert und sollte eigentlich von allen praktizierenden Homöopathen und Naturheilkundlern gelesen werden. Die wenigsten Fachleute möchten genau wissen, **was** die Medizin zum Wirken bringt oder warum sie einmal wirkt und das andere mal nicht. *„Hauptsache es hilft"* oder

„Wer heilt hat recht" ist für die meisten Ratsuchenden und Therapeuten eine Devise. Aus der Begleitung von vielen schwerkranken Menschen und Ärzten, von ebenso kranken Heilpraktikern und Naturheilärzten habe ich gelernt, dass beide Sätze zu hinterfragen sind. Letztere sind besonders bedauernswert, weil sie niemanden mehr haben zu dem sie ohne Gesichtsverlust gehen können.

Ich frage nach dem Preis der Heilung. Welche Therapiekonzepte fordern jahre- und lebenslange Abhängigkeiten, die in unberechenbaren „Ratenzahlungen" sichtbar werden. Anders ausgedrückt: Wer in einem bestimmten Bereich gesund geworden ist, ist noch lange nicht „heil" oder frei oder gar erlöst. Und das gilt sowohl für die Schulmedizin als auch für viele Angebote der alternativen Medizin.

Da letzteres immer mehr gesucht wird, gibt es inzwischen viele Kombi-Präparate, die ein Versuch sind, Homöopathie und Pflanzenheilkunde unter einen Hut zu bekommen. Eigentlich haben diese Präparate wenig mit der klassischen Homöopathie zu tun. Heilpraktiker weisen mit Recht auf diesen Widerspruch in der Heilkunde hin. Lediglich die Bezeichnung der Wirkstoffkonzentration und manchmal die Verschüttelung beim Herstellungsprozess sind angelehnt an die klassisch homöopathischen Medikamente. Reguläre Pflanzenwirkstoffe mit „homöopathischer Kennzeichnung" werden auch von Schulmedizinern immer häufiger verschrieben und erfreuen sich zunehmender Beliebtheit. Sie sind in Apotheken frei verkäuflich und werden zur Selbsthilfe angeboten. Für eine konsequente klassisch homöopathischen Anwendung muss immer zuerst eine sehr ausführliche Anamnese, mit Einbeziehung von Lebensumständen, Wesensmerkmalen und manchmal auch astrologischen Überlegungen (z.B. bei der Bachblütentherapie) vorausgehen. Anthroposophie und klassische Homöopathie sind sich in ihrem Gottes- und Menschenverständnis sehr nahe.

Ich bin sicher, dass die wenigsten Ärzte eine Ahnung haben, was ihre Patienten aus diesem Angebot nutzen und parallel zu den verschriebenen Medikamenten einnehmen. Im Zweifelsfall bedient man sich in beiden Abteilungen der Heilkunst – nach dem Motto: „Irgend etwas wird schon dran sein an beiden Expertengebieten". Man geht auf „Nummer Sicher" – in der Hoffnung, dass wenigstens eines davon wirkt. Im besten Fall sind Heilpraktiker und Arzt gleichermaßen stolz auf den Heilerfolg – und werden beim nächsten Patienten schwärmen, wie gut die verordnete

Therapie beim vorhergehenden Patient gewirkt hatte... nicht wissend, wer oder was tatsächlich den Heileffekt bewirkte. Manchmal habe ich den Verdacht, dass Patienten TROTZ aller Medikamente und Behandlungen gesund werden! Das sind dann die eigentlichen Wunder.

Eine klassisch homöopathische Anwendung schließt in den meisten Fällen schulmedizinische Medikamente aus. Wer eine alternative Behandlung sucht, sollte dies mit dem Arzt ehrlich besprechen! Umgekehrt sollte der Heilpraktiker erfahren, welche Blutdrucksenker und Schmerzmittel wiederholt angewendet werden.

Jeder Heilpraktiker und Arzt hat einen individuellen Erfahrungsschatz, den er (oder sie) in die Behandlungen mit einfließen lässt.

- » Beide sind in gleichem Maß gefährdet, von gewissen „Dogmen" gefangen zu sein.
- » Beide könnten sehr viel voneinander lernen.
- » Beide haben vielleicht weniger Erfahrung mit einer klassischen Pflanzenheilkunde. Ich habe schon so viele Naturheilexperten kennengelernt, die wenig Ahnung haben von den einfachen Pflanzen auf der nächstbesten Wiese. Aber die speziellen Pilze aus dem fernen China können sie benennen...

Ich hoffe sehr, es bleibt dabei, dass wir in der Hormonselbsthilfe weiterhin so konstruktiv zusammen lernen und einander ernst nehmen. Es muss Raum dafür sein, dass wir bei manchen Praktiken und Heilweisen eine individuell verschiedene Grenze ziehen, weil wir unterschiedliche Erfahrungen gemacht haben als andere Fachkräfte. Ein Arzt muss nicht der gleichen Meinung sein wie ein Heilpraktiker und trotzdem haben beide ihre Berechtigung und Möglichkeiten!

Kräuter- und Naturheilkunde

26 Hilfe durch Arzt und Medikamente

Gehen wir einfach davon aus, dass Ihr Arzt offen, ehrlich und bemüht ist, Ihnen zu helfen und bei Bedarf die nötigen Medikamente verschreibt. Erzählen Sie ihm von Ihren eigenen Beobachtungen und Vermutungen und bringen Sie die Beobachtungstabellen mit ihren Eintragungen mit. Ihr Arzt tut sich sehr viel leichter mit der Diagnose, wenn Sie ihm schwarz auf weiß und ohne viele Worte zeigen können, wo der Hase im Pfeffer liegt (...vorausgesetzt, er hat sich mit diesem Thema bereits befasst). Ich halte nichts von einem Konfrontationskurs gegen Ärzte, auch wenn es noch so viele Gründe geben mag – wir brauchen einander! Es gibt jedenfalls nach meiner Erfahrung genug gute Ärzte, die offen sind und deren Hilfe wir vertrauensvoll in Anspruch nehmen können. Hausärzte scheinen dabei besonders gut abzuschneiden. Sollte dies bei Ihnen nicht der Fall sein, dann haben Sie den Mut zum Wechsel! Letztlich wächst auch die Erfahrung Ihres Arztes mit Ihrer persönlichen Beobachtung, Geschichte und Reaktionsweise. Es gibt soviel Möglichkeiten, wo und wie wir voneinander lernen können. Auch ich suche immer wieder den Rat von Ärzten, Apothekern, Labor-Spezialisten und Pharmazeuten, weil ich um meine Begrenztheit weiß und Ergänzung oder Korrektur brauche. Bitte lassen Sie es mich wissen, wenn Sie einen besonders aufmerksamen und offenen Arzt gefunden haben. Solchen den Rücken zu stärken ist auch unser Ziel.

Wenn Sie bereit sind, erst einmal auf natürliche Weise eine Behandlung Ihrer Symptome zu probieren, dann sprechen Sie mit Ihrem Arzt darüber. Hören Sie zu, was er für Bedenken in Ihrem Fall hat, auf welche Untersuchungsergebnisse er hinweisen möchte und welche Erfahrungen er persönlich mit seinen vorgeschlagenen Hilfen machte. Sagen Sie ihm, wenn Sie über seine Vorschläge erst einmal nachdenken möchten. Sollten Sie gerne einen anderen oder behutsameren Weg wünschen, dann wird ein guter Arzt Sie dabei begleiten. Manchmal kommen Ärzte erst durch mutige Fragen zum Nachdenken. Wenn Sie eine gewisse Vorstellung der Behandlung oder spezielle Medikament-Wünsche an den Arzt haben, dann empfiehlt es sich, diese in Fragen zu kleiden. Sie könnten zum Beispiel formulieren:

„Wäre es aus Ihrer Sicht eine sinnvolle Vorgehensweise, wenn man durch einen Speicheltest die aktiven Hormone abklärt – einfach um festzustellen ob die Symptome XYZ im Hormonungleichgewicht eine mögliche Ursache haben?"

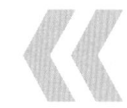

„Mit welcher äußerlichen Östriol/Progesteron-Anwendung haben Sie die beste Erfahrung gemacht?"

„Haben Sie schon persönlich Erfahrungen gesammelt mit Fällen, bei denen FT3 und FT4 unterschiedliche Testabweichungen zeigen, obwohl der TSH-Spiegel unauffällig ist??"

„Was raten Sie bei einer „Subklinischen Schilddrüsen-Störung? Sollte man nicht beim Auftreten von gleichzeitigen Unter- und Überfunktionssymptomen der Schilddrüse einen ausführlichen Test vom Internisten machen lassen?" (Von einer subklinischen SD-Störung spricht man, wenn trotz unauffälliger SD-Werte deutliche SD-Symptome vorhanden sind.)

   Durch dieses Buch oder ein Seminar sind Ihnen verschiedene Behandlungsweisen, Test- und Hilfsmöglichkeiten vorgestellt worden. Nehmen Sie sich Zeit und überlegen Sie sich einen Plan, wie Ihre möglichen Hormonprobleme herausgefunden und angegangen werden sollen. Wenn Sie dazu Hilfe brauchen, dann rufen Sie uns an. Ein Gespräch mit dem Therapeuten oder mit einer medizinischen Fachkraft muss gut vorüberlegt sein. Hat ein Arzt kein Verständnis dafür, dann heißt das nicht unbedingt, dass Kollegen das genauso sehen! Noch können wir wählen, zu welchem Arzt wir gehen möchten.

Ärztin – Arzt

Wozu brauchen wir den Frauenarzt? **?**

1. Voruntersuchung

Auf jeden Fall wird ein Arzt zuerst eine generelle Untersuchung vornehmen. Das ist sinnvoll, wenn Sie zum ersten mal in seine/ihre Sprechstunde kommen. Es geht eigentlich um ein gemeinsames Entdecken Ihres Körpers. Er/sie kann Sie aufmerksam machen auf Schwachstellen und wie Sie damit umgehen können.

2. Diagnose

Nach der Untersuchung und der Begutachtung ihrer Beobachtungsbögen kann er/sie Ihnen (hoffentlich) erklären, warum Ihr Körper so und so reagiert und was der Fachmann aus seiner Sicht empfiehlt. Wichtig ist, dass Sie ganz klar formulieren, was Sie sich wünschen, vorstellen oder probieren möchten und was Sie vom Arzt erwarten oder erbitten! Lassen Sie keine Behandlung oder Untersuchung über sich ergehen, von deren Sinn oder Notwendigkeit Sie nicht überzeugt sind. Manchmal hilft es, wenn Sie sich das Myom oder eine Zyste durch eine Zeichnung veranschaulichen lassen.

Und noch etwas: Sie sind höchst wahrscheinlich ein einmaliger Fall. Im kleinen Detail, in körperlichen und psychischen Reaktionsweisen gibt es unzählige Variationen. Also nicht verunsichern lassen - Sie sind tatsächlich einmalig und das macht das Ganze erst richtig interessant! Hoffentlich auch für den Arzt!

3. Begleitung und Beobachtung

Sie und Ihr Arzt müssen nun einen Weg finden, den Sie beide verantworten können und wollen. Besonders wenn Myome, Schmerzen oder Gewebe-Vergrößerungen zur Vorsicht raten, braucht es die regelmäßige Kontrolle durch Ultraschall oder Laboruntersuchungen. Sind verschreibungspflichtige Medikamente erforderlich, muss immer wieder nachgehakt werden, ob und wie die Wirkung in Ihrem Körper deutlich wird. Dazu sollen auch die Beobachtungsbögen helfen. Ich empfehle Ihnen, von jedem der ausgefüllten Listen eine Kopie für den Arzt und Ihre dortige Patientenkartei mitzunehmen, sofern der Arzt dies möchte.

Dazu wäre es hilfreich immer nur eine Form zu benutzen, vorzugsweise Tabelle 1 A, 1 B oder 1 C. So lässt sich sehr viel leichter eine Veränderung sichtbar machen.

4. Verschreibungspflichtige Medikamente

Hormone müssen verschrieben werden – auch die natürlichen, körperidentischen Hormone! Gewissenhafte Ärzte tun dies erst nach einem sorgfältigen Beratungsgespräch und nachdem sie sich ausführlich über die Hormonpräperate und ihre (Neben-) Wirkungen informiert haben. Ich erwarte von einem Arzt, dass er sich zumindest die gesamte Beschreibung seines Medikamenten-Repertoires in der „Roten Liste" genau durchliest. Bevor ich mich auf synthetisch veränderte Hormone einlasse, würde ich es doch wenigstens einmal mit Medikamenten zur körpereigenen Hormonstimulation durch pflanzliche Präparate (Traubensilberkerze, Mönchspfeffer) oder mit körperidentischen Hormon-Arten versuchen.

Der Unterschied zwischen Progestinen und dem Progesteron ist vielen Ärzten nicht bekannt. Immer wieder bekomme ich die Rückmeldung, dass Frauen ein Progestin verschrieben bekamen mit der Bemerkung, dies sei ein Progesteron... Um selbst den Unterschied im Beipackzettel feststellen zu können, müssen Sie unter der Rubrik „Wirkstoffe oder Zusammensetzung" nachsehen. Sobald dort nicht Schwarz auf weiß „Progesteron ...mg" steht, ist kein Progesteron, sondern ein Progestin oder Progestogen enthalten. Wundern Sie sich nicht, wenn Sie in diesem Punkt inzwischen mehr wissen als Ihr Arzt. Auf der Übersicht eines Pharmakonzerns steht in großen Buchstaben über den Kombipillen: *„Pillen mit Progesteron und Östrogen".* In nicht einer einzigen dieser angegebenen Pillen ist tatsächlich Progesteron enthalten.

Wenn ich einige Medikamente in Literatur, Seminaren oder Einzelberatung aufzähle, dann tue ich dies mit dem Vorbehalt, dass Ihr Arzt diese für Sie bedenkenlos hält. Ihr Arzt und Sie selbst sind die eigentlichen Verantwortlichen. In Absprache mit Ihnen muss der Arzt einen Therapieplan für Sie entwickeln. Dabei wird er das für Sie „richtige Produkt" auszuwählen. Hoffentlich hat er sich mit dem Thema „natürliche Hormonhilfen" beschäftigt und setzt pflanzliche oder körperidentische Hormone behutsam ein.

Pflanzliche Progesteron-Hilfen

Pflanzenpräparate, die für die Anregung, Unterstützung und Stärkung der körpereigenen Hormonproduktion geeignet sind, gibt es in jeder Apotheke! Für die Progesteron-Stimulierung wäre z.B. **Agnus Castus** oder auch **Mönchspfeffer (Keuschlammfrüchte)** genannt. Agnus Castus schubst die Hormonzentrale (Hypophyse) im Gehirn an, dass sie etwas flotter arbeitet und in Schwung kommt. Gleichzeitig senkt dieser Pflanzenwirkstoff einen zu hohen Prolaktin-Spiegel (Milchbildungshormon). Es gibt viele Produkte aus diesem Pflanzenstoff, Tabletten und Tropfen gleichermaßen. Sie sind an keine Rezeptpflicht gebunden.

Besonders herausragend wird die **Yamswurzel** als pflanzliche Progesteronhilfe angepriesen. Das darin enthaltene Diosgenin entspricht nicht dem Progesteron-Molekül, sondern es muss im Körper über wenige Enzymschritte umgewandelt werden. Ob der Körper das tatsächlich kann, ist von Pharmazeuten heftig diskutiert und umstritten. Deswegen muss man im Internet oder bei dafür ausgerüsteten Apotheken suchen, bis man eine Yamswurzel-Creme oder ein Diosgenin-Produkt findet. Ich kenne Heilpraktiker, die interessante Erfahrungen mit beiden gemacht haben. Aber ich weiß auch um die Grenzen einer solchen Anwendung. Auf manchen Produkten aus dem Ausland sind die Angaben der Inhaltsstoffe und Mengen sehr verschwommen angegeben. Das erschwert eine gezielte Dosierung!

Aus meiner Zeit in den USA ist mir mein Heißhunger auf gekochte Yams in der zweiten Zyklushälfte sehr lebhaft in Erinnerung. In manchen Gemüseläden gibt es sie auch bei uns in Europa.

Körperidentisches Progesteron

Seit der ersten Ausgabe dieses Buches hat sich viel bewegt. Heute gibt es deutlich mehr Möglichkeiten mit Progesteron zu ergänzen. Auch unsere Erfahrungen mit den natürlichen Hormonen sind vielschichtiger und differenzierter geworden. Deswegen möchte ich gleich am Anfang drei wichtige Fakten zur Progesteron-Ergänzung in den Raum stellen:

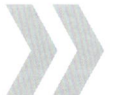

1. **Progesteron ist keine „eierlegende Wollmilchsau!"**
2. **Progesteron ist ein Wirkstoff, der sinnvoll und gezielt eingesetzt sein will!**

3. Progesteron kann bei Überdosierung zu unerfreulichen Nebenwirkungen führen.

Wenn Sie davon überzeugt sind, dass alle praktischen Hilfsmaßnahmen nicht ausreichen, um das eigene Hormon-Gleichgewicht zu erhalten, dann kann man über eine vorübergehende oder längerfristige Progesteron-Ergänzung nachdenken. In Deutschland gibt es bisher folgende fertige, reine Progesteron-Präparate in jeder Apotheke:

1. Progestogel: eine Tube mit durchsichtigem Gel, 1 g Gel enthält 10 mg Progesteron. Ein Plastikstäbchen wird als Dosierhilfe mitgegeben um 2,5 g pro Portion abmessen zu können. Auch eine Grammwaage kann dabei helfen. Um ein Gefühl für eine sinnvolle und Ihrem Körper angemessene Dosierung zu bekommen, braucht es einige Zeit Erfahrung und vielleicht auch eine individuelle Beratung. In meinem Fall waren es selten mehr als 2 cm Salbenstrang pro Tag (auf zwei Anwendungen verteilt) an bestimmten Tagen im Zyklus. Was für Sie ausreichend ist, kann ganz anders aussehen. Für die meisten Frauen ist die im Beipackzettel angegebene Dosis für eine langfristige Anwendung in Frage zu stellen. Deswegen rate ich dringend dazu, bei längerer Anwendung per Speicheltest die gewohnte Dosierung zu überprüfen und eventuell anzupassen. Der Speicheltest macht die Anwendung selbst winzigster Gelmengen sichtbar! Die bisherigen Hormon-Dosierungsempfehlungen wurden grundsätzlich nur mit Bluttests etabliert. Das erklärt die vielen fragwürdigen Angaben der Dosierungen von den meisten Hormon-Medikamenten. Die Hormonanwendung über die Haut ist obendrein deutlich effektiver als die meisten geschluckten Hormone. Deswegen kann eine unvorsichtige Anwendung über die Haut noch schneller in eine Überdosierung führen, wenn nicht wachsam überprüft wird.

Warnung: **Progestogel niemals auf die Schleimhäute von Augen oder Vagina bringen**, denn es brennt fürchterlich! Der enthaltene Alkohol ist sinnvoll für die bessere Haltbarkeit. Um eine Hautreizung zu vermeiden, vermische ich das Gel in der Handkuhle mit etwas einfachem Massage- oder Pflanzenöl. Offizielle Indikation (Anwendungsbereich) von Progestogel sind Brustbeschwerden (Mastopathie). Gehen Sie nicht davon aus, dass jeder Arzt mehr über Hormone weiß als das, was im Beipackzettel oder in der „Roten Liste" steht. Also: Bei Brustbeschwerden haben Sie wahrscheinlich die geringsten Probleme, dieses Gel verschrieben zu bekommen. Das Gel gibt es unter gleichem Namen auch in Frankreich.

2. Utrogest: 1 Kapsel enthält 100 mg Progesteron. (Im Jahr 2000 ist eine zusätzliche 200 mg Variante erschienen.) Mit den Kapseln haben wir drei Möglichkeiten der Anwendung:

a) *innerlich*, indem wir sie schlucken (oral)

b) *über die Haut* (transdermal), indem wir die Kapsel mit einer spitzen Nagelschere öffnen und die ölig-cremige Substanz auf die Haut auftragen (Gesicht, Arme, Beine, Brust, Bauch oder Handflächen). Der unvergessliche Pionier-Arzt Dr. John R. Lee (USA) hat diese Anwendungsform über die Körperhaut bevorzugt. In seinem ins Deutsche übersetzten Buch „*Natürliches Progesteron, ein bemerkenswertes Hormon*" sind viele Anwendungsbeispiele aufgeführt.

c) Bei der **vaginalen Anwendung** wird die ganze Kapsel tief in die Vagina einführen. Dort löst sie sich nach kurzer Zeit auf und der Wirkstoff wird von der Schleimhaut aufgenommen und wandert so über den Blutkreislauf zu allen Progesteron-Empfängerzellen im Körper. Die vaginale Anwendung ist im Prinzip eine Aufnahme über die Haut.

Nachteilig ist die verhältnismäßig hohe Dosierung dieser Utrogest-Kapsel, weil sie langfristig meistens in die Überdosierung führt (ausgenommen: bei paralleler Östradiol-Therapie, in der Schwangerschaft oder bei Wochenbett-Depression). Offizielle Indikation von Utrogest ist die Ergänzung zur Östradiol-Therapie.

Fallgeschichte:

Der Progesteron-Anwendungsrekord von Kundinnen war jeweils 600 mg pro Tag – durchgehend ohne zyklische Pause!! Mehrere Frauen bekamen diese Verordnung von einem bekannten Hormonspezialisten. Eine von ihnen fragte mehrfach bei dem Arzt nach, ob die Dosierung nicht etwas zu hoch sei. Sie erhielt die wiederholte Anweisung: „Sie müssen nur noch etwas durchhalten, denn die Besserung steht unmittelbar bevor". Sie durchlitt brav 6 Monate Höllenqualen und dann griff sie zum Telefon um bei uns anzurufen. Ich habe schon etliche Kunden begleitet, die mit gigantischen Hormon-Dosierungen in körperliche und seelische Chaos-Zustände manövriert wurden. Zum Glück warten nicht alle Frauen so lange, bis sie die ärztliche Anweisung in Frage stellen...

3. Crinone: Für eine Unterstützung der zweiten Zyklushälfte oder einer Schwangerschaft gibt es laut „*Rote Liste*" noch ein 8 % Progesteron-Gel für die vaginale oder transdermale Anwendung. Bisher scheint es noch keine große Rolle zu spielen, denn bei meinen weit über tausend Beratungsfällen hatte ich erst zwei Kundinnen, die im Lauf ihres Lebens dieses Medikament für eine Zeit lang angewendet haben. ABER es könnte uns in der Zukunft als Argumentationshilfe dienen, wenn wir mit dem Arzt über eine Progesteronanwendung in der PMS-Phase sprechen. Wenn eine deutlich höhere Dosierung unbedenklich in der Gelbkörperphase anzuwenden ist, dann doch erst recht das 1%-Progestogel oder die 1%-Progesteron-Salbe.

4. Eine weitere Möglichkeit haben wir über eine Progesteron-**Creme, die in der örtlichen Apotheke nach Rezept (individuell dosiert) hergestellt wird**. In einigen Regionen Deutschlands gibt es eine sehr gute Zusammenarbeit von Hormonselbsthilfe-Beratern, Ärzten und Apotheken. Wenn die Nachfrage groß genug ist, sind Apotheker bereit die Creme nach Rezeptur zusammenzustellen. Auch bei einer Allergie-Betroffenheit kann auf diese Weise für jede Person eine genau abgestimmte Progesteron-Anwendung möglich gemacht werden. Leider beobachte ich auch hier die Tendenz zu überhöhten Dosierungen.

Hier ist ein mögliches Rezept einer Progesteroncreme:

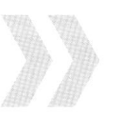

Progesteron	0,5 - 5,0 g	(je nach Dosierung)
Ungt basalis DAC	17,0 g	
Propylenglycol	10,0 g	
Aloe vera	1,5 g	
Alphatocopherolacetat	1,5 g	
Excipitalcreme	ad 100,0 g	

Anstelle von Aloe Vera kann man auch andere Pflanzensubstanzen oder -öle dazugeben. Wir arbeiten mit mehreren Apotheken zusammen, die verschiedene Variationen von Hormon-Gels oder -Salben herstellen und auch verschicken. Ganz besonders nennen möchte ich ein Gel, das speziell für Patienten mit Schuppenflechte (Psoriasis) und Neurodermitis entwickelt wurde. Diese Patienten müssen besonders vorsichtig sein mit allem, was auf die Haut kommt. Wer an einer solchen speziellen Anwendungsform interessiert ist, kann sich bei der Hormonselbsthilfe oder nahen Selbsthilfegruppen nach Adressen von Apotheken erkundigen. Falls der Arzt nicht weiß, was er dafür auf das Rezept schreiben muss, sollten **Sie oder noch besser der Arzt bei einer dieser Apotheken anrufen um zu erfragen, was auf dem Rezept stehen muss.**

5. Progesteron-Produkte aus dem Ausland können über das Internet oder bei einer Reise ins Ausland theoretisch auch ohne Rezept gekauft werden. Der Bezug über England, Holland, Spanien und Frankreich ist wesentlich einfacher. Manche unserer Kunden haben diesen Weg versucht, weil sie bei ihrem Arzt kein Verständnis gefunden haben. Ich muss aber erwähnen, dass der deutsche Zoll berechtigt ist, Postsendungen aus dem Ausland zu öffnen und zu vernichten, wenn bei bestellten Hormon-Produkten kein Rezept vorliegt.

Die meisten amerikanischen und englischen Progesteron-Produkte sind 3%-ige Cremes mit öligen Trägerstoffen. Da Geschlechtshormone fettlöslich sind, werden den Salben gerne gut verträgliche Öle beigegeben. Die Qualität kann sehr verschieden sein, sodass es wenig Sinn macht, gleich größere Mengen zu bestellen, bevor Sie nicht zufriedenstellende Erfahrungen gemacht haben. Hin und wieder kommt mir zu Ohren, dass Heilpraktiker solche Hormoncremes an ihre Kunden verkaufen. Damit macht er sich strafbar und riskiert seine Zulassung! Deswegen warne ich ausdrücklich davor!

Wenn möglich, sollten die westeuropäischen Produkte bevorzugt werden, da die Qualitätskontrollen hier klarer geregelt sind und einen höheren Standard haben als in manch anderen Ländern. Achten Sie sehr genau auf die Inhaltsangabe der Produkte, denn so manche Creme nennt sich Yamswurzel-Creme aber der Wirkstoff ist normales Progesteron. Umgekehrt findet man manchmal unter dem Mäntelchen von „Natürliche Progesteron-Creme" eine billige Diosgenin-Creme. **Das sind zwei verschiedene Wirkstoffe!**

Nennen möchte ich an dieser Stelle zwei ausländische Progesteron-Produkte (3%), die bei uns dann Anwendung finden, wenn Ärzte sich hartnäckig weigern, wenigstens ein Privat-Rezept auszustellen: *„Natural Progesterone"* von „Naturone" oder von „Higher Nature" das *„Pro Vive"*. Eine weitere Notbrücke wären Apotheken im benachbarten Ausland, wo manches Progesteron-Produkt ohne Rezept und deutlich billiger zu haben ist. Ich nenne diese Option nur zögernd, weil ich viel lieber ein Vertrauensverhältnis von Patienten zu Ärzten und Apotheken unterstützen möchte. Leider ist das nicht immer möglich...

Eine weitere Anwendungsform sind **Progesteron-Tropfen**, die man unter die Zunge träufelt und möglichst nicht schluckt. Dabei handelt es sich meistens um natürliches Progesteron in Vitamin E-Öl. Über die Mundschleimhaut wird der Wirkstoff aufgenommen und ist ähnlich wie in der Vagina innerhalb von Minuten spürbar! Bei uns in Deutschland sind solche Tropfen z.Z. nur über das Ausland und Internet erhältlich.

Dosierungshinweise

Dosierungsangaben sollten vom Arzt kommen. Bei meinen Vorträgen werde ich oft gebeten, doch schnell einige Medikamente zu nennen und auch noch die allgemein gültigen Dosierungsvorschläge dazu. Viele wollen sofort mit der Hormonhilfe beginnen. Wenn das so einfach wäre!! Ich würde fahrlässig handeln, wenn ich dieser Bitte nachkommen würde. Ja, ich weiß, Dr. John R. Lee hat Dosierungen von 20 bis 30 mg Progesteron pro Tag als allgemeine Richtschnur angegeben. Ich traue mich das nicht mehr zu sagen. Bei manchen Frauen lässt diese Tagesdosis alle Alarmglocken erklingen. Außerdem weiß ich inzwischen aus der eigenen Erfahrung, dass eine anfänglich tägliche Anwendung in der zweiten ZH, nach 2-3 Monaten langsam auf alle 2-3 Tage gestreckt oder auf die typischen Beschwerdetage beschränkt werden sollte. Hier noch einige Richtlinien und Warnungen zur Dosierung:

» Die meisten Dosierungsangaben in den Beipackzetteln von Hormon-Produkten sind aus meiner Sicht kritisch zu hinterfragen. Von meinem eigenen Körper bin ich gelehrt worden, dass selbst winzigste Mengen der „körperidentischen Hormone" wirksam und ausreichend sind. Die Überprüfung mit dem Speicheltest und die Erfahrungen vieler unserer Kunden und Netzwerk-Ärzte haben mir dies bestätigt. Das mahnt zur Vorsicht!

» Für eine Hormonanwendung braucht es unbedingt eine sorgfältige Anamnese und Diagnose. Deswegen arbeiten wir Hormonselbsthilfe-Berater mit einem sehr ausführlichen Fragebogen. Die vielen Fragen erscheinen Ihnen vielleicht unangemessen, aber sie haben alle eine Bedeutung für das Hormonsystem.

» Manche Therapeuten meinen, dass man mit Progesteron nicht überdosieren könnte. Dem widerspreche ich energisch! Ich habe inzwischen viele Kunden, die unter einer viel zu hohen Progesteron-Anwendung erst recht in die Krise gerieten.

» Frauen und Männer mit Schilddrüsen-**Über**funktion müssen ganz besonders behutsam sein mit den einzelnen Progesteron-Portionen, denn Progesteron „belebt" die Schilddrüse!

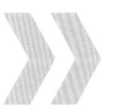

Allgemeine Tipps für die „natürliche Hormon-Ergänzung"

» Es ist natürlicher mit möglichst mehreren kleinen Dosen pro Tag zu arbeiten z. B. 2-3 mal je 2-5 mg. Gut durchblutete Hautpartien im Gesicht, an den Händen und Fußsohlen, nehmen den Wirkstoff besonders schnell auf. Wenn Sie eine Stoßwirkung brauchen (z.B. bei Blutung /Abganggefahr in der Schwangerschaft, Migräne), dann sollten Sie Hautstellen auf Bauch oder Hals für die Progesteron-Anwendung benutzen.

» Es kann sein, dass Sie am Anfang einer Hormon-Ergänzung mehr Wirkstoff brauchen und vertragen. Wenn der Tank aller Steroid-Abteilungen wieder aufgefüllt ist, können Sie wahrscheinlich die einzelne Dosis oder die Zahl der täglichen Anwendungen verringern.

» **Nach den Wechseljahren** können Progesteron, Östriol, DHEA oder Testosteron in noch kleineren Mengen weiterhin angewendet werden – sofern Symptome oder Speicheltest-Messungen dies deutlich machen. Ich halte aber nichts von Empfehlungen aus der Anti-Aging-Ecke, die Senioren auf einen Hormonstatus von Zwanzigjährigen puschen wollen oder sogar noch darüber hinaus.

» Der Körper nimmt Hormone noch besser auf, wenn Sie das Gel oder die Creme mit einem guten, kaltgepressten Öl in der Handkuhle vermischen und dann möglichst großflächig auftragen.

» Aus den USA kommt der Tipp, die Hautpartien gelegentlich zu wechseln, also mal die Hände und das Gesicht, mal Hände und Unterarme, mal Hände und Brust usw.

- » Knüpfen Sie das Eincremen an selbstverständliche Handlungen in ihrem Tagesverlauf, wie zum Beispiel nach dem Zähneputzen. Wenn Sie an manchen Tagen die Anwendung vergessen, dann ist das vielleicht sogar gut.

- » **Progesteron (und vermutlich auch andere Hormonarten!) kann viele andere Medikamente doppelt wirksam machen. Das bedeutet, dass Sie die Dosis der anderen Medikamente um etwa die Hälfte reduzieren können oder im besten Fall mit der Zeit ganz weg lassen – aber nicht ohne Absprache mit dem Arzt!** Dies betrifft vor allem Schilddrüsenmedikamente, Cortison, Betablocker, Herzmedikamente und Psychopharmaka. Auch der Insulinspiegel bei Diabetikern ist aufmerksam zu überwachen. Es kann sein, dass Sie die gewohnte Insulin-Dosis anpassen müssen. Mit einer Progesteron- oder DHEA-Ergänzung kommen oftmals mehrere Bereiche im Körper in Bewegung.

- » Gleichzeitig Progestine (z.B. Pille, Hormonspirale) und Progesteron anzuwenden wäre sinnlos. Beide Wirkstoffe haben die gleichen Empfängerzellen. Wahrscheinlich synthetisiert der Körper in so einem Fall das nicht gebrauchte Progesteron in Testosteron und Östradiol um und dann haben Sie erst recht Probleme!

- » Haben Sie Geduld bei den Begleiterscheinungen dieses Prozesses und achten Sie auf die Signale, die Ihnen Ihr Körper vermittelt. Auch die äußeren Umstände, Infektionen, Ihre Nahrungszusammensetzung und körperliche / psychische Belastungen werden ein Variieren der Dosierung von „Natürlichen Hormonen" erfordern. Sie selbst werden mit der Zeit spüren, was und wieviel Ihnen gut tut!

- » Wer mit Progesteron ergänzt, kann damit leichte Östradiol- und Androgen-Schwächen beheben. Im Körperlabor wird fleißig Progesteron in nötige Androgene und Östrogene umgewandelt. Umgekehrt **warne ich vor jeder einseitigen Östradiol-Ergänzung – ganz gleich ob pflanzlicher oder menschlicher Art.** Das führt immer in die Östradiol-Dominanz! Dies gilt besonders für Frauen ohne Gebärmutter! Manche Ärzte meinen, dass hysterektomierte Frauen kein Progesteron brauchen und verschreiben deshalb reine Östrogen-Pillen oder -Pflaster. Begegnet Ihnen solch ein Arzt, dann fragen Sie ihn, wozu denn er als Mann Progesteron braucht. Vielleicht müssen Sie ihm „auf die Sprünge helfen" mit der Bemerkung, dass zumindest jeder *gesunde* Mann mindestens genauso viel Progesteron wie Testosteron zur Verfügung hat!

» Frauen sollten auch nach den Wechseljahren oder nach einer Gebärmutterentfernung eine monatliche Anwendungspause von 3-5 Tagen einhalten. Auf diese Weise wird der natürliche Rhythmus nachempfunden.

Der Arzt sollte eigentlich bei diesem Lernprozess behilflich sein können... aber bis es so weit ist, können Sie in Selbsthilfegruppen, in einem Seminar oder über eine (telefonische) Einzelberatung Hilfestellung und Anleitung bekommen. Wir haben meistens mehrere Möglichkeiten, um Hormonschwankungen auszugleichen. Dabei geht es um individuelle Variationen von Dosierungen und Anwendungsmustern mit unterschiedlichen Präparaten oder Pflanzenwirkstoffen. Wir müssen als Betroffene diese Zusammenhänge und praktischen Selbsthilfemaßnahmen verstehen lernen.

Wie schnell wirken „natürliche Hormone"?

Da Steroid-Hormone über die Haut sehr rasch aufgenommen und im Blut bis zu den hintersten Winkeln im Körper innerhalb von Minuten transportiert werden, braucht es nicht lange, bis eine Wirkung spürbar ist. Manche Frauen berichteten mir, dass sich innerhalb von 10 Minuten die Stimmung aufhellte oder Kopfschmerzen verschwanden. Nicht bei jeder Betroffenen geht das so schnell. Bis übrig gebliebene Progesteron-Moleküle in andere Hormonarten umsynthetisiert werden, dauert es vielleicht einige Stunden oder Tage. Auch bei den Östradiol- und Testosteron-Gels funktioniert das ähnlich. Wenn Ihr Arzt behaupten sollte, dass es sich dabei um reine Placebo-Wirkung handeln würde, dann fragen Sie ihn, ob denn die Hormonpflaster seiner Meinung nach auch nur eine Placebo-Wirkung hätten.

Hat Progesteron negative Nebenwirkungen?

Nein, bei individuell angemessener Dosierung unter Berücksichtigung vom natürlichen Anwendungsrhythmus und dem tatsächlichem Bedarf.

Ja, bei extremer, langfristiger Überdosierung in Form von Müdigkeit, Schwindel, innerem Aufgezogensein und Einschlafstörung bei spätabendlicher, hoher Dosis. Diese Symptome sind ein Zeichen für entweder zuviel Progesteron oder ein „Zurechtrücken" vom eigentlichen Hormongleichgewicht, wobei kurzzeitig z.B. die weiblichen Hormone wieder auf Normalhöhe angeglichen werden. Besonders vorsichtig dosieren müssen alle Patienten, die mit einer Schilddrüsen**über**funktion kämpfen!

Inzwischen erreichen uns viele Berichte von Frauen, die nach langer Überdosierung mit Progesteron über massive Symptome klagten und Hilfe suchten. Die meisten benutzten entweder *Utrogest* (ohne gleichzeitige Östradiol-Gabe) oder eine 3%-ige Progesteron-Creme. Deshalb mein Rat: **Vorsicht mit großen Anwendungsmengen.** Die im Beipackzettel empfohlenen 2-3 Kapseln *Utrogest* pro Tag (das sind 200-300 mg Progesteron!) sind vom Hersteller als Gegenpol zu einer zusätzlichen (hohen) Östradiol-Ergänzung gedacht. Wer sich die zusätzlichen Östrogene spart, kommt mit viel weniger Progesteron aus.

Die oben erwähnten Symptome von Überdosierungen verschwinden meistens nach einer Anpassung der Progesteron-Dosis. **Ideal sind 2-3 kleine Dosis-Einheiten, über den Tag verteilt angewendet.** Für besonders gravierende Fälle (Blutungen oder vorzeitige Wehen in der Schwangerschaft, Migräne, Wochenbett-Depression) kann das auch öfter sein. Je nach Fallgeschichte kann man die Dosis zwischen 2 mg bis 15 mg (maximal 30 mg) pro Tag auf kleine Portionen verteilt variieren. Finden Sie Ihren eigenen Takt! Der Bedarf kann durchaus innerhalb von 2 Wochen unterschiedlich aussehen. Genauso möglich ist die Hormon-Ergänzung nur an ganz bestimmten Zyklustagen, wie z. B. am 15.-17. ZT oder/und am 25.-27. ZT, eben dann, wenn die Symptome am schlimmsten sind. Manche Frauen brauchen nur im Winter Hormon-Nachhilfe. Wer dagegen mit starken Zyklusschwankungen zu kämpfen hat, der bringt Ruhe und Gleichmäßigkeit in Dauer und Ablauf durch eine zyklische, geringe, aber beständige Progesteron-Ergänzung. Dies betrifft auch Schilddrüsen-Patienten. Es ist von vornherein nicht absehbar, in welchem Maß und für welche Zeitspanne der Körper diese Hilfe braucht.

Natürliche Östrogen-Medikamente

Pflanzliche Östrogenhilfen

Auf der Seite von östrogenartig wirkenden Pflanzen gibt es eine ganze Sammlung, die über Nahrung, Kräuter oder Medikament als Ergänzung dienen können. Medikamente mit Phyto-Hormonen enthalten keine menschlichen Hormone sondern Pflanzen-Hormone, die vom Körperlabor in menschliche Hormon-Arten umgewandelt werden müssen. Sind Sie von Östrogen-Mangel-Symptomen heimgesucht, dann können Produkte mit dem pflanzlichen Wirkstoff der *Traubensilberkerze (Cimifuga)* oder Isoflavone aus *Rotklee*, *Rhabarberwurzel* oder *Soja* angewendet werden. Ebenso werden der *Mistel*, den *Hülsenfrüchten* und dem *Leinsamen* behutsame östrogenartige Impulse zugeschrieben. Die häufigste Überdosierung mit pflanzlichem Östrogen sehe ich bei Anwendungen mit Soja-Konzentraten und Soja-Grundnahrungsmitteln (z.B. Sojamilch für Babys und Kinder). Die Folgen sind genauso bedenklich wie das Überdosieren mit anderen Östrogen-Arten. Dies betrifft besonders Vegetarier, Veganer und alle diejenigen, die auf Kuhmilch allergisch reagieren.

Menschliche Östrogen-Arten im Medikament

Wenn es stimmt, was die Pharmakologen und Apotheker sagen, dann entspricht das 17-ß Östradiol dem menschlichen Östradiol.

Für eine dem entsprechende Östrogen-Ergänzung finden wir auf dem Pharma-Markt eine reiche Auswahl von Produkten. Herr und Frau Doktor können auf etliche Produkte zurückgreifen, die „natürliche" Östrogen-Arten in Gels, Tabletten oder Salben enthalten. Schauen Sie deshalb auf Ihrem Beipackzettel nach, was unter „Wirkstoff" aufgeführt wird. Gehen Sie nicht davon aus, dass jeder Arzt den Unterschied der verschiedenen Östrogen-Arten kennt!

Speziell Östriol-Gaben werden besonders gerne als Vaginal-Zäpfchen (oder auch Ovula genannt) verordnet. Man meint, sie würden nur direkt „vor Ort" wirken und deshalb den meisten Sinn ergeben (z.B. bei Schleimhautproblemen im Vaginal- und Zervixbereich). Was aber ist mit den trockenen Schleimhäuten in Blase, Nase, Magen und Darm?? Ich wende an mir selbst im Bedarfsfall die Östriol-Salbe grundsätzlich nicht im vaginalen Bereich sondern (wie das Progesteron) im Gesicht oder auf anderen Hautpartien an. Es ist meiner Erfahrung nach vollkommen egal an welcher Stelle der Wirkstoff ins Blut gelangt. Gibt es irgend eine Stelle im Körper, wo das Blut nicht hinkommt?? Demzufolge erreichen alle Hormon-Wirksubstanzen im Blut auch ihre Zielzellen an jeder Stelle des Körpers!

Dosierung

Generell sind alle Östrogene mit ganz besonderer Vorsicht zu dosieren! Da Östradiol ein ganz besonders kraftvolles Hormon ist, brauchen wir auch mit gravierendem Mangel nur winzigste Dosierungen. Pro Tag genügen in vielen Fällen 0, 02 - 0,05 mg! Wenn Frauen von Pillen oder höher dosierten Pflastern umsteigen wollen, sind vorübergehend auch deutlich höhere Dosierungen möglich – aber längerfristig muss reduziert werden um nicht früher oder später in die Östrogen-Dominanz abzudriften!

In den Beipackzetteln stehen Empfehlungen, die z.T. die zehnfache Dosierung angeben von dem, was der Körper in vielen Fällen tatsächlich braucht. Lieber mit kleinen Anwendungen behutsam anfangen und erst dann etwas steigern, wenn die Mangelsymptome bleiben!

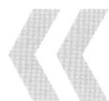

Frage:

Was geschieht mit den übrigen Östradiol-Molekülen, die über Medikamente eingenommen, aber nicht gebraucht werden?

Sie werden im Körper eher gespeichert als ausgeschieden – besonders das Östradiol in den Östron-Reservezellen vom Fettgewebe. Deswegen ist die Gefahr der Überdosierung gerade in diesem Bereich in höherem Maß gegeben. Das betrifft auch das „natürliche" Östradiol! **Zuviel Östradiol ist gefährlich**! Für den Körper gilt das genauso wie für die Psyche. Wenn eine Östriol- oder Östradiol-Ergänzung trotz 3-monatiger Progesteronhilfe immer noch nötig sein sollte, dann langt meistens ein Bruchteil der im Beipackzettel angegebenen Dosierung.

Es ist sinnvoll zwischendurch mit pflanzlichen Cimicifuga-Produkten zu variieren, abzuwechseln und (wenn möglich) langfristig umzusteigen auf pflanzliche Östrogen-Unterstützung.

Eine besonders interessante Möglichkeit bietet die *Klösterl-Apotheke* in München mit einem *„Tri-Östrogen-Gel"* für Frauen ohne Eierstöcke. In diesem Produkt sind drei wichtige Östrogenarten enthalten, die normalerweise in den Eierstöcken gebildet werden: Östron, Östradiol und Östriol. Aber auch das sollte äußerst behutsam, rhythmisch und mit einer gezielten Beratung eingesetzt werden. Meistens braucht man sehr wenig davon – und nicht jeden Tag!

Testosteron bei Frauen?

Jawohl, manche Frauen brauchen zeitweise ein Testosteron-Gel – **vor allem Frauen ohne Eierstöcke oder mit gigantischer Östradiol-Dominanz! Übergewichtige Frauen, die nur schwer abnehmen können, sollten einen Testosteron-Test per Speichel machen lassen**. Oftmals langt eine Kombination von Sportprogramm um den Testosteron-Spiegel anzuheben. Das würde ich zumindest zuerst versuchen! Seit kurzer Zeit haben wir drei Produkte mit körperidentischem Testosteron auf dem deutschen Markt, die sich für eine zeitweise Ergänzung eignen: **Androtop, Testogel, Testim**. Das Gel ist entweder in einer Tube (Testim) oder in kleine 2,5 g bzw. 5 g Beutelchen abgepackt. In diesen Tütchen sind je 25 mg bzw. 50 mg Testosteron-Wirkstoff. Auch hier gilt: Vorsichtig, behutsam, in kleinsten Dosierungen anwenden – und nur so lange wie nötig! Wer mit DHEA oder Progesteron ergänzt, hilft oft gleichzeitig auch der Testosteron-Abteilung, da der Körper aus übrigem DHEA verschiedene Androgene bilden kann – zumindest solange genügend Enzyme vorhanden sind und die Umwandlungsarbeit nicht durch Stoffwechsel-Störungen oder zuviel Stress blockiert ist. Das funktioniert aber keineswegs immer!

Natürliches Cortison (Hydro-Cortison)

Erinnern wir uns noch, dass bei Cortiso**l**-Mangel die Hilfestellung über Cortiso**n** erfolgen muss? Ein ähnliches Schicksal wie das „natürliche" oder bioidentische Progesteron musste auch das „natürliche" Cortison über sich ergehen lassen. Als natürliche Substanz nicht patentierbar, wechselte man sehr schnell zu veränderten Variationen und handelte sich genauso schädigende Nebenwirkungen ein wie bei den Progestinen. Wenn Sie Cortison (trotz Progesteron-Ergänzung!) benötigen sollten, dann bitten Sie Ihren Arzt um eine Hydro-Cortison-Salbe!

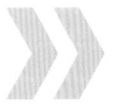

Asthmatiker oder Rheumatiker, die viel Cortison anwenden, sollten sehr wachsam die Dosierung reduzierend anpassen, solange mit Progesteron oder DHEA ergänzt wird. Der Körper kann normalerweise aus beiden Hormon-Arten Cortisol bauen.

Manchmal liegt hinter einem offensichtlichen Cortisol-Bedarf ein unerkannter Progesteron- oder/und DHEA-Mangel! Oder der Stress-pegel ist so hoch, dass die Nebenniere nicht mehr nachkommt mit einer ausreichenden Cortisol-Produktion. **Alles was für Körper und Seele Stress bedeutet, lässt die Stresshormone steigen.** Hält dieser Zustand lange an, dann wird der Stress zum Stress für die Steuerorgane Nebenniere und Hypophyse. Irgendwann wird aus der Überforderung ein Dauer-Notstand und dann reagiert die Nebenniere wie ein „HB-Männchen" auf jede kleinste körperliche Anstrengung. Das bezeichnen wir heute als **„ausgebrannt-sein" oder „Burn-out"**. Aus so einem Tal kommt der Körper nicht so schnell heraus. Ein Arzt wird viel Überzeugungskraft brauchen, um dem Patienten Mut zu machen für erste kleine Schritte. Hormonergänzung in gezielter und angemessener Weise kann dabei helfen. Gerade in diesen Fällen hoffen Betroffene oft, dass allein die Hormone das „Burn-out" beseitigen – und versäumen die Notsignale des Körpers ernst zu nehmen. Ohne ein „Time-out", eine deutliche und lange Verschnaufpause im Beruf und Lebensstil ist wenig Chance für eine Erholung der Nebenniere. Dazu gehört aus meiner Erfahrung ein langer Weg mit deutlicher Veränderung im Alltagstempo, Ernährung, Bewegung und Prioritätenüberprüfung. Hydro-Cortison-Ergänzung kann vorübergehend ein zusätzliches Werkzeug sein.

DHEA

Was für Progesteron und Östrogene gilt, kann weitgehend auch auf das DHEA bezogen werden: Weniger ist oft mehr! Speziell **für Frauen mit einer geschwächten oder extrem geforderten Immunabwehr kann eine begrenzte DHEA-Ergänzung überlegenswert sein.** Auch bei anhaltender Depression sollte neben Progesteron und Schilddrüse auch das DHEA ins Visier genommen werden! Es kann sein, dass Ihr Arzt oder Therapeut diesen Zusammenhang nicht kennt.

Leider gibt es meines Wissens in Deutschland bisher nur DHEA-Tabletten in ganz wenigen Apotheken, meistens mit 25 mg Wirkstoff pro Tablette. Diese kann man nach persönlichem Bedarf teilen und vierteln oder in noch kleinere Brösel zerklopfen, sodass kleinere Dosis-Einheiten angewendet werden können. Über ausländische Firmen (Internet) kommt man auch an sublinguale Tropfen, DHEA-D4-Kügelchen oder eine DHEA-Hautlotion. Ich vermute, dass es nur eine Frage der Zeit ist, bis wir in Deutschland eine ähnliche Auswahl haben.

Noch ein Wort zum DHEA-Test: Achten Sie bei der Testung genau darauf, ob ein DHEA oder ein DHEA-S angeboten wird! Im Speichel ist der DHEA-Wert sinnvoll zu ermitteln aber nicht das DHEA-S! Letzteres ist nach Aussage vom Laborspezialist Dr. Wolfgang Ziemann nur im Blut sinnvoll zu messen!

Hormone im homöopathischen Gewand

Im strengen Sinn ist ein DHEA, in D4-Kügelchen verpackt, kein klassisch homöopathisches Medikament – zumindest nicht für jemand, der DHEA-Mangel hat. Das Gleiche gilt auch für Progesteron, Östrogene, Testosteron und Schilddrüsenhormone jeweils in D2 bis D6. Bei D6 sind Wirkstoffe in Picogramm-Mengen enthalten. Bei Hormonen ist das sehr wohl noch relevant für eine spürbare Wirkung. Schließlich messen wir in dieser Größenordnung Hormone in Blut, Urin und Speichel. Besondere Zielgruppe für solche Anwendungen sind Männer und Frauen, die auf Medikamente oder Chemikalien extrem sensibel reagieren oder für solche, die nur leichte Impulse brauchen um dem Körper in den gewohnten Takt zurückzuhelfen.

In unserem Netz gibt es einige Fachleute, die mit diesen Produkten arbeiten. Solange die Kügelchen klar deklariert und sauber dosiert sind, ist da gar nichts daran auszusetzen. Es gibt einige spezielle Fälle, wo auch ich zu so einer teils vorübergehenden Anwendung rate. Aber ich habe mehrfach dubiose Fläschchen gezeigt bekommen, die einzelne Heilpraktiker verordnet haben. Auf dem Etikett stand: *„Gelbkörperhormone und Östrogen"*. Nicht mehr! Weder die Östrogenart, noch eine Dosierung war erkennbar deklariert. Das ist aus meiner Sicht höchst fragwürdig. Meistens werden diese als „energetisch potenzierte" Heilmittel angeboten. Bitte fragen Sie in so einem Fall immer nach, welche Wirkstoffzusammensetzung und Dosierung das Medikament enthält und auf welche Weise das Medikament hergestellt wurde.

Medikamente und Hormone für die Immunabwehr

Dem Immunsystem dient ein geheimnisvoll zusammenwirkendes Hormonteam. Dazu gehören: **DHEA, Progesteron und die Schilddrüsenhormone FT4 und FT3.** Bei Betroffenen von Autoimmunstörungen, Allergien, Infektionen und Entzündungen finden wir im Speicheltest auffallend hohe DHEA-Werte. Je mehr der DHEA-Wert bei diesen Patienten sinkt, umso wahrscheinlicher gibt es gravierende Symptome oder einen verlangsamten Heilungsprozess.

Bei Männern und Frauen, die unter besonderen Belastungen leiden (Autoimmunstörung, Raucher, „Workaholics", Beziehungskrisen) haben manchmal bei niedrigem DHEA auffallend hohe Progesteronwerte beim Speicheltest. In diesen Fällen scheint der Körper die DHEA-Schwäche mit Progesteron zu kompensieren. Es gibt darüberhinaus amerikanische Studien über Heilungsprozesse nach operativen Eingriffen bei Frauen. Man stellte fest, dass Frauen mit guten Progesteronwerten sich deutlich schneller erholen und wesentlich weniger Komplikationen bei der Wundheilung zu beobachten waren. Ich selber habe mehrfach erlebt, dass besonders nach Stresszeiten (in denen das Progesteron hauptsächlich zur Cortisolbildung gebraucht wurde) sehr viel schneller krank wurde. Gerade dann war mein Körper für eine behutsame Progesteron- und DHEA-Unterstützung sehr dankbar und damit deutlich widerstandsfähiger.

Diese Zusammenhänge genau zu untersuchen wäre ein großartiges Thema für eine Doktorarbeit! Welche Universität ist dazu bereit?

Menschen mit einer guten Schilddrüsenversorgung sind wesentlich besser gegen Infektionen gewappnet als SD-Unterfunktionspatienten. Diejenigen, die eine überaktive SD haben, sind zwar von vielen anderen Problemen gebeutelt – aber sie bekommen selten eine Grippe! Deswegen rechne ich die SD-Hormone zur Immunhilfe dazu! Selbst beim vielschichtigen Krebsproblem scheinen SD-Hormone eine Rolle zu spielen - zumindest gibt es dazu interessante statistische Untersuchungen.

Einige Zeilen möchte ich hinzufügen zum Thema Immunabwehr. „Antibiotika und Penicillin zum Schutze der Menschheit – im Zweifelsfall immer richtig und gut!" So hat es mir unser Hausarzt verkündet und wollte unsere Kinder grundsätzlich bei jedem Halskratzen mit entsprechenden Medikamenten behandeln. Wir sollten besser fragen: „Wie stärke ich mein Immunsystem?" Ist es sinnvoll, dass Antibiotika heute bei jeder Halsentzündung genauso selbstverständlich angewendet wird, wie Omas Halswickel vor 70 Jahren?

Kliniken kommen aufgrund von resistent gewordenen Bakterien immer mehr in die Behandlungs-Zwickmühle. Es gibt Ärzte – jawohl, auch

Schulmediziner(!) – die Mut haben, so eine Verschreibungspraxis zu hinterfragen und die eindringlich davor warnen. Unser Hormonsystem ist erstaunlich anpassungsfähig. Wenn wir dem Körper immer wieder die Abwehrarbeit abnehmen, dann dürfen wir nicht jammern, wenn er sie eines Tages verlernt hat. Was dann? Die ungebrauchten Abwehrkräfte können genauso zu Raubrittern werden und uns mit Gesundheitsnöten plagen, wie die „pensionierten" Geschlechtshormone nach einer Gebärmutterentfernung. Kann der einfache und bequeme Tabletten-Weg langfristig für unsere Abwehrkräfte gefährlich werden?? Wer sinnvolle Alternativen dazu sucht, findet im Anhang unter den Literaturhinweisen einige Buchempfehlungen.

Schlussbemerkung

Ich wünsche Ihnen sehr, dass Sie mit Ihrem Arzt im Gespräch bleiben können und dass Sie sich ernst genommen fühlen, wenn Sie Ihre Symptome beschreiben. Wie wohl Ihre persönlichen Antworten auf folgende Fragen aussehen?

- » *Wie weit überlasse ich meine Gesundheit dem Arzt? Gebe ich meinen Verstand an der Rezeption der Station oder Praxis ab?*
- » *In welchen Bereichen will ich mich selbst damit auseinandersetzen, was mein Körper braucht?*
- » *Höre ich auf die Symptomsprache meines Körpers?*
- » *Lasse ich mich zu Entscheidungen drängen? Räume ich mir selbst Denkpausen ein? Was nicht bis morgen warten kann, ist verdächtig! Bin ich bereit mich zu wehren, wenn ich mich überrumpelt fühle?*

Es gibt nach wie vor gute, taktvolle Ärzte die unser Vertrauen verdienen. Wir müssen uns gegenseitig helfen diese zu finden. Wenn Sie möchten, können Sie Ihrem Arzt den Brief auf der nächsten Seite kopieren.

Sehr geehrte Ärztin! Sehr geehrter Arzt!

Ihre Patientin hat sich an uns gewandt, um Antworten auf ihre Hormon-Fragen zu bekommen. Mit unserem Wissen über Hormon-Zusammenhänge möchten wir als Selbsthilfe-Initiative allen Betroffenen dienen. Dabei wollen wir Sie als Arzt oder Therapeuten weder übergehen noch ausklammern! Im Gegenteil! Auf allen unseren Empfehlungen ist klar darauf hingewiesen, dass wir als Berater die vertrauensvolle Zusammenarbeit mit Ärzten und Fachkräften suchen, wünschen und fördern. Wir geben Betroffenen Hilfestellung für das Beobachten von Symptomen und weisen auf allgemeine Hormon-Zusammenhänge hin, um die Zusammenarbeit zwischen Patient und Arzt so effizient wie möglich gestalten zu können. Dabei verschreiben wir keine Produkte und führen auch keine Behandlung durch. Das liegt allein in Ihrem Verantwortungsbereich als Arzt.

Wir wissen um die Bedrängnisse einer Arztpraxis und haben Verständnis dafür, dass Ihre Zeit für lange Beratungen und Erklärungen zu knapp ist. An dieser Stelle bieten wir unsere Dienstleistung an, die Ihre Arbeit ergänzen und unterstützen soll.

Unser dazugehöriges Netzwerk aus Ärzten, Heilpraktikern, Hebammen, Therapeuten, Apothekern, Krankenschwestern, Hormonselbsthilfe-Beratern und Laborspezialisten sammelt und veröffentlicht Wissen über Hormon-Zusammenhänge, die nach internationalen, anerkannten Standards ermittelt wurden.

Wir selbst haben lernen müssen, dass es manchmal schwer ist für die Alarmsymptome des eigenen Körpers Gehör zu finden! Die Versuchung nach schnellen Lösungen zu greifen ist bei medizinischen Fachkräften besonders groß. Dieses und jenes Mittel wird ausprobiert, was in der eigenen Praxis vorhanden ist. Manchmal hilft die Selbstverordnung – manchmal auch nicht.

Wir könnten miteinander und voneinander lernen! Das wäre sehr schön! Wenn wir dazu beitragen dürfen, dass Sie mit ganzer Kraft für Ihre Patienten da sein können, dann ist das für mich eine große Freude!

Mit hochachtungsvollen Grüßen
Ihre Elisabeth Buchner

www.hormonselbsthilfe.de

27
Hilfe durch den Partner

Diejenigen, die am meisten mit uns Frauen leiden und rätseln, sind unsere Partner. Deswegen ermutige ich Sie, folgendes Kapitel an Ihren „Herz-aller-liebsten" weiter zu geben – in der Hoffnung, dass er Sie noch besser versteht als bisher:

Sehr geehrter Herr Leidensgenosse!

Bitte verzeihen Sie mir diese direkte Anrede. Sie haben eine Frau an Ihrer Seite, die Sie lieben und achten – normalerweise... Bei Frauen mit Hormon-Chaos ist es leider oft so, dass Männer früher oder später den Eindruck haben, dass sie eigentlich zwei völlig gegensätzliche Frauen neben sich haben – eine, die man mag und eine, die man erduldet. Dieses Wechselbad der Gefühle kann auf Dauer sehr mühsam sein. Auch Ihre Frau oder Freundin empfindet es wahrscheinlich als äußerst unbefriedigend, dass sie Ihnen nicht in beständiger Weise die Partnerin sein kann, die sie gerne sein möchte. Sie dagegen fragen sich wohl manchmal, was Sie denn schon wieder verkehrt gesagt oder getan haben. Ob auch Sie den Kopf einziehen, wenn Ihre Partnerin gelegentlich zum Ungeheuer wird? Es gibt in solchen Fällen zwei Reaktionsarten:

> *Zurückschreien, Tassen zurückwerfen und Türen ein zweites mal knallen lassen!*

Oder:

> *Sich zurückziehen auf eine imaginäre Insel, bis die Gewittertage vorbei sind...*

Wenn man grundsätzlich alles falsch zu machen scheint, sind beide Reaktionen verständlich – es hilft nur letztlich keinem von Ihnen beiden. Vielleicht

Hilfe durch den Partner

erleichtert es Sie, dass Sie wahrscheinlich nicht in erster Linie schuld sind, wenn Ihr liebes DU von Hormonstörungen gebeutelt wird. Bitte fühlen Sie sich nicht allein verantwortlich für die schlimmen Gefühlskapriolen Ihrer Frau – auch wenn sie es Ihnen vielleicht sogar an den Kopf wirft. Wahrscheinlich schämt sie sich einige Tage später für all das Gesagte... Dieses Buch hilft Ihrer Frau hoffentlich, mit diesem Auf und Ab umgehen zu lernen. Sie als Partner können dabei eine zusätzliche, wesentlich Hilfe sein. Anbei einige Tipps, die Ihnen beiden beim Gestalten der schwierigen Tage helfen können:

» *Lassen Sie sich von Ihrer Frau zeigen, welche Zyklustage (Tabelle) ihre Knacktage" sind und unter welchen Symptomen sie besonders leidet.*

» *Fragen Sie einfach nach, welches Verhalten von Ihnen gewünscht wird. Leider gehen viele Verliebte davon aus, dass der andere doch wissen müsste, was einem gut tut... wir erwarten einfach, dass der Partner das Richtige sagt oder tut und so hilft. Aber die Fähigkeit, Gedanken zu lesen, ist in unseren Breitengraden sehr selten geworden, besonders bei Ehepaaren. So oft machen wir das Allerfalscheste, möglichst auch zum noch falscheren Zeitpunkt - eingewickelt mit der allerbesten Absicht....*

» *Ich kenne viele Frauen, denen es gut tut, wenn man sie an ihren unmöglichen Tagen einfach in den Arm nimmt. Da müssen gar nicht viele Worte fallen - einfach spüren lassen, dass man als Partner auch in den „schweren Tagen" mit aushält, dabei ist und an einen glaubt – so wie Sie es sich auch von Ihrer Partnerin wünschen, wenn es Ihnen schlecht geht.*

» *Wenn immer möglich, nicht in Verteidigungsposition gehen, sondern zuhören, Behauptungen stehen lassen ohne sich allzusehr betroffen zu fühlen – es geht vorbei! Heikle Themen möglichst aufschieben auf die guten Tage – aber nicht unter den Teppich kehren. Lassen Sie sich nicht auf Wortgefechte ein, bei denen es ums „Eingemachte" oder Rechthaben geht.*

» *Sie können ungeheuer viel Zündstoff entschärfen, wenn an gefährlichen Tagen z. B. das Abendessen ausnahmsweise von Ihnen abgeräumt wird und Sie Ihre Frau mit einem Leckerbissen aufs gewohnte Schlafsofa entführen. Sie müssen das Kunststück fertig bringen, Ihrer Frau zusätzliche Ruhe zu ermöglichen und sie trotzdem zu bestätigen – auch wenn alles im Chaos zu versinken droht. Es geht dabei nicht um großartige Lobeshymnen, sondern um kleine Zeichen der Anerkennung und Ermutigung. Kennen Sie die fünf Sprachen der Liebe? Nicht nur an den Hormon-Chaos-Tagen sind Sie auf der Gewinnerseite, wenn Sie die Liebes-Sprachen Ihrer Frau kennen! (Die Fünf Sprachen der Liebe, Literaturliste im Anhang)*

» *Lesen Sie gemeinsam das Kapitel über Sex mit Hormonknick. Die Kunst zu lieben* hat in dieser Zeitspanne engere Grenzen – im Geben und im Nehmen. Wenn Ihre Frau an den kritischen Tagen grundsätzlich müde, erschöpft, genervt und übersensibel ist, dann wird es auch im Bett sehr schwierig. Sie können der allerbeste Liebhaber sein und trotzdem auch da alles falsch machen. Auf diesem Gebiet ist Mann doch etwas dünnhäutig und flüchtet vielleicht (zumindest innerlich) ins Reich von erfüllenden und befriedigenden Phantasien. Aber wenn Sie Ihrer Frau besonders dann ohne erwartungsvolle Absicht ein zärtliches Streicheln schenken, sagen Sie mehr als 100 000 Worte!

» Besonders die Brustwarzen und die Klitoris sind an bestimmten Tagen unbeschreiblich empfindlich. Manche Frauen müssen extra BHs tragen, weil die gewohnten Größen reiben. Sie sind dann etwas geschwollen und hellrot. Schon eine herzliche Umarmung kann schmerzhaft sein. Vergleichbar ist das mit einem blühenden Herpes auf der Lippe. Alles scheint bei ihr zu signalisieren: „Komm mir bloß nicht zu nahe!!!" Auch hier: Nicht, weil Sie unmöglich sind, sondern weil z.B. das Problem PMS aktuell ist!

» Wundern Sie sich nicht, wenn Ihre Frau in den „Tagen vor den Tagen" noch emotionaler auf Kino- oder Fernsehfilme reagiert. Ebenso auf Verwandtentreffen oder im Freundeskreis kann ein dunkler Schatten die Gemeinschaft beeinträchtigen. Wenn es Ihnen gelingt, die kritischen Tage schon im Voraus frei zu halten von sozialen Anlässen, kann viel „gesellschaftliches Porzellan" heil bleiben.

» Freuen Sie sich zusammen mit Ihrer Frau auf die guten Tage und Augenblicke! Vorfreude ist wie eine Brücke über tiefe Schluchten.

» Werden Sie beide Weltmeister im gegenseitigen Anerkennen, Ermutigen und Bestätigen – dann geht vieles leichter, nicht nur mit Ihrer Frau.

» Die Gefühle Ihrer Frau sind keine Einbildung – Sie erlebt und durchleidet sie. Es ist für die Betroffenen schlimm, wenn der Partner in solchen Momenten mit Vorwürfen zurückschießt oder der Frau zu verstehen gibt, dass sie schlicht und ergreifend mit ihrem Gefühl (Eifersucht, Launen, Streitsucht, Verunsicherung, Vernachlässigung) im Unrecht ist. So verständlich Ihre instinktive Rechtfertigung ist – so verkehrt ist sie in jenen Momenten. Hier geht es nicht um Macht, Kontrolle oder Egoismus, sondern um die Sehnsucht nach einem Arm, der da ist, wenn Selbstzweifel und Schwächegefühl zutiefst verunsichern. Versuchen Sie in solchen Momenten doch einmal die ganz einfache Frage: „Was kann ich dir Gutes tun, damit du dich von mir geliebt und verstanden weißt?" Es kann sein, dass Ihre Frau im kritischen Augenblick gar nicht weiß, was sie darauf antworten soll. Haken Sie noch einmal an einem guten Tag nach! Zeigen Sie echtes Interesse, Ihrer Frau so zu begegnen, dass sie sich verstanden und umworben weiß.

» *Sie haben mit der Zeit vermutlich gelernt, die ersten Anzeichen einer her-annahenden Gewitterwolke zu erkennen. Das kann eine sehr große Hilfe sein, den richtigen Moment für eine Progesteron-Ergänzung zu finden, wenn kein regelmäßiger Zyklus dazu das Signal gibt. Werden Sie beide ein Team, das sich gemeinsam gegen die Hormonattacken wehrt!*

In diesem Sinne möchte ich Ihnen sehr viel Mut machen „in schlechten Tagen" Geduld zu haben und die Hoffnung nicht aufgeben, dass Sie beide gemeinsam einen Weg finden – durch die Hormon-Täler und Tränenfluten hindurch...

Hilfe durch den Partner

28
Hilfe bei Familie, Freunden und Gemeinde

In wenigen Familien wird offen über Grenzen und Schwächen der Eltern gesprochen. Viel wird getan, um ein perfektes Image zu vermitteln – zumindest nach außen hin. Von Natur aus fühlen sich viele Kinder schuldig, wenn es der Mutter schlecht geht. Vor allem, wenn zu Hause Sätze fallen wie „Du machst mich noch krank mit deinem Lärm!" oder „Ich dreh durch, wenn du nicht sofort aufhörst mit dem Geklapper!" Wenn bei Mutter die Tränen rollen, weil eine Mücke zum Elefant wurde, dann zieht Mann den Kopf ein und die Kinder fühlen sich, als wäre gerade Mamas Lieblingsvase zu Bruch gegangen. Hier ist die Alternative:

Mitteilen, erklären, entschuldigen, entlasten!

Wenn Kind und Mann verstehen, dass nicht sie die eigentlichen Auslöser der Tränen sind, dann kann das tiefgreifend entspannen und lösen. Je ehrlicher wir zu uns und vor unserer Umgebung sind, um so weniger entstehen Missverständnisse und falsche Schuldgefühle. Unsere Familie kann sehr wohl und will in der Regel helfen und unterstützen. Der Erste, der wissen muss, was an besonderen Tagen mit uns los ist, ist unser Partner. Es ist manchmal besonders effektiv, wenn er mit den Kindern einen Familien-SOS-Plan ausarbeitet, wenn Mama an einzelnen Tagen teilweise oder ganz ausfällt. Sind die Kinder noch im Baby- oder Kleinkindalter, sollte genauso im Voraus klar sein, was im Ernstfall zu tun ist. Das betrifft auch alleinerziehende Mütter!!! Bei fehlendem oder verständnislosem Partner kann eine Familienfreundin oder Großmutter mit einbezogen werden. Fühlen sie sich isoliert, dann bauen sie allerschnellstens Kontakt auf mit anderen Alleinerziehenden.

Wichtig:

Nicht allein meistern, sondern Hilfe suchen und sich helfen lassen!

Wenn die Familie die aktuelle Zyklus-Tabelle von Mama (oder Tochter) sehen kann, dann bedarf es manchmal gar keiner großen Erklärungen mehr. Selbst die Kinder wissen dann, wie sie Mama erinnern oder ermutigen können. Wenn alle zusammen helfen, dann ist allen geholfen.

Manche gebeutelten Familien haben gute Erfahrungen gesammelt mit **Warnschildern**, z.B. ein rotes Schild mit Blitz oder eine schwarze Pappwolke. Das bedeutet: Vorsicht, die Luft ist geladen! Oder: Die Depressionswolke hängt tief... Schilder werden leider schnell wirkungslos, wenn sie jeden Tag eingesetzt werden.

Ein weiterer Tip ist die **Wunschtafel** an der Familien-Pinwand. Da kann jeder aktuelle Bedürfnisse oder Wünsche in Worte fassen – eine Stunde Ruhe, ein Spaziergang zu zweit, ein bunter Abend zum Lachen... Nicht alle Wünsche werden wahr, aber vielleicht mehr als vermutet!

Hilfe bei Freunden

Auch mit guten Freunden kann man über Hormon-Probleme reden lernen. Sie werden dabei feststellen, dass sehr viele Ihrer Bekannten mit ähnlichen Schwierigkeiten kämpfen wie Sie. Freundinnen können zu unbezahlbaren Helfern durch ein geduldiges Begleiten werden. Erst recht, wenn es uns ernst ist, diverse Hintertürchen (z.B. bei schlechten Gewohnheiten) schließen zu wollen. Sie sind es auch, die ermutigen können und uns erinnern an Vorsätze und praktische Hilfen. Aber gerade Freunde sind auch die ersten Opfer von Attacken...

Nun gibt es kaum jemand, der nicht gerne gute und zuverlässige Freunde hätte. Leider kenne ich aber jede Menge Damen und Herrn, die ein Klagelied über mangelnde Freunde singen. Es tut mir leid, das so hart sagen zu müssen, aber wer keine Freunde hat, der ist auch meistens keinem anderen ein treuer Freund. Es passiert oft ohne dass wir es merken: unser Leben dreht sich nur noch um uns selbst. Es reicht nicht mehr, um andere einzuladen, aufzusuchen und ihnen eine kleine Aufmerksamkeit vorbeizubringen. Man verliert den Anschluss und damit wird der Weg zur Freundschaft länger. Grundsätzlich den Anrufbeantworter vorzuschalten, eignet sich hervorragend um sich vor anderen abzuschirmen. Freunde kommen nicht einfach angeflogen – sie müssen gewonnen werden. Und das bedeutet erst einmal in eine Freundschaft zu „investieren". Alle guten Beziehungen sind eigentlich ein Investment. So wäre es gut, auf unserer „Prioritätenliste" auch die Freunde im Blick zu haben. Damit meine ich nicht in erster Linie Geschenke sondern das aneinander teilhaben lassen in großen und kleinen Dingen. Dazu gehört ein gelegentlicher Anruf, ein Lebenszeichen aus dem Urlaub, eine nette Überraschung zum Geburtstag – all das, was auch uns freuen würde. Die Ehrlichkeit voreinander und das gegenseitige Ermutigen gehören auch dazu.

Wie gesagt: Bevor wir diese Tugenden von einem Freund erwarten oder gar fordern, wäre es gut, wenn wir sie selbst in reichem Maß üben!!

Hilfe in einer Gemeinde

Sind Sie viel allein? Sie wissen nicht, wo man Freunde finden könnte? Dann kann ich Ihnen nur wärmstens einen sogenannten „**Alpha-Kurs**" empfehlen. Weltweit in vielen Gemeinden oder Gemeinschaften aller christlicher Konfessionen in jeder größeren Stadt werden solche Kurse angeboten. Über das Internet unter **www.alphakurs.de** können Sie die Veranstaltungsorte in Ihrer Nähe ausfindig machen. Mein Mann und ich führen seit Jahren begeistert solche Kurse durch. Sie sind eine Gemeinschaft auf Zeit (10 Abende, immer einmal pro Woche mit einem gemeinsamen Wochenende in der Mitte). Dort findet man nicht nur Gelegenheit über das zu sprechen, was unserem Leben Sinn gibt, was es lebenswert macht, wie unsere Beziehung zu Gott und den Menschen gelingen kann, sondern man findet meistens auch Freunde, mit denen man durch dick und dünn gehen kann. Probieren Sie es doch einfach mal aus!

Nicht jeder fühlt sich in einer Kirche oder Gemeinde zuhause. Natürlich gibt es viele Gründe dies nicht zu tun – aber es gibt noch mehr Gründe, sich aktiv nach einer solchen Gemeinschaft auszustrecken. Ich möchte Ihnen ausdrücklich Mut machen, eine solche zu suchen. Wenn wir nicht anfangen, aktiv nach Gemeinschaft zu suchen, wird unsere Schneckenhauswelt immer enger und finsterer. Mir geht es bei Gemeinschaften nicht um eine bestimmte Konfession, denn es gibt in allen „frommen Lagern" wunderschöne (und leider auch weniger schöne) Beispiele. Suchen Sie doch mal in Ihrer Zeitung unter der Rubrik „Kirchliche Gemeinschaften" oder „Gottesdienste". Dort finden Sie sicher einige Adressen in Ihrer Nähe. Sie werden staunen, welche Vielfalt in diesem Bereich zu finden ist. Zu Gottesdiensten kann man ohne Einladung oder Anmeldung dazu kommen. Vorurteile gegenüber anderen Glaubensrichtungen abzubauen fällt leichter, wenn wir möglichst unvoreingenommen aufeinander zugehen.

Viele Gemeinden haben einen Schaukasten vor dem Haus oder einen Gemeindebrief. Dort kann man nachsehen, was die Gemeinden anbieten. Finden sich Frauengruppen, Hauskreise, Mütter-Treffs oder Männer-Runden auf dem Programm, dann genügt ein Anruf um nachzufragen, welche Gruppen für „Neue" geeignet sind. Auch im Internet bieten die meisten Gemeinden eine Präsentation an.

» Jede Stadt hat Gemeinden, die offene Themen-Abende anbieten. Warum nicht auch ein Thema über das Gleichgewicht von Hormonen bei Frau und Mann aufgreifen?

» Als weitere Idee könnten **Menüabende für Partner** und Freunde genannt werden. Unsere Männer reagieren erleichtert, wenn sie feststellen, dass sie nicht die einzigen „Opfer" sind, deren Frau (in ihren Augen) manchmal „spinnt"! Schließlich ist das Hormonthema keine reine Frauen-Angelegenheit.

» Oder Sie regen ein **Frühstückstreffen für Frauen** (oder für Paare) in Ihrer Gemeinde an. Dabei kann auf lockere Weise erklärt werden, warum wir Frauen schlechte Tage haben und womit uns spürbar geholfen werden kann.

» Haben Sie eigentlich auch an einen **Jugendabend** gedacht, bei dem bereits die junge Generation mit typischen Hormonfragen in Berührung kommt?

Selbsthilfe-Kontakte und Selbsthilfe-Gruppe

Gemeinsame Betroffenheit verbindet und tröstet! Das stimmt auch für Frauen und Männer mit Hormonproblemen. Inzwischen sind bei mir viele Anfragen nach solchen Kontakten aus ganz Deutschland eingegangen. Wenn Sie in Ihrer Umgebung nach so einer Initiative suchen oder eine

Hilfe in einer Selbsthilfegruppe

solche mitgestalten wollen, dann helfen wir als Hormonselbsthilfe-Zentrale gerne mit Vermittler-Diensten. Inzwischen gibt es schon einige Selbsthilfegruppen. Betroffene können sich zuerst helfen lassen und dann die empfangene Hilfe weitergeben. Vielleicht ergeben sich daraus Freundschaften, Putz- und Babysitter-Gemeinschaften oder ähnliche Begleiteffekte.

Eine weitere Möglichkeit sind Einzelkontakte von Frauen mit ähnlicher Betroffenheit. Dazu braucht es nur ein Telefon und das Ganze ist nichtmal unbedingt an eine bestimmte Region gebunden. In Internet-Foren wird davon schon lange Gebrauch gemacht.

Wenn Sie eine Selbsthilfegruppe suchen:

Auf unserer Internetseite unter **www.Hormonselbsthilfe.de** finden Sie die derzeit aktiven Selbsthilfe-Gruppen im deutschsprachigen Raum. Über die dort angegebene Telefonnummer können Sie Treffpunkt und Termine erfragen. Die Leiterinnen sind nicht immer geschulte Berater aber immer Betroffene, die schon ein Stück Weg mit natürlichen Hormonhilfen gegangen sind.

Wichtig:

» Erwarten Sie von Selbsthilfegruppen nichts, was Sie nicht im gleichen Maß (später) zu geben bereit sind!! Wenn Sie gelegentlich eine Thermoskanne mit gutem Tee oder einer Tüte Knabbersachen mitbringen, dann freut das alle!

» Selbsthilfe-Gruppentreffen verleiten zum Klagen über die Ärzte. Auf der einen Seite ist es gut, wenn Enttäuschungen über die medizinische „Elite" irgendwo möglich ist. Das soll ein Privileg der Gruppen-Neulinge sein! Die alten Hasen sollten sich möglichst zurückhalten und positive Beispiele dagegen setzen oder um Verständnis für bemühte Ärzte und Heilpraktiker werben. Hass- und Rachegefühle zu nähren hilft niemanden!!!

» Nicht jeder traut sich gleich am Anfang über seine Probleme zu sprechen. Das ist okay! Manche brauchen erst einige Abende das Gefühl und die Erfahrung, dass die neue Gruppe ein Raum der Sicherheit ist.

» Selbsthilfegruppen ersetzen nicht eine individuelle Beratung oder Therapie!

» Das besondere an Hormonstörungen ist, dass die Hilfe sehr verschieden aussehen kann. Deswegen sind unterschiedliche Erfahrungen in einer Gruppe wichtig! Was für den einen gut ist und wohltuend, kann für den anderen Teilnehmer total falsch sein. Bewahren Sie sich diese Bandbreite!

» Gemeinsam eine Wegstrecke zu gehen hat viele Vorteile. Hilfen können so wechselseitig gegeben werden. Jeder ist dann mal dran mit geben und empfangen!

Wenn Sie eine Selbsthilfegruppe initiieren oder gründen wollen:

Wie beginnen?

» Selbsthilfegruppen oder Frauen-Gesprächskreise entstehen meistens in Folge eines Vortragabends oder Frühstücktreffens in Kirchengemeinden aller Konfessionen. Ich komme gerne auch zu Ihnen, solange mir Gesundheit und Möglichkeit dazu geschenkt ist. Themen und Konditionen können in unserer Zentrale erfragt werden. Wir bieten dazu auch Pressemitteilungen und Handzettel-Druckvorlagen an. Über unsere Internetseite helfen wir beim Bewerben solcher Veranstaltungen.

» Eine Gruppenarbeit sollte mit mindestens zwei Verantwortlichen beginnen! Die Leiterin der Abende muss nicht unbedingt gleichzeitig die Kontaktperson sein. Für Getränke oder Treffpunkt kann eine weitere Person verantwortlich sein. Man kann sich solche praktischen Dienste teilen! Viele haben einen Horror vor einer Gruppenleitung, sind aber hervorragende Organisatoren oder Gastgeber! Lasten und Freuden zu teilen ist schon ein wichtiges Übungsfeld für ein Leben mit Hormonstörungen!!

» Die Kontaktperson sollte immer einen Anrufbeantworter zur Verfügung haben (und bedienen können!). Bei ihr sollte auch eine regionale Empfehlungsliste für Ärzte und Fachleute zur Auskunft bereitliegen. Das heißt nicht, dass sie stundenlang Telefonseelsorger spielen muss!! Dafür sind ausgebildete Berater da!

» Längerfristig wäre es gut, wenn wenigstens eine Initiatorin der Gruppe eine Schulung und Ausbildung zur Selbsthilfe-Beraterin erhalten hätte.

» Selbsthilfe-Austausch-Treffen sollten kostenlos sein. Meistens steht ein Sparschwein für einen freiwilligen Beitrag bereit – als ein Dankeschön für die Organisationskosten und Mühen der Leitung.

» Selbsthilfeabende sollten ohne An-/Abmeldung angeboten werden.

» Es hilft, wenn Termine langfristig feststehen.

Wenn Sie sich keine Gründungsinitiative zutrauen aber trotzdem gerne Kontakt hätten zu ebenso Betroffenen in der Region, dann können Sie sich im Internet als Kontaktperson mit Telefon-Nummer nennen lassen. Alle Interessenten Ihrer Region haben auf diese Weise eine Kontaktstelle in der Nähe. Sobald sich einzelne melden, kann ein gemeinsamer Treffpunkt in einem Kaffee oder Gasthaus ausgemacht werden zum unverbindlichen Kennenlernen. Weitere Schritte können sich daraus ergeben. Das kann für eine begrenzte Zeitspanne gut tun!

Wäre das etwas für SIE?

29
HILFE IN ANDEREN DIMENSIONEN

Haben Sie sich auch schon gefragt:

„Wer soll denn sonst noch helfen, wenn schon die Fachleute meine Not nicht ändern können?"

„Ob das sonst noch irgend jemand da draußen interessiert, dass es mir ...schlecht geht?"

„Wozu noch leben, wenn alles nur noch eine einzige Qual ist? Welchen Sinn soll das denn noch haben?"

Diese Fragen sind nicht leicht zu beantworten. Ich kenne solche Situationen. Oft berichten mir Frauen, dass sie ohne das Wissen um eine höhere Macht oder ohne ihren Glauben an einen liebenden Gott nicht mehr am Leben wären. Deswegen scheint mir dieses letzte Kapitel besonders wichtig zu sein.

Wenn es um das Gleichgewicht unserer ganzen Person gehen soll, dann weiß nicht nur die christliche Lehre von der dritten Dimension unseres Menschseins. Die enge Zusammenarbeit von Körper und Psyche (Seele) ist den meisten Menschen wenigstens andeutungsweise bewusst. Mediziner und Psychologen betonen daher die möglichen psychosomatischen Erkrankungen, wo seelische Ursachen körperliche Auswirkungen haben können. Aber gibt es noch ein drittes Element? Wie bekomme ich Zugang zu der innersten Dimension meines Lebens, dem Geist? Ist denn der Geist des Menschen etwas anderes als die Seele? Hat auch unser Geist Auswirkungen auf Körper und Seele? Wie soll man sich das vorstellen?

Hilfe in anderen Dimensionen

Könnte man sich dieses Element wie elektrischen Strom vorstellen, der in unserer Persönlichkeit für Kraft, Frieden, Sättigung, Geborgenheit, Vertrauen und Annahme eine wichtige Rolle spielt? Ist es das Geheimnis der Ausstrahlung eines Menschen? Könnte es die Empfangszentrale und Kontaktstelle für eine Verbindung zu Gott (oder einem höheren Wesen) sein?

Könnte es sein, dass der seelische Bereich stark beeinflusst ist von der körperlichen Seite und von der geistlichen Seite? Dabei sind die Grenzen vom einen Bereich in den anderen vielleicht fließend, ohne feste Grenzlinie. Das macht es extrem schwer, mit wissenschaftlichen Methoden an das Thema heranzugehen.

Wer viel mit Computern zu tun hat, der weiß, wie schwierig es sein kann, auftretende Fehler entsprechenden Quellen zuordnen zu können. Fehlinformationen und gestörte Kontakte lösen manchmal ein vernichtendes Chaos aus, in dem nur sehr schwer die eigentliche Wurzel des Übels zu finden ist. So geht es beim Aufspüren von „Fehlerquellen" beim Menschen um mindestens drei mögliche Bereiche, in denen Störungen ausgelöst und gefunden werden können. Diese hängen noch viel enger zusammen als der Inhalt eines PC-Kastens.

Der ganzheitliche Begriff, der diesem Geheimnis in unserer Sprache am nähesten kommt, ist das Wort Herz – so wie wir es wohl am meisten gebrauchen: „Von ganzem Herzen", „Du bist/hast ein gutes Herz" oder „herzliche Anteilnahme". Selbst beim Bild eines Herzens assoziieren wir automatisch zuerst die innersten Gefühle eines Menschen und weniger sein Organ. Wir wissen, dass damit etwas umschrieben wird, das nicht nur biologisch sichtbar ist, das aber sehr wohl biologische Konsequenzen haben kann. Ein anderer Begriff, der zum Herzen dazugehört, ist „die Ausstrahlung" – ein Wortbild, mit dem wir etwas nicht Materielles umschreiben. Auch das alte Wort „Heil", das im dritten Reich so entsetzlich verbogen wurde, drückt letztlich aus: Ein Mensch, dessen verschiedene Persönlichkeitsschichten, -teile oder -ebenen im Gleichgewicht sind, ist umfassend heil (geworden). Genau das hätte Hitler tatsächlich zu allererst gebraucht! So könnte man sagen, dass Jemand, in dem alles heil wurde, ein geheilter oder heiliger Mensch ist. Um „geheilt" zu werden, wenden wir uns meistens erst an Mediziner oder Psychologen. Die meisten Therapie-Arten konzentrieren sich auf den körperlichen oder seelischen Bereich, für den geistlichen Teil ist bestenfalls der Pastor, Priester, Pfarrer, Seelsorger oder eine andere „Geistlichkeit" zuständig. Erst wenn die Fachkräfte für Körper und Seele am Ende ihrer Weisheit sind, wenden wir uns vielleicht der geistlichen Seite zu.

Not lehrt beten – das gilt rund um den Globus für fast alle Kulturen. Überall dort, wo große Not herrscht und wenig Hilfe vorhanden ist, hat die Hoffnung auf eine andere, höhere Macht eine Chance. Wir klammern uns dann an die Vorstellung, dass eine unsichtbare Kraft Erbarmen mit uns hat, uns hilft und uns von unserem Leiden erlöst. Je nach unserer Prägung und unserem Kulturkreis wenden wir uns an Gott, Allah, Götter vom asiatischen Gedankengut, Himmelsenergien, Heilern, Kulthandlungen, Natur-Götter oder „Weiße Magie" in verschiedener Form.

Wenn uns niemand mehr helfen kann, ergreifen wir jeden Hoffnungsschimmer auf der Suche nach Hilfe – auch auf religiösem Gebiet. In uns schreit das Bedürfnis, geholfen, verstanden oder ernstgenommen zu werden – **mit** unseren Gefühlen, Ängsten und körperlichen Beschwerden. Und wenn dieses Bedürfnis von Mitmenschen nicht gestillt wird, dann doch wenigstens von „alternativen" Kräften, Energien oder fremden Kulthandlungen. Dieser ungestillte Hunger macht uns gleichzeitig verletzbar und offen für Missbrauch, Verführung durch Irrlehren und „Beutelschneider", wie es früher hieß. Ohne die männliche, sachlich-nüchterne Komponente als Ergänzung (besonders im Bereich der medizinischen Hilfe) sind wir Frauen allzu leicht von vielversprechenden Angeboten um den Finger zu wickeln. Jeder kann sich die Freiheit nehmen, alternative Hilfsangebote von esoterischer oder religiöser Seite auf Glaubwürdigkeit und Wirksamkeit (über den Placeboeffekt hinaus) abzuklopfen. Da ist jeder einzelne gefordert zu prüfen, zu hören und abzuwägen, was „wahr" ist oder nicht.

Hilfe im christlichen Bereich

In besonderer Weise möchte ich in diesem Bereich zur Suche nach Hilfe ermutigen, da ich dort verwurzelt bin und selbst immer wieder Hilfe erfahre. Dies sagt nicht automatisch aus, dass in anderen Religionen und Lehren keine Hilfe zur Frauenheilkunde angeboten seien. Darüber zu schreiben überlasse ich denjenigen, die in diesen Bereichen Erfahrungen gesammelt haben und Hilfe bezüglich Hormonstörungen erhielten

Hilfe in anderen Dimensionen

– vielleicht weil ihnen von christlicher Seite die reichlich vorhandenen Hilfen vorenthalten wurden.

Aus dem Gefühl der Verlassenheit herausfinden...

Christlich geprägte Menschen, die unter langjährigen Hormon-Nöten oder Depressionsschüben zu leiden haben, fühlen sich oft in den schwierigen Tagen von Gott verlassen, das Beten scheint nutzloses Selbstgespräch zu sein, erlebte Gottesnähe Relikt aus der Vergangenheit. Dazu einige Hilfestellungen aus dem überkonfessionellen, christlichen Raum. In wieweit dies auch für die Ausübung in anderen Religionen zutrifft, kann ich nicht beurteilen. Aber vielleicht ermutigt Sie dies, sich auf die Suche zu machen nach einem Weg, der Ihnen entspricht, Ihre Fragen beantwortet und ihre Sehnsucht stillt.

Wie steht Gott zu mir und meinem Leid?

Wenn ich von der Existenz eines Gottes oder eines höheren Wesens ausgehe, dann stehen automatisch die nächsten Fragen im Raum:

Wie steht dieses höhere Wesen zu mir? Ist eine Beziehung zu diesem Gott möglich? Hört er mich? Versteht er mich? Wie weit kennt er meine Gedanken und Gefühle? Kann er sich mir gegenüber verständlich machen? Bin ich einem Schicksal oder einer Vorsehung ausgeliefert? Ist mein Leiden vielleicht eine verdiente Strafe? Muss ich etwas „abbüßen"? Warum heilt er mich nicht? Will er nicht? Kann er nicht? Ist mein Leiden eine Prüfung oder Läuterung?

Sie kennen vielleicht noch mehr solche bohrenden Fragen, die uns an unseren schlechten Tagen (und erst recht in den Nächten) durch Kopf und Seele jagen. Meistens versuchen wir dann mit letzter Kraftanstrengung noch besser und noch gewissenhafter nach unserer religiösen Überzeugung zu leben. Und wenn sich dann trotzdem nichts ändert an unserer Situation, sackt irgendwann die Hoffnung in uns zusammen. Wir binden unsere Gottesbeziehung an unsere Gefühle (seelischer Bereich) fest und vergessen (oder wissen nicht), dass unser geistliches Wesen oder Wissen nicht von den Gefühlen abhängig sein muss. Dazu einige Gedanken und Angebote:

In allen Konfessionen und Traditionen unter dem christlichen Glaubensbekenntnis beruft man sich auf ein Gottesbild, das in der Bibel (oder Heiligen Schrift) begründet ist. Dort wird uns ein Gott vorgestellt, der väterliche und mütterliche Eigenschaften hat, nach dessen Vorbild wir erdacht, gewollt und geschaffen sind. Dieser Gott ist – genauso wie wir – in einer dreifachen Persönlichkeit zu finden. Wir sind nach seinem Vorbild geschaffen. Er weiß um uns, er kennt uns wie kein anderer auf dieser Welt. Er ringt um eine Beziehung zu uns. Er wartet mit „Engelsgeduld" darauf, dass wir uns nach seiner Liebe ausstrecken und auf sie antworten mit einem bewussten „Ja". Schon in der Zeit vor Christus gab es Menschen, die mit dem oben genannten Fragenkatalog bei Gott anklopften. Manche haben diese Fragen laut herausgeschrien und sich bitter bei Gott beklagt, weil er anscheinend nicht hörte. Die Psalmen sind voll von solchen Klagen und Vorwürfen an Gottes Adresse.

Gott musste sich etwas einfallen lassen, damit seine Menschen begriffen, dass Liebe auch noch andere Dimensionen beinhaltet, die Leiden und traurige Gefühle nicht automatisch ausschließen. Er musste und wollte hautnah vorleben, dass Liebe und Leiden manchmal erschreckend nahe beieinander sein können – zumindest solange wir auf dieser Erde zu Hause sind. So sagt Christus: „Wer mich sieht, der sieht den Vater". Jetzt überlegen Sie einmal in welcher Gestalt wir Jesusbildern am häufigsten gegenüber stehen…

Vielleicht haben wir uns auch zu sehr an die Kreuzdarstellungen gewöhnt, an denen wir vorbei gehen oder fahren, die wir an einem Kettchen tragen oder in unserem Haus aufgehängt haben. Gott hat keine Zauberformel gesprochen und alles automatisch heil gemacht. Er hat sich selbst hinein gebeugt in unser verdrehtes und egoistisches Leben. Er hat sich selbst hingehalten als Prügelknabe – bis zum bitteren Ende. Er hat uns für unsere Zeit auf der Erde niemals versprochen, dass wir keine Probleme haben würden, wenn wir ihm brav nachfolgen würden. Er selbst musste es aushalten, dass ihn seine Verwandtschaft für verrückt erklärte, von seiner eigenen jüdischen Gemeinde in Nazareth wäre er um ein Haar gesteinigt worden. Seine engsten Freunde haben ihn im Stich gelassen. Er wusste, wie sich Hunger und Angst anfühlt und zum Schluss wurde er einer grölenden Masse nackig und misshandelt zur Schau gestellt. Und das soll Gott oder Gottes Sohn sein? Diese Frage stellten damals sowohl Gläubige als auch Ungläubige. Erinnern Sie sich an die Spottrufe: „Anderen hat er geholfen, jetzt soll er sich selber helfen!"

Warum griff ER nicht ein? Warum lässt ER das zu?

Ist Gott ohnmächtig anstatt allmächtig? Wer findet die Spur von dem Warum zu dem Wozu? Gott hatte das Leiden und den Tod nicht gewollt – aber musste beides als Preis oder Risiko der Freiheit einkalkulieren. Dass ER in allem trotzdem souverän eingreifen kann und es immer wieder tut, weiß ich wohl! Wenn ER dies tut, dann ist dies ein extra, unverdientes Geschenk, auf das ich keinen Anspruch habe. Ich habe es an mir und unserer Familie erfahren, dass Gott manchmal überraschend eingreift und übernatürlich heilt.

In Ländern von Afrika, Asien und Südamerika, wo ärztliche Hilfe die Ausnahme ist, sind Spontanheilungen nicht nur im christlichen Bereich keine Seltenheit. Bei uns dagegen gebraucht Gott meistens die Hilfe von Ärzten und Mitmenschen, die zum Glück wissen, was bei Grippe und Beinbruch zu tun ist. Aber ich weiß auch von Frauen, die in ihrer Not tatsächlich von Gott Hilfe bekamen, indem ER ihre Hormone „auf Vordermann" brachte ohne alle Medikamente und Umstellung der Nahrung. Meistens wussten sie nicht einmal, wo Gott konkret in ihrem Körper eingegriffen hat. Andere haben am äußersten Ende ihrer Grenzen durch ein Seminar oder dieses Buches einen neuen Lebensabschnitt beginnen können. In meinem Fall danke ich Gott von ganzem Herzen, dass ER mich Schritt für Schritt die Wunderwelt der Hormone entdecken ließ und viele Bücher und Begegnungen benutzte, um mir das „Notwendige" Wissen zu lehren. Dabei weiß ich sehr wohl, dass dieses Wissen noch äußerst ergänzungsbedürftig ist, einseitig und in vieler Hinsicht rätselhaft, weil mein Verstehen oder Hören menschlich begrenzt ist. ER hilft mir, die vielseitigen Impulse zu sortieren und ER ermutigt mich, trotz vieler Hürden und Enttäuschung, nicht aufzugeben. Ich denke auch an die, für die diese konkrete Hormonmangel-Hilfe zu spät kommt oder unerreichbar ist. Aber in welcher Situation wir auch stehen, ich weiß folgendes ganz sicher:

» Gott will mich nicht einfach allein lassen in meinem Leid.

» Gott will, dass allen Menschen geholfen wird und sie die Wahrheit begreifen... auch mir und durch mich!

» Gott will mein Leben (manchmal trotz Leiden) umwandeln, um gestalten in ein Gefäß mit kostbarem Inhalt.

» Gott hat von vornherein meine Schmerzen und Probleme zu den seinen gemacht...

» Gott ist mir nahe, auch wenn ich ihn nicht spüre, ich darf mich einfach

Hilfe in anderen Dimensionen

in seine Hände und Liebe fallen lassen – unabhängig davon wie gut oder schlecht ich mich fühle oder wie sehr ich mich auch schäme.

» Gott freut sich, wenn ich ehrlich vor ihm werde, wenn ich im Vertrauen zu ihm komme. Dann singt der ganze Himmel – wetten, dass das wahr ist?!

Und nun die praktischen Tipps:

» Wenn zu Ihrem normalen Tages- oder Wochenablauf gewisse religiöse Gewohnheiten gehören, dann behalten Sie diese bei – aber nicht um eine Pflichtübung abzuleisten! Nutzen Sie diese Zeiten um vor Gott einfach still zu halten, Ihre Wünsche und Sehnsucht zu formulieren und um innerlich loszulassen, was Sie belastet. Für Gott ist jede Sekunde kostbar, die wir für ihn übrig haben.

» Scheuen Sie sich nicht, Gott Ihr Leid zu klagen! Gott ist keine beleidigte Leberwurst, wenn wir ihm sagen, was wir denken und fühlen. Ich weiß, dass wir erst dann offen sind für SEINE Antworten, wenn wir bei IHM Dampf abgelassen haben.

» Lassen Sie sich „ent-Lasten" von wirklicher und unwirklicher Schuld. Menschen, die die Gabe oder das Amt eines Priesters, Pfarrers, Pastors oder Seelsorger haben, christlich motivierte Berater und Therapeuten, sollten dabei hilfreich sein (sind es leider nicht immer). Vergebung empfangen und Vergebung gewähren ist eins der stärksten Werkzeuge im Heilungsprozess – das gilt nicht nur, aber auch bei hormonbezogenen Tiefs!

» Wenn Sie in einer Gemeinde zu Hause sind, dann suchen Sie sich Menschen, die in einer vertrauten Gruppe ein Leben mit Gott ganz praktisch umsetzen. Dort sollte Raum sein für das ehrliche Austauschen von Erfahrungen, Zweifeln, Nöten und Sorgen. Wenn ich nicht mehr beten kann, dann ist es ein kostbares Geschenk, wenn andere für mich beten und mir Gottes Segen zusprechen. Diese Gruppen nennen sich entweder Frauengruppe, Hauskreis, Bibelgesprächskreis, Offener Abend, Oase, Thomasmesse oder so ähnlich. Fast alle christlichen Gemeinden haben irgendwo solche Gruppen. Haben Sie Schwierigkeiten eine solche zu finden, dann sind wir gerne bereit, Ihnen bei der Suche behilflich zu sein.

» Führen Sie ein kleines Büchlein, wo Sie hineinschreiben, wenn, wann und wie Ihnen Gott begegnet ist, was Sie mit ihm erlebt haben, welche

Fragen Sie an ihn haben. Kommen dunkle Tage, dann holen Sie dieses Heft heraus. Wenn das Gefühl „auf Halbmast hängt", dann kann auf diese Weise die Erinnerung Brücken schlagen über so manches Loch hinweg.

» Für meine Sorgen oder Nöte habe ich zu Hause einen Dornenkranz. Zeitweise diente mir auch ein großer Nagel. Ich schreibe manchmal mein Problem auf einen Zettel, falte diesen zusammen, schreibe auf die Außenseite den „Geheimcode" Jesaja 53,4-5 und stecke ihn auf einen Dorn (oder den Nagel).

» Es gibt sehr viel Literatur über das Thema Leidbewältigung, Heilung und Seelsorge. Nutzen Sie das Angebot von guter Literatur und Zeitschriften um auch auf diesem Gebiet Ihren persönlichen Weg und Lebenshilfe zu finden (siehe Literatur-Empfehlung im Anhang). Prüfen Sie, was Ihnen für Ihr Leben angemessen erscheint. Nicht alles was fromm klingt, hilft – leider.

» Warten Sie nicht darauf, dass andere Menschen auf Sie zugehen, sondern fangen Sie selbst an erste Schritte zu gehen. Nicht jeder wird darauf eingehen. Das liegt dann aber wahrscheinlich nicht an Ihnen. Nicht jeder ist bereit, sich auf neue Kontakte einzulassen. Haben Sie Geduld und bitten Sie Gott ganz konkret um Hilfe, dass Ihnen die richtigen Leute über den Weg laufen.

» Wehren Sie sich gegen eine Theologie, die behauptet, dass man nur soundsoviel – oder richtig – beten, handeln, opfern und glauben muss, damit man gesund wird. Gottes Wirken und Handeln wird immer ein Geheimnis bleiben. Gott hat nicht versprochen, unseren Körper grundsätzlich immer zu heilen. Aber er hat versprochen, grundsätzlich bei uns zu sein, uns zu hören, uns ernstzunehmen und uns zu helfen – auch (und besonders) in Notzeiten!! Leider haben wir sehr beschränkte Vorstellungen von Hilfe. Jeder Arzt weiß, dass Hilfe manchmal zuerst weh tut…. Die Hilfe Gottes geht weit über die körperliche Heilung hinaus. „Hauptsache man ist (körperlich) gesund" stimmt aus Gottes Perspektive nicht. Ihm geht es um das ganzheitliche Heilwerden und dazu gehört auch das seelische und geistliche Element unserer Persönlichkeit. Ich kenne behinderte Menschen, die mehr ausstrahlen von diesem Heilsein als die meisten „gesunden" Menschen. Was ist für Sie die Hauptsache? Manchmal helfen uns Notzeiten beim Sortieren unserer Prioritäten. Ist das bei Ihnen auch so?

» Gehören Sie zu der großen Gruppe, die durch kirchliche Mitarbeiter oder christlich motivierte Menschen tief enttäuscht oder verletzt wurden? Sind Sie abgestoßen von der unglaubwürdigen Lebensweise oder Enge frommer Mitmenschen? Wollen Sie deshalb mit all dem frommen Kram nichts am Hut haben? Dann können Sie sich mit dem einen Gedanken trösten: Wenn Gott sogar diese unmöglichen, unmenschlichen und „fromm-spinnerten" Genossen geduldig liebt und begleitet, dann wartet er erst recht darauf, alle rechtschaffenen, fleißigen, ordentlichen, zuverlässigen, ... Mitmenschen wie SIE zärtlich umarmen zu dürfen mit seiner Nähe und Liebe. Trauen Sie sich ruhig, ihn darum zu bitten! Er tut es garantiert!

» Was Sie noch unbedingt wissen müssen: Wer zum Jesus-Arzt in die Sprechstunde gehen, oder seinen „Rettungsdienst" in Anspruch nehmen möchte, braucht dazu weder Versicherungskarte noch Taufschein oder Kirchenzugehörigkeit. Zu IHM darf man wirklich kommen wie man ist, 24 Stunden an jedem Tag im Jahr! Was hindert uns noch daran?

Aus meiner eigenen Erfahrung weiß ich, dass Gott sich finden lässt und uns antwortet – immer wieder neu und anders. Im Anhang finden Sie noch eine Reihe von Literatur und Internetadressen, die Ihnen beim Suchen und Finden auf dem Weg zu Gott behilflich sein können.

Hilfe in anderen Dimensionen

Hier ein mögliches Gebet, mit dem wir ganz einfach mit Gott in Kontakt kommen können:

Mein Vater im Himmel,

danke für die Wunderwelt meines Körpers!

Danke für das geheimnisvolle Zusammenspiel von Hormonen, Kreisläufen, Stoffwechselvorgängen, Gefühlen und Organen.

Danke, dass Du mich liebst und angenommen hast – so wie ich bin, mit meinen Gaben, Stärken, Behinderungen und Fehlern.

Danke für alle große und kleine Hilfe – auch durch meine Mitmenschen!

Bitte hilf mir dabei, mein Leben mit allem was dazu gehört ins Gleichgewicht zu bringen.

Bitte zeige mir, was ich in meinem Leben ändern muss und wer oder was mir die nötige Hilfe geben kann.

Bitte schenke mir die nötige Geduld und Disziplin, um mein Leben so zu gestalten, dass es Deine Schönheit und Fülle widerspiegelt und dass es den Menschen um mich herum und Dir dient.

Dir möchte ich immer mehr vertrauen lernen, an Dir festhalten und Dich kennen lernen. Du bist größer und stärker als ich mir vorstellen kann! Du findest sicherlich einen Weg, den ich gehen kann, der sinnvoll und gut ist. Es ist so ein schöner Gedanke sich vorzustellen, dass Du mit mir gehst durch den ganzen Tag hindurch und dass Du mich sehr gut verstehst.

Zu wem sonst sollte ich gehen, als zu Dir mein lieber Vater?

Schlusswort

Sie haben mir nun recht lange zugehört, indem Sie sich durch das Buch kämpften. Damit wissen Sie vielleich t mehr als Ihr Arzt – zumindest was das Unterscheiden von „natürlichen" und synthetisch veränderten Hormonen angeht. Vielleicht ist es Ihnen so wie mir gegangen: Als ich die ersten Bücher über natürliche Hormone gelesen habe, sind mir viele Rätsel in meinem Leben beantwortet worden.

Und wie geht's weiter?

Bei vielen Betroffenen habe ich den Eindruck, dass sie erstaunt und dankbar die Hilfen aufgreifen. Wenn dann tatsächlich die Kräfte wieder zurückkommen, sind die alten Probleme sehr schnell vergessen. Aber schwupps, ist man wieder im alten Fahrwasser mit den alten Einseitigkeiten – und die Achterbahn von Schwächen und Hormon-Störungen hat uns wieder... Selten macht man den gleichen Fehler nur einmal – auch im Kampf mit Hormonkrisen. Haben Sie Geduld mit sich und mit Ihrem Körper! Es dauert manchmal eine Weile, bis wir die Sprache unseres Körpers verstehen. Bleiben Sie dran!

Wir freuen uns, wenn wir in irgendeiner Weise mit Ihnen in Kontakt bleiben und von Ihren Erfahrungen hören. Das kann gerne per E-Mail oder Post geschehen. Verzeihen Sie uns bitte, wenn unter diesen Umständen so manche Anfrage länger warten muss oder im Alltagsrummel verschwindet. Haken Sie notfalls noch einmal nach. Wir versuchen unsere Internetseite **www.Hormonselbsthilfe.de** immer wieder zu aktualisieren und neueste Nachrichten, Veranstaltungen, Selbsthilfekontakte und Adressen von Fachleuten aufzunehmen.

Viele wichtige Kontakte müssen noch geknüpft werden und die Suche nach „offenen" Ärzten und Kliniken muss weitergehen. Wenn wir Betroffenen zusammenhelfen, dann schaffen wir es vielleicht auch, mit Ärzten und Fachleuten zusammen, dem Krebs, der Osteoporose, dem Diabetes und den Demenzformen effektivere Waffen entgegensetzen zu können. Medizin soll „humaner" und „natürlicher" werden. Darum kämpfen wir.

Helfen SIE uns?

BÜCHERTIPPS

Aus der ganzheitlichen Naturheilkunde
„**Wie neu geboren durch Fasten**" Hellmut Lützner, Gräfe und Unzer
„**Natürlich heilen mit Olivenöl**" Birgit Frohn, Weltbild Verlag
„**Das große Buch der Sprossen und Keime**" Rose M. Nöcker, Heyne
„**Infektionen erfolgreich bekämpfen** – natürliche Alternativen zu Antibiotika" Christopher Vasey
„**Gegen Viren wehren** – Die Geheimnisse des gesunden Lebens" Hermann Geesing, Herbig Verlag
„**Comfrey – was ist das?**" Benediktiner Abtei Fulda
„**Natürlich gesund mit Heilkräuter-Kuren**" Dr. Rauch / Kruletz / Haug
(über Hormonselbsthilfe erhältlich)

Aufklärung für Mädchen
„**Was ist los in meinem Körper**" Dr. E. Raith-Paula, Pattloch Verlag
(über Hormonselbsthilfe erhältlich)

Ehe, Partnerschaft, Sexualität
„**Männer sind anders. Frauen auch**" John Gray, Goldmann Verlag
„**Die fünf Sprachen der Liebe**" G. Chapman, Francke-Buchhandlung
„**Damit die Ehe (wieder) glücklich wird**" A. Westmeier, Blaukreuz V.
„**Der ungezähmte Mann**" John Eldredge, Brunnen Verlag
„**Wie schön ist es mit Dir**" + „**Immer noch so schön mit Dir**"
Tim & Beverly LaHaye, Gerth Medien
„**Natürlich und sicher: Natürliche Familienplanung**" NFP
„**Natürliche Empfängnisregelung**" Dr. J. Rötzer, Herder Freiburg
„**Sympto Therm Basic** – Wenn Sex und Fruchtbarkeit Freundschaft schließen" Dr. H. Wettstein & Ch. Bourgeois
(in Deuschland nur über Hormonselbsthilfe zu beziehen)

Kinderwunsch – Schwangerschaft – Stillen
„**Das Stillbuch**" Hannah Lothrop, Kösel Verlag

„**Die Hebammen-Sprechstunde**" Ingeborg Stadelmann,(Selbstverl.)
„**Wochenbettdepression**" Dr. K. Dalton, Huber Verlag

Frauenhormone

„**Frauenweisheit – Frauenkörper**" C. Northrup, ZaberSandmann Verl.
„**Natürliches Progesteron – ein bemerkenswertes Hormon**"
John R. Lee, Akse E Verlag (erhältlich auch über Hormonselbsthilfe)
„**Natürliches Progesteron**" A. Rushton & Sh. A. Bond, Goldmann Verl.

Männerhormone

„**Wie Männer stark bleiben**" John R. Lee, übersetzt und ergänzt von Elisabeth Buchner, FVB (über Hormonselbsthilfe erhältlich)

Seelische Heilung

„**Die verletzte Seele heilen**" A. Westmeier, Blaukreuz Verlag
„**Wo ist Gott in meinem Leid?**" Ph. Yancy
„**Fragen an das Leben**" Nicky Gumble, Gerth Medien
„**Tilly**" (Zur Verarbeitung von Abtreibungserfahrung) F. Peretti, Projektion J
„**Der Gott, den du suchst**" Bill Hybels, Gerth Medien

Haushaltsstress

„**Bei mir zu Hause sein**. Überlebenshilfen von der Chaos-Königin"
„**Im Chaos werden Rosen blühen**"
„**Endlich weg mit dem Ballast**" alle drei von Sandra Felton & Anita Jüntschke, Brendow Verlag

Schilddrüse

„**Die gesunde Schilddrüse**" Mary J. Shomon, Goldmann Verlag

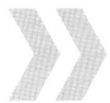 Viele lesenswerte Abhandlungen über Phytohormone und Hormonprobleme, Fallgeschichten und Behandlungsstrategien finden Sie in der Linksammlung unserer Homepage **www.hormonselbsthilfe.de**

Abkürzungen und Begriffe

BZ: Blutzucker
DHEA: Dehydroepiandrosteron
E1: Estron, Östron **E2:** Estradiol, Östradiol **E3:** Estriol, Estriol
FSH: Follikel-Stimulierungshormon
HGH: Wachstumshormon (Human Growth Hormone)
HET: Hormon-Ersatz-Therapie
HRT: Hormone Replacement Therapy (englisch für HET)
LH: Lutenisierendes Hormon
PM: Progesteron-Mangel
PMS: Prämenstruelles Syndrom
PND: Postnatale Depression
SD: Schilddrüse
ZH: Zyklushälfte
ZT: Zyklustag

Agnus Castus = Mönchspfeffer, Keuschlammfrüchte
Cimicifuga = Traubensilberkerze
Follikelphase = erste Zyklushälfte mit Eireifung
Menarche = erste Regelblutung
Ovulation = Eisprung
Perimenopause = Wechseljahre
Postnatale Depression = Wochenbett-Depression
Diabetes = Zuckerkrankheit

Wichtige Steuerhormone von Frau und Mann

1. Vermutete 20 verschiedene **Östrogene**, besonders Östron (Ö1), Östradiol (Ö2), Östriol (Ö3)
2. Ein(!) **Progesteron**
3. Verschiedene männliche **Androgene** (z.B. Testosteron)
4. Eisprunghormon **LH**
5. Eizellenwachstumshormon **FSH**
6. Mutterkuchenhormon **HCG**
7. Milchbildungshormon **Prolaktin**
8. Wehenhormon **Oxytoxin**
9. Geburtshelferhormon **Relaxin**

Pillen und ihre Wirkstoffe

Einphasenpräparate
...sind Pillen, die in einem Zyklus drei Wochen lang durchgehend die gleiche Hormonkombination enthalten.

ool Pillenpause looooooolooooooooolooooooool Pillenpause looooo

Zweiphasenpräparate
...sind Pillen, die in einem Zyklus zwei unterschiedliche Hormonkombinationen enthalten.

ool Pillenpause lxxxxxxxxxxxlooooooooooool Pillenpause lxxxxxxx

Dreiphasenpräparate
...sind Pillen, die in einem Zyklus drei unterschiedliche Hormonkombinationen enthalten.

<<l Pillenpause lxxxxxxxloooooool<<<<<<<l Pillenpause lxxxxx

Gestagen-Minipillen (enthalten nur eine Progestinart)
z.B.: 28-Mini®, Cerazette®, Microlut® (35), Micro®-30

Mikropillen
...enthalten 3 mg (oder weniger) von einer Progestinart (kein Progesteron!!!) + ein Ethinylestradiol (EE). Der synthetische Wirkstoff Ethinylestradiol ist noch stärker wirksam als das körpereigene Estradiol.

Die Begriffe „Mikropille" oder „Minipille" werden immer beliebter. Skeptischen Frauen wird auf diese Weise suggeriert, dass mit dieser Pille nur ganz wenig in den Hormonhaushalt eingegriffen wird.

Immer häufiger findet man den Hinweis, dass man die Mikro- oder Minipillen auch mehrere Monate durchgehend, also ohne Pause einnehmen könne, um die „lästigen" Blutungen zu vermeiden. Von den Konsequenzen für den Körper ist dabei selten die Rede...

Symbole und Abkürzungen zur Selbstbeobachtung

S oder s = (Zervix-)Schleim-Beobachtung

O = offener Muttermund   o = geschlossener Muttermund

Um gleichzeitig auch noch die Stärke der beobachteten Symptome darstellen zu können, kann man mit zwei oder drei gleichen Zeichen zwischen schwach - mittel - stark unterscheiden:

X = Menstruation / Regel / Blutung   **X** = schwache Blutung,
XX = mittelstarke Blutung, **XXX** = sehr starke Blutung

Wer es detaillierter ausdrücken möchte, der kann auch eine *Nummerierung von 1-10* verwenden. In einer Spalte können Sie unter „SONSTIGES" außergewöhnliche Beobachtungen festhalten, die nicht zu Ihren regelmäßig wiederkehrenden Symptomen gehören, z.B.

A = Angst , **D** = Depression, **M** = Migräne, **T** = Tränen, **W** = Wut,
nB : niedriger Blutdruck   **UK** : Unterleibskrämpfe   **B:**= Blähungen

Auch dabei können Sie die **Intensität** durch mehrfaches Verwenden deutlich machen oder durch eine entsprechende Zahl von Ausrufezeichen !!! dahinter. Sie sollten aber am besten auf dem Blatt auch die Bedeutung der Abkürzung festhalten, sonst bringen Sie die Abkürzungen schnell durcheinander.

Zusätzlich empfiehlt es sich, am Ende vom Zyklus alle Kästchen mit xx, xxx oder 5 -10 durch ein farbiges Übermalen mit einem Text - Marker hervorzuheben. Dies ist besonders angebracht, wenn chronische Leiden durch PM(S) verstärkt werden.

Eine weitere Hilfestellung können sie sich mit einem senkrechten, dicken Strich zum Zeitpunkt des Eisprungs geben. Wer den Mittelschmerz spürt, hat es am einfachsten. Andere Indizien sind der Temperaturanstieg und der Zervixschleim. Bei Pilleneinnahme gilt dies ab dem Wechsel der Pillenfarbe bzw. ab dem 15. ZT.

Bitte nehmen Sie sich strikt vor, nicht aus der Erinnerung heraus die ganze letzte Woche nachzutragen. Lieber keine, als falsche Angaben! Allerhöchstens den gestrigen Tag nachholen – alles andere hat wenig Sinn, da sich gerade in den Krisentagen die Erinnerungen sehr vermischen und verschwimmen können.

ZYKLUSLÄNGEN IN DER PRÄMENOPAUSE

Die Zykluslängen in der Prämenopause können unterschiedlich lang sein oder von Monat zu Monat stark variieren.
Die 2. ZH bleibt in etwa gleich, die 1. ZH wird zwischen dem 33. und 44. Lebensjahr bei vielen Frauen zunehmend kürzer. Mit dem Beginn der Wechseljahre hängen sich mehrere kurze Zyklen aneinander zu 30-40 Tage-Zyklen. In dieser Phase findet nur noch ausnahmsweise ein Eisprung statt.

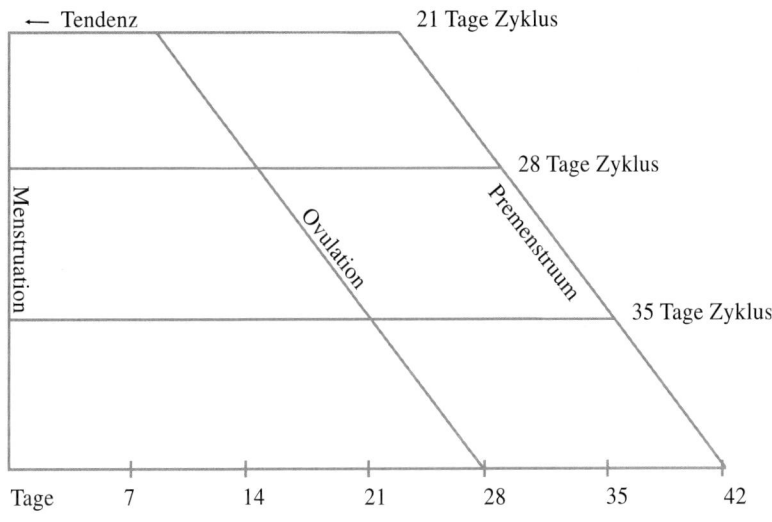

Zyklus ohne Eisprung

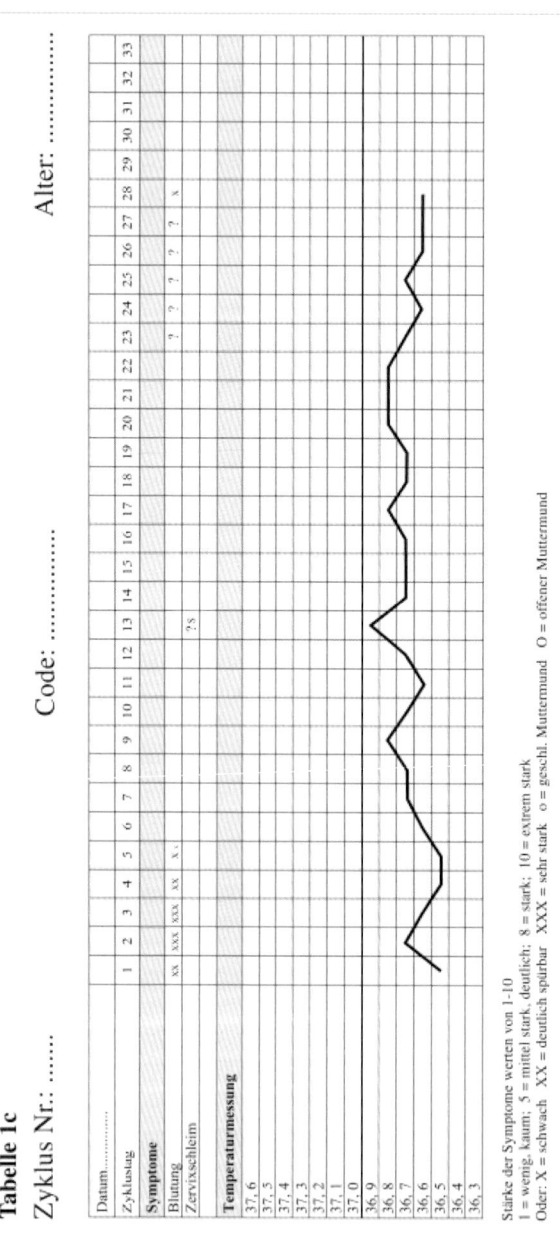

Zyklus mit Eisrpung
(mit gut und schwach funktionierenden Eierstöcken)

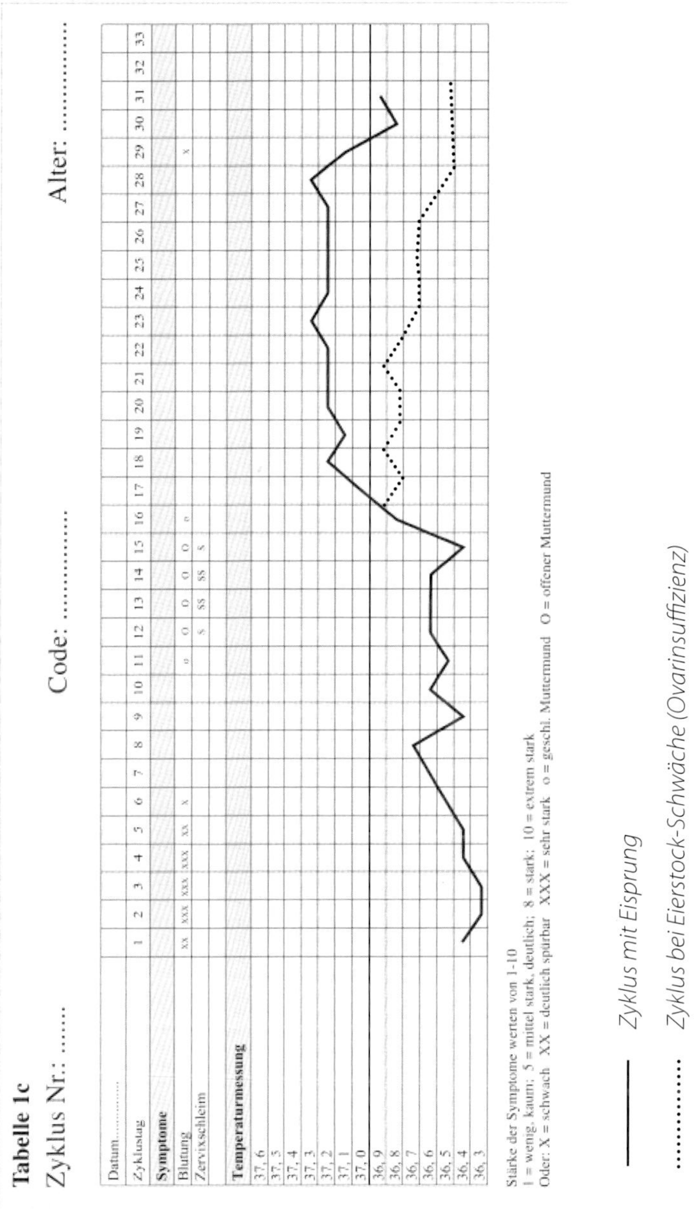

Tabelle 1c
Zyklus Nr.: ....   Code: ....   Alter: ....

[Zykluskurve mit Temperatur- und Symptomdaten]

Stärke der Symptome werten von 1-10
1 = wenig, kaum; 5 = mittel stark, deutlich; 8 = stark; 10 = extrem stark
Oder: X = schwach XX = deutlich spürbar XXX = sehr stark o = geschl. Muttermund O = offener Muttermund

——— Zyklus mit Eisprung

·········· Zyklus bei Eierstock-Schwäche (Ovarinsuffizienz)

Symptombeobachtungen innerhalb eines Monats

Tabelle 1 A   Symptomübersicht für einen Monat Nr__   Alter___   Code _ _ _ _ _

Datum............																															
Zyklustag	1	2	3	4	5	6	7	8	9	10	11	12	13	14	15	16	17	18	19	20	21	22	23	24	25	26	27	28	29	30	31
Symptome																															
Blutung / o O																															
Zervixschleim																															
Nahrung und Medikamente																															
kalt gepr. Öl																															
Wasser / Tee																															
Mahlzeiten																															
Salat, Gemüse																															
Süßes																															
Fisch/Fleisch/Ei																															
Bewegung																															
Schlaf																															

Stärke der Symptome werten von 1-10   **1** = wenig,kaum;   **5** = mittel stark, deutlich;   **8** = stark;   **1 0** = extrem stark   **Zervixschleim s** = wenig   **SS** = viel
Oder einfacher: **X** = schwach   **XX** = deutlich spürbar   **XXX** = sehr stark   **Muttermund: o** = geschlossen, **O** = offen
Suchen Sie Hilfe für die Bewertung Ihrer Symptommuster? Fragebogen für eine individuelle Beratung anfordern: info@Hormonhilfen.de oder Tel. 09126 - 7835

Copyright FBB, E.Buchner, Vervielfältigung nur für den persönlichen Bereich gestattet www.Hormonselbsthilfe.de

BEOBACHTUNGSTABELLE FÜR SEELISCHE SCHWANKUNGEN IM ZYKLUS

Tabelle 2 B — Stimmungskurve während eines Monats

Datum:_____ Zyklus Nr._____ Alter_____ Code:_ _ _ _ _ _

[Stimmungskurven-Tabelle: ZT 1–31 horizontal, Skala 0–100 vertikal in 10er-Schritten]

0 - 10 schwer depressiv; **20-40** bedrückt, niedergeschlagen; **50-80** alles läuft normal, zufrieden, dankbar; **90-100** euphorisch, überglücklich, seelig

Beobachtungskurve der Hormonselbsthilfe, Vervielfältigung für den eigenen Bedarf gestattet!   Für die Weitergabe in Praxen nur mit Lizenzierung der HSH!
Suchen Sie Hilfe zu Ihren Stimmungsschwankungen? Fragebogen anfordern für die individuelle Beratung unter: info@Hormonhilfen.de   Tel. 09126 - 7835

Copyright FVB, E. Buchner Höhenröthstr. 9, 91077 Kleinsendelbach

Zyklus-Übersicht

Zyklus-Übersicht

	Januar	Februar	März	April	Mai	Juni	Juli	August	September	Oktober	November	Dezember
1												
2												
3												
4												
5												
6												
7												
8												
9												
10												
11												
12												
13												
14												
15												
16												
17												
18												
19												
20												
21												
22												
23												
24												
25												
26												
27												
28												
29												
30												
31												

Stichwortverzeichnis

A

Abgang 72, 81-82, 144
Abtreibung 83
ADS 103
Aggressionen 22,196
Agnus Castus 121, 169, 288, 330
Akupunktur 271, 281
Allergien 21,38, 44, 48, 53, 79, 82, 92-93, 118, 148, 206, 303
Androgene 21, 39, 44, 48, 53, 79, 82, 92, 118, 147, 205, 302
Ängste 22, 89, 147, 150,153, 155, 160, 180, 192, 224, 228, 237, 336
Arzt
Aufmerksamkeitsstörungen 118

B

Blutungen 54, 202, 249, 276-277
Beinwell 47, 52, 62, 66-67, 74, 80, 82, 84, 100, 121, 123, 132, 148, 170, 179, 199, 218, 223, 225, 242, 297, 331
Brustkrebs 50, 212-214,
Brustschmerzen 21, 52, 274
Brustspannen 95, 106-107, 250, 274
Bulimie 88,112, 336

C

Cholesterin 36-37, 252
Cimicifuga 59, 175, 223, 330

Comfrey 54, 249, 276
Cortisol 33-34, 36, 43, 74, 92-93, 97, 144, 172, 204, 207, 236, 238, 266, 300-301
Cortison 201, 295, 300-301

D

Depression 5, 8, 45, 52, 82, 112, 135, 141, 153-155, 192-201, 241, 246, 264, 275, 290, 297, 301, 330, 336, 339-340
DHEA 27, 32-33, 36-38, 43, 62, 84, 124, 144, 154, 157, 169, 190, 213, 259, 266, 294-295, 300-303, 330
Diabetes 7, 87, 103, 118, 201, 239, 327, 330
Dysmenorrhoe 69,120-221

E

Eierstöcke 17, 28, 49, 51, 55, 66, 71, 76, 84, 86, 113, 135, 143, 147, 169, 170, 172-173, 179, 194, 212, 223, 300
Eifersucht 22, 91, 232, 308, 336
Eisprung 14, 16, 39, 41, 55, 66, 67, 71-73, 78, 100, 116, 123, 131, 142-144, 169-170, 222, 225-227, 330, 334
Empfängnisregelung 5,50, 66, 84, 111, 113, 123, 128-130, 133-134, 136, 138, 157, 160, 165, 225
Endometriose 44, 63, 69, 119-124

Entgiftung 201, 219-220, 244
Entzündungen 92, 124, 128, 148, 245, 253-254, 274, 303
Enzyme 31, 36, 38, 76, 89, 219, 235, 240, 249, 259, 300
Erbrechen 241
Ernährung 5, 34-35, 73, 76, 87-90, 101, 104, 107, 111, 114, 116, 127, 141, 161, 176-178, 186, 195-196, 205, 207, 233, 244, 250, 253, 255, 260, 301
Erschöpfung 15, 35, 44, 49, 89, 162, 241, 243, 267, 337

148, 150, 163-164, 171, 173, 175, 178, 210, 219, 244, 250, 257, 259, 261, 275, 277-278, 280, 289-291, 296
Heilkräuter 211, 213-214, 216, 271, 273
Heilpraktiker 6, 42, 180, 191, 201 260, 272-273, 276, 282-283, 288, 302, 314
Hitzewallung 53, 166
Homöopathie 281-282
Hormonschwankungen 8-9, 13, 102, 199, 203, 273, 273, 296

F

Fettsäuren 76, 178, 211, 219, 235, 251
Fieber 170, 175, 279
Frauenmantel 63, 221, 127, 274, 275
Fruchtbarkeit 8, 113-114, 129-130, 138, 173, 337

I

Infektionen 82, 92, 177, 295, 303

J

Jodierung 245

G

Gebärmutter-Entfernung 216
Gebärmutter-Krebs 217
Geburt 58, 69, 82, 120, 122, 135, 140, 146-147, 151-157, 194, 213, 269
Gelenkschmerzen 21, 23, 44, 275-276

K

Kalium 200, 242-243
Keuschlammfrüchte 288, 330
Kinderwunsch 7, 24, 103-104, 113, 123, 144-145, 218, 227
Knochen 28-29, 40, 54, 85, 94, 181-186, 245, 259
Koitus 130
Konzentrationsstörungen 22
Kopfweh 20, 44, 52, 100, 115, 170, 187, 192, 203, 237, 267
Krampfadern 148, 267
Krämpfe 21, 23, 119, 121, 123, 125, 203-204, 218, 241
Kräuterheilkunde 162, 273, 275
Krebs 5, 21, 38, 53-54, 57-58, 60, 128, 130, 177, 180, 185, 209-218, 220, 327

H

Haar 321, 337
Haarausfall 20, 44, 48, 53, 62, 114, 117, 148, 153, 233, 259
Hashimoto 12, 126, 243-245
Haut 8, 41, 44, 47, 52-53, 62, 76, 76, 81, 85, 88, 95, 117, 129, 141,

ANHANG

Kupferspirale 131-132

L

Launen 15-16, 22, 45, 52, 106, 196, 308

M

Magersucht 16, 88
Magnesium 89, 118, 121, 153, 186, 200, 205, 208, 219, 241-242, 260-261
Menstruation 14, 16, 34, 67, 69, 70, 110, 117, 120-122, 127, 160, 194, 223
Menstruationskrämpfe 69, 120, 127, 246, 251
Menopause 14, 16-17, 67, 123, 172-173, 184
Migräne 20, 23-24, 48, 52, 171, 179, 203-204, 206-207, 241-242, 294, 297
Mikropille 331
Milchbildungshormon 62, 274, 288, 330
Minipille 137, 331
Mirena 131-133
Mönchspfeffer 63, 120-121, 127, 169, 274, 287-288, 330
Myome 21, 67, 84, 170, 177, 177, 179, 286

N

Natron 208, 260-261
Naturheilkunde 5, 77, 100, 188, 248, 271-272, 177, 280-281

O

Osteoblasten 182
Osteoklasten 182-183
Osteoporose 5, 7, 8, 47, 103, 177, 181-187, 259, 327
Östradiol 18-19, 28, 31-32, 36-38, 40, 42, 49, 51-58, 60-62, 69-71, 73-74, 78-79, 84-85, 87-88, 104, 107, 110, 124, 127, 137, 144, 149, 162, 170, 172-173, 182, 184, 186, 203-204, 210-213, 219-220, 239, 250, 266, 274, 290, 295-300, 330
Östradiol-Dominanz 19, 40, 55, 84, 107, 172-173, 203, 213, 217, 220, 239, 250, 295, 300
Östradiol-Mangel 18-19
Östriol 18-19, 36-37, 51, 53-56, 61, 84, 110, 124, 144-145, 149, 151-152, 157, 162, 164, 170, 178, 186, 223, 266, 285, 294, 298-300, 330
Östron 36, 51, 54, 74, 88, 250, 299, 300, 330
Östrogene 18, 33-34, 39, 51, 54-58, 60, 62, 69, 70, 73-75, 95, 133-134, 153, 167, 170-173, 177, 183-184, 187, 213, 219, 225, 247, 295, 297, 299, 301-302, 330
Ovarektomie 17
Ovulation 67, 72, 78, 110, 330

P

Perimenopause 17, 167, 171, 330
Pflaster 49, 57, 103, 137, 295
Pille 6, 10, 15, 21, 47-48, 50, 55, 58, 65, 75, 77-78, 80, 87, 112-113, 116, 124, 128, 134, 136, 170-171, 179, 183, 135, 207, 223, 247, 259, 295, 331
PMS 6, 8-11, 13-18, 22, 48, 70, 74, 78, 84, 86, 90, 112, 116-117, 135, 158, 160, 164, 168-170, 196-197, 226, 270, 274-275, 280, 291, 308, 330
Postmenopause 16, 17, 65, 167,

173, 176-177
Postnatale Depression 155, 195, 330
Prämenopause 7, 14, 16-17, 24, 27, 65-66, 74, 86, 100, 106, 141, 167-168, 170, -172, 195, 198, 334
Prämenstruelles Syndrom 8, 13-14, 16, 330
Pregnenolon 36, 38, 43
Progesteron 10-11, 16-19, 24, 27-28, 32-33, 36-47, 49-50, 53-55, 57, 60, 62, 69-74, 78-79, 81-84, 99, 104-107, 109-110, 112, 117, 121, 123-124, 126, 134-137, 144-146, 148-154, 156-157, 169, 170-174, 177, 183-184, 186-187, 190, 204, 208, 210-213, 217, 219, 226, 239, 259, 66, 285, 287-298, 300-303, 309, 330-331
Progesteron-Mangel 16-19, 39, 71, 105-107, 109, 156, 169, 172, 184, 204, 213, 226, 330, 341
Progestine 46-47, 49-40, 54-56, 60, 73, 78-79, 123, 133, 173, 217, 239, 295
Progestogel 289, 291
Prolaktin 62-63, 85, 119-120, 124, 126-127, 152, 202, 204, 288, 330
Prostata 32, 41, 58, 160, 218-219
Psychosen 201
Psychosomatik 5
Pubertät 5, 14, 65-66, 111-112, 114, 152, 194-195, 341

R
Rückenschmerzen 44

S
Schilddrüse 28, 34, 52, 59, 69, 79, 80, 99, 124-126, 162, 192, 251, 276, 285, 294, 301, 330
Schilddrüsen-Überfunktion 204, 294
Schilddrüsen-Unterfunktion 53, 63, 213
Schlafstörungen 45, 166, 171, 266
Schleimhaut 53-55, 73, 78, 81-82, 120, 131, 132, 134, 172, 244, 258, 290
Schwäche 39, 62, 73, 82, 99, 148, 195, 213, 303
Schwangerschaft 5, 7, 16, 17, 24, 36, 39, 40, 41, 48, 50, 53, 69, 72, 72, 76, 78, 80-83, 86,87, 103, 105, 112, 120, 127, 128, 134, 139, 140, 144-154, 156-157, 172, 195, 198, 213, 218, 239, 241, 245, 264, 290, 291, 294, 297
Schweißausbrüche 21, 148, 171
Schwellungen 20, 21, 44, 52, 276
Schwindel 203, 297
Schwitzen 93,175,176,242
Selbsthilfegruppen 12, 110, 232, 292, 296, 314, 315
Sexualität 11, 24, 129, 130, 134, 160-165, 169, 269
Soja 59, 89, 209, 248, 250-252, 298
Speicheltest 37, 58, 61, 84, 103-105, 107, 124, 144, 157, 163, 173, 186, 213, 250, 251, 285, 289, 293, 294, 303
Spirale 49, 81, 131-133, 140, 170
Spurenelemente 76, 80, 219, 235, 239, 242, 244, 248, 259
Sterilisation 71, 76, 83-84, 128, 132, 134
Stillen 8, 157
Stillzeit 5, 16, 17, 48, 63, 74, 76, 80, 147, 149-154, 157, 264

T

Tamoxifen 213-214
Testosteron 19,32, 35-38, 53, 54, 61, 62, 85, 93, 104, 110, 124, 144, 162, 219, 294-196, 300, 302, 330
Tests 64, 79, 85, 101, 108, 144, 150, 162, 195, 198, 202, 216, 220, 246
Traubensilberkerze 57, 59, 114, 175, 287, 298, 330
Tumore 21

U

Utrogest 150, 290, 297, 342

V

Verhütung 49
Vitamine 76, 80, 157, 169, 200, 233, 235, 239, 246, 247, 251, 255, 256, 259, 278, 280, 342

W

Wasseransammlungen 44, 170, 174, 179, 276
Wechseljahre 5-7, 14, 17, 47, 65, 67, 100, 111, 166-168, 171-177, 179, 180, 184, 194, 330, 334
Wehen 82, 145, 151, 152, 156, 197, 342
Wochenbett 7, 9, 45, 82, 154, 195, 290, 297, 330

XYZ

Xeno-Hormone 210
Zervixschleim 70, 129, 142, 143, 223, 227
Zyklus 5, 6, 14, 16, 19, 24, 25, 40, 57, 59, 65, 67-74, 80, 82, 89, 102, 107, 111-113, 116, 123, 127, 131, 138, 140, 144, 148, 153, 170, 186, 195, 197, 201, 204, 222, 223, 225, 227, 264, 289, 309, 311, 331, 336
Zyklushälfte 6, 14, 15, 22-24, 39, 41, 57, 67, 69, 70, 81, 90, 102, 110, 115-117, 135, 150, 169, 171, 181, 197, 204, 227, 254, 266, 288, 291, 330
Zysten 21, 44, 49, 84, 128, 218

WIR SIND NOCH NICHT FERTIG!

Wir laden Sie ein, noch ein Stück Weg mit uns weiter zu gehen, indem Sie sich jederzeit aktuelle Informationen holen auf unseren Internetseiten:

www.Hormonselbsthilfe.de und **www.censa.de**

Auf der **Linksammlung** finden Sie viele aktuelle Hinweise auf weitere, wichtige Arbeitsbereiche, die es wert sind entdeckt zu werden.

Dort finden Sie u. a. auch **Literatur für Männer und Jugendliche**! Viele neue Projekte sind geplant!

Eine weitere Möglichkeit bieten regionale **Seminare und Vorträge**. Dort können Sie noch anschaulicher verschiedene Punkte Ihrer individuellen Hormonprobleme verstehen und überwinden lernen. In den Seminaren werden zusätzliche, praktische Hilfen aufgezeigt und sie ermöglichen mitbetroffene Frauen in Ihrer Region kennen zu lernen. Dort finden Sie vielleicht neue Begleiterinnen auf dem Weg aus der Hormonkrise.

Seien Sie schlauer als ich es war! Ich habe das Thema 2 Jahre vor mir hergeschoben, bis ich aktiv Hilfe suchte – erst als der Leidensdruck zu groß wurde. **Je früher Sie beginnen, umso schneller kann sich Ihr Körper wieder erholen! Noch schlauer ist es, sich vor einer Notlage mit dem Hormongleichgewicht zu beschäftigen!**

Nur Mut! Es ist vielleicht einfacher als Sie denken!

Hilfe ist einen Telefonanruf entfernt: 09126-7835! Bitte beachten Sie unsere Geschäftszeiten Mo - Fr. 9.00 - 12.00 und 14.00 - 18.00 Uhr Darüberhinaus finden Sie regionale Hormonselbsthilfe-Berater und medizinische Fachleute auf der Internetseite unter dem Link **Berater.**